THE
PRICE
WE
PAY

代价高昂的健康

WHAT BROKE AMERICAN
HEALTH CARE—AND HOW TO FIX IT

美国卫生保健怎么了、怎么办？

MARTY MAKARY

[美]
马蒂·马卡里
著

潘驿炜
译

浙江人民出版社

图书在版编目（CIP）数据

代价高昂的健康：美国卫生保健怎么了、怎么办？/
（美）马蒂·马卡里著；潘驿炜译. —杭州 ： 浙江
人民出版社，2023.6
ISBN 978-7-213-10956-0

Ⅰ.①代… Ⅱ.①马… ②潘… Ⅲ.①卫生保
健-研究-美国 Ⅳ.①R197.1

中国国家版本馆CIP数据核字（2023）第031994号

浙 江 省 版 权 局
著 作 权 合 同 登 记 章
图字：11-2022-093号

代价高昂的健康：美国卫生保健怎么了、怎么办？

[美] 马蒂·马卡里 著 潘驿炜 译

出版发行：浙江人民出版社（杭州市体育场路347号 邮编 310006）
　　　　　市场部电话：(0571)85061682 85176516
责任编辑：周思逸
责任校对：杨　帆
责任印务：刘彭年
封面设计：尚燕平
电脑制版：杭州兴邦电子印务有限公司
印　　刷：杭州富春印务有限公司
开　本：880毫米×1230毫米 1/32 印　张：10.625
字　数：223千字
版　次：2023年6月第1版 印　次：2023年6月第1次印刷
书　号：ISBN 978-7-213-10956-0
定　价：78.00元

如发现印装质量问题，影响阅读，请与市场部联系调换。

健康的代价何以如此高昂？（代序）

这是一本任何关心自身健康和医疗适当性的人都应该读的书。它会告诉你推高美国医疗费用的种种秘密和技巧，也会教你如何避开不必要的过度医疗行为。

本书作者马蒂·马卡里是美国顶尖医学学府约翰斯·霍普金斯大学医学院胃肠外科的讲席教授，是美国医学界实实在在的局中人。但写这本书是需要勇气的，因为他说出了美国医疗行业内部一个长期秘而不宣的事实——金钱和利益驱使下过度医疗泛滥的现象，并对医疗行业提出了激烈的批评，把自己放在了一个"反叛者"的位置上。

然而，只有"反叛者"才能成为新世界的开创者，文明的进步需要"反叛者"。

书中，作者在给他父亲的献词中写道："他在医治癌症患者的工作中展现出的同情与悲悯让我懂得，为最弱势群体谋福利的责任感是身为一名医生不可或缺的品质。"作为一名医生，敢于站出来揭露医疗的问题，为弱势群体呼喊，正是医生高尚品质的一种体现。

患者与医生素昧平生，萍水相逢，但是，几分钟后患者就会心甘情愿地让医生在他们身上仔细地查看，或者吐露出保守了一辈子的个人隐私，这一切都缘于医生这个崇高的职业及其对患者诚信的许诺。然而，在美国，价格欺诈和过度医疗正在摧毁着民众对医学的宝贵信任。

飞机、高铁、手机、计算机、互联网这些高科技使我们不难想象今天医疗技术的高深和伟大，而且美国又是世界医学技术创新的高地。然而，美国的医疗卫生服务正面临着严峻的考验。美国医疗卫生支出占其国内生产总值的比例长期位居发达国家首位，2020年更是高达19.7%。而美国居民的平均预期寿命和医疗卫生服务效能却一直都在发达国家倒数的位置徘徊，甚至低于一些发展中国家。投入与产出巨大反差的背后，是患者对高昂医疗费用的愤懑，是企业对员工医保费用的不堪重负，是医护人员"做得越好，感觉越糟"的困惑和不安。

健康的代价何以如此高昂？

美国的医疗到底有多贵？书中列举了大量实例。例如，一个滑雪者因高山反应到医院吸了一会氧气，费用是1.1万美元；一位女患者在医院急诊室待了两个小时，只做了一次静脉注射和一些常规检查，费用是6.9万美元；一位患者因（在不必要的全麻下）切除手指上的一个很小的良性赘生物，费用是1万美元。

还有更极端的。一位患者因急性胃疼由空中救护直升机送到半小时航程之外的医院，在急诊大厅担架上等了几个小时，然后做了一系列的检查，又过了几小时后，他被告知自己没有什么需要治疗的毛病，可以回家了。几个月后，患者收到了一张高达40万美元的账单，外加6万美元的直升机空中救护费。还有，一个患囊性纤维化疾病的女孩由空中救护飞机从墨西哥护送返回芝加哥，在救护飞机途经休斯敦加油时，女孩出现呼吸困难，但她没有马上被送到休斯敦的医院进行救治，而是继续飞往芝加哥。几天后女孩离开了人世。审查该病例的医生认为，这就是一起医疗事故。然而，女孩家里却收到了一张38.2万美元的医疗账单。如果不按期付款，催账公司就会找上门来。作者说，这是赤裸裸的掠夺。

从深层次上讲，美国高昂的医疗费用根植于其医疗体系的建构。在发达经济体中，美国的医疗体系是个特例。与欧洲国家和加拿大、日本等国由政府建立覆盖全民的医保制度不同，美国政府主导的医疗保险仅限于保障退伍军人、老年群体和低收入群体，而其他群体和占美国总人口一半的劳工群体的医疗保障则由商业保险提供。

也就是说，一般美国人看病需要有医疗保险，但买商业保险不是直接从保险公司购买，而是需要通过独立的保险顾问。同样，保险公司不是直接与药厂、药物批发商或药房谈价，而是由药品采购中介商代理协商；同理，医院采购则需要通过集团采购中介商。加上药物和器械供应商以及最后提供医疗服务的医院，患者要看上病需经过至少六个环节。这是一个复杂而又混乱的体系。复杂在于它存在众多需要从中获利的环节；混乱在于每个环节的价格对买方都是不透明的，是可以讨价还价的，中间商是吃回扣的。

作者说，与药品采购中介商相比，医药企业的不良行为对医疗体系造成的伤害是小巫见大巫，前者才是当代医学史上的最大骗局。保险公司付给药品采购中介商的价格可能是后者付给药房价格的5—20倍不等，这个"价差"创造了巨大的利润空间，而且对保险公司和药房都是严格保密的。价差、奖励、折扣和回扣等商业技巧组成的重重迷雾，使得药品的真正价格成了没人能看透的谜团。集团采购中介商的利润则来自药品和器械生产商为进入采购目录所支付的入场费和回扣。独家供应商推高价格的作用最大，而且会限制创新产品的入场。

　　这些环节多大程度上推高了医疗费用？仅就医疗保险领域来说，数据显示，美国政府出资的老年医保的支付额是比较公平的，但对于完全相同的医疗项目，商业保险的患者可能会支付高于这个费用2—23倍的金额。保险公司的成本和利润是巨大的。2017年美国上市公司100强中有6家是医疗保险公司，全球最大的私人健康保险公司之一联合健康集团（UnitedHealth Group），其2017年的营收为1848亿美元，纯利润为70.2亿美元。保险公司的这个成本和利润最终都是要转嫁到医疗价格上的。六个环节会把医疗费用推得多高就可想而知了。

　　价格不透明是推高美国医疗费用的重要技巧之一。在一项医院价格调查中，53家愿意透露报价的医院对心脏搭桥手术的最低报价为4.4万美元，最高为44.8万美元，平均约为15万美元。而且，保险公司给不同医院的折扣率相差很大，从4%—90%不等，且严格保密。因此，患者根本无法预先知道一次看病的费用是多少，以及他需支付的比例是多大。更有意思的是，在美国看病是可以砍价的。例如，在美国某医院，一台心脏搭桥术开价15万美元，最后砍到了2.5万美元，而同样的手术在法国水平相当的医院只需要1.5万美元。美国医疗价格游戏的复杂性可见一斑。

"迷雾不会平白无故地笼罩下来，除非背后有利可图。"作者如是说。如何使美国医疗体系内各个环节价格合理、透明，病人不再被欺骗和掠夺，已成为作者和美国医学界中很多有识之士的一个梦想。

美国因医疗复杂、混乱的利益体系造成的另一个后果是过度医疗，过度医疗进一步推高了医疗费用。一项对3000多名医生的调查显示，他们认为21%的医疗行为是不必要的。雄踞榜单前二的是频繁的筛查和与诊疗关系不大的检查，如小手术前进行的不必要的实验室检查。腿部动脉狭窄筛查就是一例。腿部动脉狭窄十分常见，70岁以上的人每人都有，有几处无需大惊小怪。但是，作者说在美国有些地方"为清除下肢动脉内没什么危害的斑块，球囊、支架植入乃至激光消融术已经彻底失控，手术成了摇钱树"。只要拥有相应的设施，仅靠腿部动脉手术一项，一天内就能赚上10万美元。美国对心脏支架手术的需求越来越少了，人们就把腿当成了新的心脏。作者说，这是淘金，哪里是救死扶伤。

作者进一步指出，美国轰轰烈烈的健康运动，如健康课堂、义诊活动、职业体检、健康体检、疾病筛查、生物特征筛查、基因筛查等，大部分是缺乏证据支持、脱离最佳医疗实践、既昂贵又没有意义的花拳绣腿，是一个行业利益驱动、伪科学操纵下的乱局，一个将本属于劳动者的钱转给大企业之手的巧妙布局。保险公司、保险中介、医疗器械和制药公司、药物和器械中介机构、医疗服务提供机构等既得利益者是背后的真正推手。这个系统没有减量和节约的动力，增量才能使每一个参与者赚得更多。认识到健康运动的诸多活动与医疗产业的联合关系非常重要：要降低成本，必须与强大的利益相关集团进行较量。

虽然过度医疗普遍存在，但作者认为涉及不当医疗行为的医生毕竟是少数，而且有些也未必是有意的。为了帮助少数"越界"的医生，作者和他的团队提出了一个十分有建设意义的"睿智执业"（Practicing Wisely）计划，旨在减少不必要的医疗行为。例如，即使在剖宫产手术实际需要率较高的孕妇群体中，实际的剖宫产率一般也不会超过30%，然而有些医生那里的剖宫产率可高达80%，个别甚至高达95%。"睿智执业"计划把医生或医院的剖宫产率做了一个简单的频数分布图，并标出一个医生或医院在图中所处的位置，让他们可以看到自己的剖宫产率与其他医生或医院的差别，然后把这个图邮寄给相应的医生或医院。仅此一项措施，就显著降低了那些高剖宫产率医生或医院的剖宫产率。

但是，"睿智执业"计划并没有触及一个更根本的问题：无论做得是多是少，那些治疗都是确证有效的吗？如果一项治疗根本是无效的，那么无论做多少都是不适当的，都是过度的。

英国皇家全科医师协会前主席艾奥娜·希思（Iona Heath）

曾说，善意与利益结合，弄不好就是毒药。美国高额的医疗费用是其医疗制度和商业文化导致的医疗与利益的紧密关系所引起的，其中的金钱游戏盘根错节、固若金汤，问题已根深蒂固、积重难返，而想彻底改变其医疗制度和商业文化更是天方夜谭。在这样的背景下，"睿智执业"计划以及作者提出的其他十分有建设意义的理念，也只能是治标不治本。

美国医学的乱象和困境并非孤立现象。罗伊·波特在《剑桥插图医学史》的开篇也曾写道："在西方世界，人们从来没有活得这么久，活得这么健康，医学也从来没有这么成就斐然。然而矛盾的是，医学也从来没有像今天这样招致人们强烈的怀疑和不满。""做得越好，感觉越糟"正是现代医学在美国呈现出的突出的悖论。

过度医疗已成为一种疾病，它将是全世界最可怕的公共健康威胁之一，绝大多数局中人心知肚明，却噤若寒蝉。而且，过度医疗的问题从来都不会出现在医学的教科书里，医学院向学生灌输大量未来根本用不上的知识，但对医疗体系运行中的生意却只字不提。医学院传授技术技能，却不教行为技能。因此作者说，医学教育也亟待改革。

2023年3月13日，第十四届全国人大一次会议闭幕后，国务院总理李强在回答中外记者提问时说，凡事要多作"应不应该办"的价值判断，不能简单地只作"可不可以办"的技术判断。毫无疑问，"应不应该办"的价值判断，是解决目前过度医疗症结的一剂良药。

他山之石可以攻玉，择其善者而从之，其不善者而改之。

人类学家玛格丽特·米德（Margaret Mead）曾说："永远不要怀疑一小群有思想、有信念的公民改变世界的能力；实际上，这是唯一成功改变世界的力量。"

是为序。

唐金陵

2023年5月26日于深圳

献给我的父亲

他在医治癌症患者的工作中展现出的同情与悲悯让我懂得

为最弱势群体谋福利的责任感

是身为一名医生不可或缺的品质

目 录

引　言

　　有时候，当我坐在桌前想要写点东西，我会发现眼前只有空空如也的屏幕。在意识到自己一个字都没憋出来之前，我还在网上选购牙膏呢。可是，本书的写作就全然不同。我辗转各处，观察大众如何看待美国医疗，一搜集到材料就飞奔回电脑前。

　　过去两年里，我探访了22个美国城市，听取卫生保健利益相关者的意见：医院和保险公司领导层、政策制定者、医生、护理人员以及其他人。我还同不少患者在客厅，在餐桌上，在工作场所促膝长谈过，他们向我讲述自己的人生是怎样被医疗生意场毁掉的，有的人甚至声泪俱下。我访谈过不少业内人士，他们怀揣崇高的理想加入医疗行业，结果深陷于一个为自己所不齿的体系之中，难以自拔。还有一些不安于现状的创新人士给我以启发，他们重新设计医疗体系、发展自己的事业，致力于消除卫生保健领域的一切诡计，匡扶它重回正轨。

　　医学的临床使命是救助患者，我一直希望从这个视角去理解、审视医疗行业。令我惊讶的是，这趟激动人心的旅程和我作为外科医生的本职工作比起来，也并非迥然相异。我一直在患者之间游走，不过这一次，我要检查的创伤不是因外科手术造成的，而是源于卫生保健体系。沿着这条路径，我领教了医学教科书或课堂不教的东西——医疗的金钱游戏。

在为本书的研究东奔西走的间隙，我会回归诊治患者的日常工作中。每次回来，我都能感受到人们对医生毫无保留的信任。在见到我几分钟之内，患者就心甘情愿地让我在他们身上开刀，或吐露他们保守了一辈子的秘密——仅仅因为我是医生。为了回报这份信任，包括我在内的医者誓要尽己所能救助患者，此乃希波克拉底誓言载明的庄严契约。同样，美国大部分医院自成立伊始就在章程里规定，医院为救死扶伤而设，不问病患的种族、信仰或经济实力。然而可悲的是，价格欺诈和不适当医疗的商业模式，如今正威胁着公众信任的宝贵遗产。可惜"岁月一去不返"，这样的声浪在医生群体中日益高涨。我们必须让医学回归它崇高的使命。

多少个世纪以来，医学一直建立在医生与患者的亲密关系之上。然而，一个巨型产业在帷幕背后显形：购买、出售、撮合我们的医疗服务。卫生保健产业的参与者正在布局一场游戏，他们先哄抬医疗价格，然后看人下菜，视付款方情况暗中折价。

纽约的一位女士曾向我的朋友寻求帮助，她在医院急诊室停留了区区两小时，就被一张6.9万美元的账单砸中了。她所需的仅仅是一次静脉注射和若干基础检查，因此账单上的数字让她大惊失色。我那位朋友是一名医疗顾问，他和医院的首席执行官关系不错。于是，我的朋友找到他，一五一十地讲述了那两个小时的就诊过程，接着问道："猜猜你们医院要为此收多少钱？"

首席执行官吞吞吐吐地猜测，账单有5000美元，还觉得自己报高了。接下来，我的朋友给他看了那张总金额6.9万美元的明细账单。他为自己对本院的收费如此无知而尴尬不已，最后主动免除了这笔费用。

这件事告诉我，卫生保健的领导者并非恶人，问题是善良的人正在一个支离破碎的体系中工作。我在今天的手术中使用的器械、麻醉剂和缝线与10年前并无二致，连助手都不曾换过。既然如此，医疗保险开支怎么会一路猛涨？医疗的金钱游戏能解释这一切，其中充斥着中介、回扣和隐性成本。

这场游戏的收益非常丰厚，但代价也异常沉重。如今，过度检查、过度诊断和过度治疗在医学的某些领域已是司空见惯。[1,2,3] 高企的医疗费也让患者不堪重负。目前，大约每5个美国人里就有1人因医疗原因面临债务催收；患有某些疾病的人群，如约有一半乳腺癌Ⅳ期女性患者，报告自己正遭受医疗账单催收机构骚扰。[4]

一边是面对天价账单只能做待宰羔羊的患者，另一边是在金碧辉煌的会场上召开高端会议、大谈理论名词的业内权威。我也曾作为其中一员，参加过那些讨论。不过，为了弄明白卫生保健**究竟**怎么了，我脱下白大褂，踏上了去往全国各地四处倾听的旅途。

这场倾听之旅让我接受了获益终身的教育，也赐我以新的希望。我参观了多家医院和创业公司，它们正以全新理念规划前所未有的新方向。我访问过医生、商界领袖、保险业创新者、州议员、"千禧一代"*，以及其他对既有医疗体制感到不满并向其发起挑战的人们。这场社会运动既无正式名称，也不设成员门槛，一切决意让患者重归医学中心地位的人都是其中一分子。他们正努力使你的医疗支出更趋公平合理，而非遍布陷阱、掠夺成性。他们借助简单易懂的透明度原则和竞争性原则，向我们指明了摆脱乱象的道路。本书将揭露卫生保健的诸多内幕游戏，同时也将介绍致力于帮你节约金钱的创新者和破局者。

我最爱看的电影是《大空头》（The Big Short），这是一部关于2007年金融危机的作品。我之所以喜欢这部电影，有部分原因在于它能利用通俗易懂的故事和案例，把空前复杂的问题讲得清楚明白。我希望这本书也能把美国卫生保健的症结分析透彻。

2007年的大衰退发生前，美国人在劝诱之下，申请了他们弄不明白也负担不起的抵押贷款。如今，一些家庭和企业主也为他们不明白又负担不起的健康服务支付了金钱。与他们交谈的时候，不祥的预兆在我眼前浮现：卫生保健已成为又一个经济泡沫。

加州的一位女士让我认识到，上涨的卫生保健成本给小企业造成了重负。为了经营干洗店，珍妮弗每年要为自己和三名

---

* 指在20世纪出生、在21世纪成年的一代人，这一代人的成长期与计算机、互联网技术的快速发展期高度重叠。——本书脚注均为译者注

员工支出10万美元的医疗保险。[5]她的小生意从开张起，就面临六位数的资金缺口，那她得洗多少件衣服才能赚钱啊？珍妮弗的故事揭示了美国经济的最大风险之一：卫生保健成本犹如扼在美国商业咽喉上的双手，正越掐越紧。[6]

2007年的银行业危机，肇始于旁观者捉摸不透的复杂性。当银行被质疑杠杆过高，还向大众推介令他们难以负担的抵押贷款，金融专家的回应是："这极其深奥，交给我们吧。"可问题显而易见：银行在有毒资产上花着不属于自己的钱；不良抵押贷款被捆绑起来在市场上出售，赚取超出实际价值的回报；号称独立的信用评级机构收取报酬，支撑起这幢空中楼阁。结果便是一场巨大的经济灾难。

今天，在医学界根基深厚的利益相关者为了回应批评，同样声称这些高度复杂的体系应该留给专业人士："你们不会明白的……交给我们吧。"

但我们**明白**。而且，是时候推动医药生意场的变革了。本书正是我纠正乱象的尝试。我们现在花掉的钱，足以让每一名美国人都享受优质的健康服务，减少浪费正当其时。

第一部分　淘金狂潮

第一章　健康义诊

那是个阳光和煦的早上，我从位于弗吉尼亚的家出发，驱车20分钟穿过华盛顿哥伦比亚特区，星条旗簇拥下的华盛顿纪念碑高傲地矗立着。我造访了斯里达尔·查特拉蒂（Sridhar Chatrathi）博士的办公室，他在乔治王子县执业，那儿是华盛顿市郊，居民多为非裔美国人。与查特拉蒂这样的社区医生交流，我受益良多。他在自己的心脏病门诊大厅里满面春风地迎接了我，领我走进他的办公室。他没跟我寒暄，而是开门见山地表示，眼前有一股排山倒海的浪潮在拍打着他的良心：医生正在开展不必要的血管手术。

"这里是狂野的西部，"查特拉蒂说，"为清除下肢动脉内没什么危害的斑块，球囊、支架植入乃至激光消融术已经彻底失控，手术成了摇钱树。"他解释说，在自己办公室方圆两英里*内，有四家外科中心整日不停地给人做这些手术。

"球囊植入"和"支架植入"是指医生将微型扩张装置或金属丝笼植入动脉，以撑开影响血液流动的阻塞物的操作。数

---

* 英美长度单位，1英里约等于1.61千米。

十年来，医生一直在应用这项技术，但主要是针对心血管疾病。对于心脏病发作的患者，此类手术可能救他们一命；可对于其他大多数患者来说，研究显示支架并未带来生存益处。因此，心脏支架手术正在减少，取而代之的是更有效的药物治疗。近年来，这种做法也面临着无处不在的公众审视。巴尔的摩有一位名叫马克·米代伊（Mark Midei）的心脏专科医生，曾招致大批媒体的负面报道，据说正是因为他为数百名患者植入了不必要的心脏支架。[1]

"米代伊的头条新闻对这一行冲击很大，也给心脏专科医生们重重地敲响了警钟，"查特拉蒂告诉我，"此事助推了对过度使用心血管支架问题的整顿。"

不过，据查特拉蒂讲，他的同行们——在已成往事的心血管支架时代里高高在上的国王——找到了施展拳脚的新舞台。或许我该说他们找到了新部位：双腿。美国预防服务工作组（The U. S. Preventive Services Task Force, USPSTF）发布的指南明确指出，周围动脉疾病（peripheral artery disease）*筛查的作用缺乏证据支撑。[2,3]可是很多医生无视了这一点，他们在人的腿部动脉搜寻阻塞物，紧接着就是一台改善循环的手术。全国范围内的心脏支架手术越来越少，然而，腿成了新的心脏。

尽管如此，我总觉得哪里不对劲。乍看之下，患者不过是预约心脏专科医生为自己检查腿部血液循环，但事情没那么

---

* 周围动脉疾病是心脑血管以外的动脉血管病变的统称。周围血管疾病是一个相关概念，是心脑血管以外的血管病变的统称，包括动脉、静脉和淋巴疾病。

简单。

"这么多患者，他们都是从哪儿找来的？"我问查特拉蒂。

"教堂。"他回答道。

什么？！我被弄糊涂了。我经常去做礼拜，可我无论如何都想象不出医生坐在教堂长椅上招揽客人的样子。这可不是说医生会径直出现在礼拜现场，事后就在教堂大厅里给信众做手术。

按照查特拉蒂的解释，医生会借教堂举办社区健康义诊的机会，开展掠夺性的筛查。我必须亲自去看一看。查特拉蒂所在的区域正好有一家教堂要举办健康义诊，没过几周，我就踏上了新的田野调查之旅。

当我又一次在晨光中驾车驶过我们国家的首都，我照旧让自己沉浸于美景风光之中。尽管穿越华盛顿哥伦比亚特区的路线我都走过无数遍了，但我还是慢悠悠地开着车，任由四面八方而来的庄严感淹没自己。国会大厦的穹顶高耸着，是那样洁白雅致。不过几分钟车程，我就来到一座教堂，那里正有一场非裔美国人信众的集会。我走进教堂，也走进了一阵阵欢声笑语中。

一位来自本地心脏病医疗团队的女士为一名年长妇女解下了胳膊上的血压袖带搭扣。"让我再测一次吧。"年长妇女热切地说道。

那一刻，信众变成了患者。这仿佛是社区服务式的无私善举，要知道，医疗提供者正在教堂为患者做检查，这儿挤满了难以获得公共服务的弱势群体。可是与查特拉蒂博士交流过后，我对眼前景象的态度就有所不同了。这些医疗提供者不是在服务，而是在"勘探"。

心脏病团队的检查手段，是测量并对比受检者腿部血流与手臂血流的情况。这样做的逻辑是：如果腿部血压低于手臂血压，就意味着健康隐患。可能的诱因是小斑块阻滞血液流动，造成动脉变窄。想要确诊，恐怕还得接受进一步检查。

这个想法之下暗藏着一个问题：除非患者已经出现严重的症状，比如影响行走的腿部疼痛，否则就不该轻易给他们做此类检查。不然，人们得到的很可能是不必要的医疗，而且花费不菲、危险重重。因此，独立医学专家并不推荐正常人做我在教堂见到的那种周围血管筛查。

接受检查的妇女百依百顺，可她的腿看上去没有任何严重疼痛的迹象。事实上，检查团队怕是希望受检者越多越好。刚才那位女性工作人员告诉患者，她的读数处于"临界位置"，并嘱咐她到医疗团队所属的血管病中心进一步接受超声检查。

工作人员苦口婆心地劝说患者，使她确信自己的健康就是他们的唯一关切，却没有把故事的另一部分讲给她听。负责筛查的年轻女士大概对国家关于此类检查的指南一无所知，然后满怀善意地进行自我说服，笃定那些斑块是邪恶的。至于接受检查的那位女士，她或许相信这样的检查有益健康。她将承担一小部分检查费用，而我们所有人将通过老年医保（Medicare）*

---

* 老年医保和后文将提到的医疗补助是美国最重要的公共医保计划，由政府提供。其中，老年医保是为65周岁以上或特定残障人士提供的健康保险计划，医疗补助是面向低收入者的健康保险计划。

为剩下的费用埋单。医生则凭借教堂义诊带来的一次次检查赚得盆满钵满。此举不是救死扶伤，而是淘金。

那一天的教堂活动让我明明白白地认识到，健康筛查是一柄双刃剑。它是觉察疾病、挽回灾难的有力工具，但也能成为诱使患者接受非必要治疗的商业模式。顷刻之间，过度筛查就能将一群普通居民变成患者。这不过是日常生活医疗化（medicalization）*的一个代价高昂的例子。

"你的腿疼吗？"

为不需要做腿部手术的人做手术，正是非必要治疗的一种形式。然而，问题甚至更加严峻。为评估非必要医疗占比，我与约翰斯·霍普金斯大学的同事合作，以来自美国各地的3000名医生为样本，投放了不记名调查问卷，最终收回2100份。平均来看，受访者认为21%的医疗行为是非必要的。[4]若进一步细化，按照受访医生的估计，22%的处方药、25%的医学检查和11%的手术是不必要的。也就是说，数十亿美元被花在了我们不需要的医疗照护上。

公共卫生危机可分为两类：自发型和人为型。当前，我们在医学领域面临的多场危机的源头，都不是天然存在的病毒或

---

* 医疗化或医学化，指将日常生活问题转化为医学问题进行看待、解释乃至干预的社会现象。

自然界的其他危险因素。它们是人为的，例如吸烟、阿片类药物成瘾以及抗生素耐药性。超出限度的医疗同样是一场公共卫生危机，它不仅伤害患者，还严重浪费我们的卫生保健经费。

我的朋友吉姆·布莱克（Jim Black）是约翰斯·霍普金斯医院的血管外科主任，经过与他的多次交流，我已经对不必要的腿部血管手术有所觉察，这甚至早于我同查特拉蒂博士的会面和那次教堂健康义诊。在手术室里，吉姆一五一十地讲述了一些同僚对他的患者发表的奇谈怪论。他说，有的医生为了说服患者，竟告诉他们这些不必要的手术能帮他们改善血液循环。还有一位医生若无其事地对患者说，手术将避免未来的截肢。

对于上了年纪的患者，腿部动脉狭窄十分常见。股动脉很长，有几处狭窄没什么好大惊小怪的。这种情况被称为周围动脉疾病，不过人体通常能够适应。要是每一处动脉狭窄都值得医生大动干戈，那么超过70岁的人几乎都得因此动好几次手术。染指血管腔内手术太过容易，而且收益颇丰，于是来到这个不受监管领域的人就不只有心脏专科医生了，放射科和血管外科医生同样在做这些手术。只要医生拥有相应设施，就能靠腿部动脉手术在**一天**之内赚取10万美元。我是做肿瘤外科手术的，相比之下，每天的收入大约是2000美元。做手术赚得盆满钵满，而花时间向人们科普运动能改善腿部血液循环则回报微薄。医疗体系鼓励我们做手术，不论手术对患者是否必要，这一点我已经知晓。然而教堂健康义诊这样生动鲜活的实例告诉我，非必要医疗已然无处不在。

在我与查特拉蒂博士的几次谈话中，他表示这种误导行为已经规模庞大。据他介绍，在华盛顿哥伦比亚特区林立的私营血管病中心，每天都有十几名甚至更多的患者排队等候手术。

"他们做的绝大多数手术都没有证据支持。"查特拉蒂说。

我问他那些医生是如何让患者心甘情愿地躺在手术台上的。

"他们问人们'你的腿疼吗？'"他脸上流露出意味深长的微笑。

我也笑了，因为我明白所有医生都深谙此道：我们向患者提供选项的方式，是他们做决策的基础。我们只是"助推"（nudge）*了他们一下。

学医以来，我见过不少这样推动患者决策的医生，他们有的是为了患者的利益，有的则不是。我们做医生的，对这样的"顺势一推"都很在行。我们知道什么样的触发语能左右患者的选择，每个专科都有自己的辞令。例如，产科医生会说"这可能对宝宝更安全"。当骨科医生帮患者在膝关节置换术和保守治疗之间做选择，他会说患处关节的骨头"硬碰硬"了。"硬碰硬"这个说法制造了一种研磨成粉的想象，就像手指甲划过黑板，发出尖锐刺耳的声音。哀求它停下的患者不论有多

---

* 行为经济学概念，指通过非直接的、潜移默化的方式影响、引导人的决策，区别于直接提供建议或强制手段。

少次机会，都会选择手术。接下来想想，如果心脏专科医生告诉患者，他的心脏里有一个"寡妇制造者"（widowmaker）*（这个词是描述一种血管堵塞的，是货真价实的医学术语）患者只会不惜一切代价解决掉它。不会有人想让自己的伴侣丧偶。

再看看早期阑尾炎患者的治疗现状。最近发表在顶级期刊上的三项试验显示，以抗生素治疗代替手术在75%的情况下取得了效果。[5,6,7]而且有证据表明，试用抗生素疗法没有增加患者的健康风险。[8,9,10]在美国，医生每年完成的阑尾切除术超过30万台，每一台都要收取高昂的费用。其中大部分患者可以只用抗生素治疗。[11]但是，患者选择手术还是抗生素，取决于医生如何提供选项。

在我专长的肿瘤外科领域，同样的事也在上演。有的老派医生没有学过微创方法，为了触及器官，只能千篇一律地在患者身上留下长长的切口。如果患者询问这样的老派医生，自己能不能做微创手术，医生可以将患者转诊到掌握微创技术的医生那里，或许也可以这样说："选用微创方法有可能切不干净，当然概率很小。"猜猜会发生什么？每一名患者都要选择大切口的手术了。

医生的助推就像经由静脉推入镇静剂，效果立竿见影。有时候，我们引导患者踏上了最有利于他们的路；有时候，那条

---

* "寡妇制造者"在心脏病学上指因心脏左前降支严重堵塞引起的心脏病发作。由于该血管对心肌供血非常重要，此类心脏病发作时有高度危险。该病初见于欧美国家，多发于中青年男性，故得此名。

路上的最大赢家是我们自己。查特拉蒂介绍这个现象的时候，我们都只能苦笑。我们都清楚言语劝诱的威力，医生只要暗示栓塞能引起腿部疼痛，患者就会深陷于这个想法不能自拔，然后同意手术。

广告词不过是简简单单的一句"你的腿疼吗"。这里有个更好的问题：谁**没**腿疼过？在美国要找出一个一点腿疼症状都没有的医保患者，如同要在茫茫沙漠里找到一只企鹅。腿疼在年轻人群中也很常见。两周前我尝试做瑜伽，到现在还一瘸一拐呢。

腿部痉挛、僵硬或酸痛一旦被察觉到，哪怕轻得不能再轻，都会触发一系列连锁反应。患者就像工业品，被抬起来送上了流水线。这条流水线始于患者在教堂义诊上做的检查——踝肱指数检查（ankle-brachial index test）*，这是为了查看患者腿部血液循环状况。如有必要进一步检查——这经常是主观判断——医生会说："我们做个超声检查吧。"又一项检查往往随之而来："再做个正规的多普勒血流分析吧，这样看得更清楚。"接下来，既然多普勒结果看起来有些可疑，"我们就做个诊断导管插入术吧"。他们将染色剂注入患者的腿部血管，然后拍摄X光片。"好消息，"医生宣布，"我们在术中发现了一小块阻塞物，已经用球囊撑开了。"球囊可以换成支架，也可以换成激光消融。"过几个月再回来复查。"当他们在收银机的

---

* 一种提示外周血管疾病风险的常用检查。通过测量踝部胫后动脉或胫前动脉及肱动脉的收缩压，取踝动脉压与肱动脉压之比，即踝肱指数。

嗡嗡作响中完成这一切，老年医保已经在每一名患者身上花费了大约1万美元，这笔支出将被算到其他所有美国人的头上。而同样一台手术，商业保险支付的金额可达以上数字的3倍。

这或许是个骗局，但它完全合法。医生周到地为患者出具了"跛行"的诊断证明，确保各项费用都能得到保险偿付。跛行是一种罕见的腿部疼痛，能严重削弱行走功能。对跛行的诊断要靠主观判断，而且几乎不可能推翻。医生知道，在真正遭受这种罕见病痛困扰的患者中，能从手术中获益的不到5%。然而只要在患者的病历上写下"跛行"这个词，医生就能赚得盆满钵满，并逃脱一切法律责任。证明材料巧妙地规避了国家颁布的指南。美国预防医学会（The American College of Preventative Medicine）对此类筛查也持反对态度，它警告称，假阳性将带来不必要的下游检查、手术和精神痛苦。[12]

与查特拉蒂的谈话让我心乱如麻。我不得不暂停下来，消化听到的信息：流水线式的手术有组织地瞄准了毫无戒心的普通人。他们有什么错？他们只是太想呵护好自己的健康了。

讲真话可能让医生难以面对他们的同行。我希望查特拉蒂博士畅所欲言，因此主动提出不在本书里暴露他的名字。可他拒绝了。

"我不想匿名，"他说，"这正是问题的根源。面对医疗领域的浪费，我们一直以来都沉默不语。与此同时，公众负担的卫生保健成本越来越高。写上我的名字吧，我很清楚这样做的后果。但我们作为医生，这时候就该站出来分辨是非对错。"

持续深挖

与查特拉蒂聊过几次后，我决定把这个问题交给我在约翰斯·霍普金斯的研究团队。在随后的一次会议上，我向团队成员介绍了了解到的情况。他们十个人就坐在那里，听得目瞪口呆。我们团队正是研究卫生保健成本的，这个故事引发了共鸣，愤怒就写在大家的脸上。团队里的"千禧一代"尤其怒不可遏，我发现他们对不公平的容忍度更低。

刚刚加入我们外科的凯特琳·希克斯（Caitlin Hicks）博士对这个问题兴趣浓厚。她才华横溢，从哈佛大学毕业后，为了做血管外科医生，又在约翰斯·霍普金斯接受了12年的严苛训练。我们科的每个人都对她的技术才能和科研产出印象深刻，她能来到我的团队也是我的荣幸。当我叙述自己在"田野中"的所见所闻时，凯特琳一直平静地听着，但我敢说她一定强压着怒火。此前她就听说，有医生为了多做腿部血管球囊和支架植入术，随意扩大手术适应症，也因此捞了一大笔钱。最后她开口了，她建议我们开展一项全国性研究，来看看这种做法有多普遍。凯特琳还是医学生和规培医生的时候，就已经写过100多篇研究论文了，她是这个项目的巨大财富。

最终，我们团队在美国找出大约1100所充当过血管病筛查中心的教堂、犹太会堂和清真寺[13]——尽管科学共识认为，周围血管疾病筛查**不该**以这种方式进行。

　　凯特琳还参与了一项面向老年医保患者的全国性研究。该研究发现，即使将吸烟习惯或疾病复杂程度等因素考虑在内，接受这些手术的也大都是少数族裔或低收入人群。[14]我们制作了一幅区分美国各县的地图，在图上标出了手术率最高的地区。我们的发现令人愤怒。我们看到这幅地图上，充斥着为实施不必要手术所做的掠夺性筛查。当我们聚在我的办公室里开会，凯特琳和其他成员总能以平和的科学话语介绍研究发现，然而一想到脆弱的老年医保患者的遭遇，大家就难过得说不出话来。他们的热忱令我钦佩不已。

　　我决定多走访几处教堂义诊现场，结果发现此类活动得到了华盛顿哥伦比亚特区政府的支持。在夏季的几个月里，本地教堂几乎每周都为社区提供筛查，腿部血液循环是筛查项目之一，此外还有别的。我们团队发现了很多缺乏证据的健康筛查，例如为没有心脏疾病症状的人群检查颈动脉、做心电图。

　　那些外科中心令人忧心忡忡，其中一家更是雇佣了四名全职营销人员。他们招揽患者的手段与我在教堂里见到的如出一辙——邀请人们来看看自己的腿部血流是否正常。在教堂、超市、转诊医生的办公室以及社区义诊等场合，他们都操弄过这套计谋。有的居民还会收到怂恿他们去筛查的垃圾邮件。

　　我们研究团队里的年轻人威尔·布鲁恩（Will Bruhn）坚持要我在下一次走访时带上他。一个周六的早晨，阳光明媚，我们步入一间教堂，墙上的标识显示这里将举行免费健康义诊。签到后，我们来到团契大厅，一张接一张的桌子上摆放着有关产前护理、训练项目和其他多项主题的资料。接着，我们在角落发现了一个人，一位坐在椅子上、手持多普勒超声探头的医生。他身边还坐着一位女士，他在这位女士的大腿上挤了一大团耦合剂*，然后在她腿上来来回回地滑动超声探头。当她站起身来，医生就把自己的名片递给她，下一位排队的人也落了座。我们仿佛在观看一轮相亲速配。

威尔和我也排进了队伍，我们想听听医生对人们都说了些什么。等候期间，我们得到了一些宣传材料。宣传册的插图上画了一条发生堵塞的腿部动脉，接着描绘了球囊或支架将如何让它恢复畅通。终于轮到我们了，医生克制住了做超声检查的冲动，不过他解释说，自己在帮助静脉曲张患者，同时检查人们的腿部动脉是否存在堵塞。静脉曲张通常是个影响美观的问题，可是这里的小册子和海报让人以为它能危及生命。

我和凯特琳、威尔针对教堂健康义诊的走访持续了几个月，我们趁走访的间隙与团队会合，共同研讨这一问题的严重性及其对医疗支出更深远的影响。威尔和我拍摄了照片、开展了访谈，并对利益驱动下的筛查做了详细记录。研究团队制作了图形、表格和地图，以说明这些手术的掠夺性质。每一项新数据都增进了我们对全局的认识，同时也令我们揪心不已。每一次走访教堂健康义诊，我们都能看到以非裔美国人为主的居民，被白人医生和他们的同事敲竹杠。接受检查的人们兴高采烈、满怀感激，我们的心情却十分沉重。我们的亲身所见呼应

---

* 超声检查时涂抹在皮肤上的凝胶状物质，作为超声的传导介质，能充分连结超声探头和体表，提高图像质量。同时，也能起到润滑皮肤和超声探头的作用。

了凯特琳在地图上揭示的信息。

我想知道，牧师们怎么看待这件事。教堂义诊大力推荐的手术可能是不必要的，他们了解吗？为此，我回到自己头一次亲历义诊的教堂，牧师和蔼地把我迎进他那凌乱的办公室。他三言两语地向他的夫人引荐了我，他夫人在这里帮忙管理教会学校，办公室就在不远处。

落座之后，我向他详细讲述了我的团队在当地的发现，以及在全国范围内的研究成果。他听得目瞪口呆。"我们不大懂医学，"他说，"我们只是想服务社区，吸引人们走进教堂。有的教堂布施饮食，但我们一直希望做得更多。"

这个初心值得钦佩。在低收入地区，优质医疗资源往往稀缺。交谈中，牧师好几次将"健康义诊"误称为"卫生保健"*。他说，人们对卫生保健太渴求了，自己也迫切地想要尽一份力。然而，他在我们的谈话结束后说觉得被自己亲手请进门的医生利用了。经过那次会面，牧师就不允许血管病筛查团队再来参加他们教堂的健康义诊了。

威尔·布鲁恩将继续撰写过度筛查的危害与成本的调查报告，凯特琳则领导着一项针对周围血管病掠夺性筛查的全国性研究。医学期刊的评议和发表流程要花一年时间，我们等不起。于是，我们在一封写给美国血管外科学会（The Society of Vascular Surgery）的信中概述了问题，敦促他们采取行动。我们还与老年医保的领导层见了面，通报了从他们的数据中得到

---

* 健康义诊（health fair）与卫生保健（health care）的英文发音非常接近。

的发现。凯特琳在血管外科领域的身份为她赢得了关注，让她得以设计一项专题研究，去分析哪些医生可能在实施最不必要的手术。[15]最终，我们积累的经验催生了一个叫作"睿智进取"（Improving Wisely）的全国项目。这个多方协作项目旨在应对医疗适当性相关问题，我将在后文进一步探讨。

我在全国各地寻访了更多来自少数族裔社区的牧师，之后再次动身，希望进一步深入了解情况。我在北卡罗来纳州的达克镇参加过一次会议，会上我谈到以黑人教堂为目标的过度筛查。会后，听众中的一名医院董事走上前来，向我表示感谢。这位金·布朗（Kim Brown）主教，是黎巴嫩山浸信会教堂的牧师。这间规模宏伟、信众多为非裔美国人的教堂，主要服务北卡罗来纳州北部和弗吉尼亚州南部地区。我又向他分享了我们团队的一些研究成果，他有些沮丧，但并不意外。"原来如此。医生团队和健康企业一直在联系我们，千方百计想进入我们的教堂。"他说。

我以为布朗主教要谈论教堂健康义诊了，可他接下来所说的话着实震惊了我："他们有时想来举办健康义诊，有时又想在周日的礼拜结束后来这里设置一处筛查专区。"医药行业趁周日的礼拜闯入教堂的主意，让人联想到《圣经》里耶稣把商人赶出圣殿的记述。*

---

* 耶稣进了圣殿，把所有在圣殿里做买卖的人都赶了出去。他推翻了兑换银币之人的桌子和卖鸽子之人的凳子，对他们说："经上记着'我的殿将被称为祷告的殿'，而你们却使它成为贼窝了！"（马太福音21：12—13）

我向布朗主教解释说，其中一些检查项目缺乏依据，是为了创造下游收入而设的，他再三向我道谢。"我们只想尽力而为，造福百姓，"他说，"若是掌握专业知识的人不诚信，我都不知道该信谁了。"

逼近真相

医药行业还有一些经营手段，甚至更加令人恼火。接下来的一趟趟旅程将告诉我，当今的商业模式是如何胆大妄为地恶意提价和掠夺性计费的。整体上看，驱动卫生保健成本危机的两大根本问题——医疗适当性和价格失灵——将越来越突出。我父亲是一名肿瘤专科医生，是他教导我如何当个好医生，而我所目睹的临床和管理领域不胜枚举的浪费，无一不与他的想法相悖。好在，每当我被推向悲观的边缘，我就会遇到抵抗者、革新者和有识之士。为了解决暗流之下的问题，为了让你的卫生保健成本更低廉，他们正逆流而上。我写这本书，就是为了让他们的故事广为人知。他们不断逼近问题，并借此规划出一条前进之路。

告别华盛顿的牧师之后，我驱车回家，再次路过国会大厦。天色暗了下来，但我还能依稀看出环绕着华盛顿纪念碑的旗帜，在凉爽的晚风中飘扬。与此同时，国会正在召开特别会议，讨论卫生保健经费事宜。我一边驶过众议院一边想，众议员们对于真正掣肘卫生保健的因素，有没有一丁点最基本的认识。政客们围绕如何**资助**卫生保健争吵不休，然而事实上，我们更有必要讨论如何**修复**卫生保健。在他们就资金问题高谈阔论、唇枪舌剑之时，医药生意正招摇过市，沿着大街小巷滋生增长，在我们国家首都的教堂里大摆阵仗。

如果政客们真想知道卫生保健支出为何如此之高，也许他们应该停止争论，去本地的教堂做些调研，旅程不过两英里而已。

第二章 欢迎进入游戏

　　我的倾听之旅从我们本地开始，同行的还有乔治·华盛顿大学的硕士生亨利。学校的家长周末（Parents' Weekend）*原本波澜不惊，然而亨利的父亲亚当在外面吃晚饭时突发胸痛，让平静戛然而止。亚当从法国远道而来，在大洋彼岸因生病引发了一场危机。不熟悉美国卫生保健体系的**这家人**接下来的经历，将令他们大开眼界。

　　亨利和他父亲连忙前往最近的急诊部就诊。医生发现，亚当经历了一次轻微心脏病发作，于是用药物帮他稳定病情，并留他观察了一晚。第二天早上，医生建议亚当接受心脏搭桥手术，而且最好在接下来的几周内做。亚当出院前，医院的一位代表来到病床边与他谈费用。这位代表说，手术将花费15万美元。

　　亨利和他的父母根本无从知晓这个价格是否公道。他们给一个朋友打了电话，在朋友的帮助下，他们联系上法国一位不

* 指美国一些学校利用周末举办的家长来访活动。允许家长访问校园、旁听课程、观看文体赛事等。

错的心外科医生。在电话里，医生表示法国的手术水平与美国的并无二致。一家人小心翼翼地问，在法国做手术要花多少钱。"大约1.5万美元吧。"法国医生说。

没多久，开价15万美元的本地医院代表再次探望了亨利的父亲，并询问他们的打算。

"实话说，我们考虑回法国做这个手术，开销只要1.5万美元。"亚当说。

医院代表丝毫没有犹豫，直接把报价砍到5万美元。

突如其来的降价让亚当警觉起来，他婉拒了这份报价，接着预订了回法国的航班。然而他刚走出房间，又在走廊里被医院代表截住了。医院代表迫切想要做成这笔买卖，于是拿出了终极报价："好吧，2.5万美元。"

一家医院竟为一台花费2.5万美元就能做的手术索价15万美元，亨利一家被如此的职业道德惊呆了。他们没想到医院能像二手车竞拍那样运作，对医院的信任感顿时烟消云散。我很同情他们，在他们陷入困境之时，医院还想占他们便宜。

亚当在法国花1.5万美元接受了手术，效果也不错。"我们喜欢帮助过我们的美国医生，"有次一起喝东西时，亨利对我说，"我们反感的是医疗中的生意。"

医院与亨利的家人讨价还价的架势，让我想起埃及著名的汗·哈利利集市（Khan el-Khalili bazaar），那是世界上最大的露天市场。与那儿的场面相比，芝加哥期货交易所里的喧嚷仿佛是长老会信徒整齐划一的祷告。对于埃及当地人来说，它是个熙熙攘攘的购物中心；而对于任何外来客来说，它都是个危机四伏的旅游陷阱，特别是当你带着腰包的时候。数以百万计的待售商品没有标价，商人们觉得自己能让买主出多少钱，价格就是多少钱。

阿拉伯商人能干极了，他们拥有举世闻名的销售技巧。他们会追踪你的眼神，观察什么东西引你多看了一眼，抑或什么东西让你微笑了一下。如果你问一件著名金字塔的雪花石膏复制品卖多少钱，他们会报100美元，实际上它可能只值1美元。有的游客上了当，乖乖照价付款。还有人小心翼翼地请求卖家便宜点，然后因为只付了90美元而沾沾自喜。真正有手段的买主把价格砍得更低，一番拉拉扯扯之后以50美元成交。他们吹嘘自己做了笔好买卖，然后志得意满地走开了。可是，商人才是永恒的赢家。这就是先加价再打折的游戏。

美国汽车经销商的展厅里，一辆新车焕发着光彩。当你端详着挡风玻璃上标注的价格，一旁的销售顾问开口了："我可以和经理谈谈价。"接着，销售人员降低报价，然后告诉你"这单我们都赔钱了"。这就是一场营销秀。

在医疗领域，我们眼看着先提价再打折的把戏越来越多。医院收费高得离谱，而且很难核算真正的成本有多少。每家保险公司协商得到的折扣都不一样，完全取决于哪一家更有议价能力。结果就是拥有保险的患者无须全额付账，除非他们的承保人与就诊医院没有合作关系。这样一来，他们会被划分到"网络外"（out-of-network），并面临医院的漫天要价。

汽车销售和卫生保健拥有同样的销售伎俩，两者唯一的不同在于利润空间大小。对于车商来说，客户按标价付款就意味着多赚15％。然而换作医院，对患者狮子大开口意味着多赚1000％。

亨利的父亲起码得到了医院的报价。爱荷华大学做过一项研究，研究人员联系了美国的101家医院，询问它们对同一项心脏搭桥手术的收费。只有大约一半的医院——53家——愿意告知价格。上述医院的平均报价是151271美元，比亨利的父亲得到的价格略微高了一点。不同医院的价差相当惊人，最低4.4万美元，最高达到44.8万美元。这手术器械镀了金吗？并没有。收取10倍费用的外科中心有着最佳的疗效吗？也不是。心脏外科手术的效果是公开的，研究显示手术费用和手术质量没有关联。[1]

劫富济贫？

一些卫生保健账单看起来不合逻辑，为了揭开疑团、弄清原因，我要求研究团队进一步深挖，看看医疗账单的价格究竟虚标了多少。这支优秀的团队一头扎进了全国范围的海量数据中。两名医学生安杰拉·帕克（Angela Park）和蒂姆·徐（Tim Xu）承担了处理数据的艰巨任务，霍普金斯的两位同事也施以援手，他们是在商学院讲授会计学的白鸽（Ge Bai），以及我的良师益友、来自卫生政策与管理系的杰里·安德森（Jerry Anderson）。

我们的分析显示，对于完全相同的服务，有些加价要比老年医保（政府的保险计划）支付的金额高出23倍。[2]有的社区比较贫困，那里的患者更难承受高额账单，大肆抬价的医院都坐落于这样的社区吗？我们没有发现这种联系。一些医院只是凑巧开出了高得离谱的价格，其他医院则没有，这看起来挺诡异的。

在几次会议上，我曾委婉地向与会的医院负责人提起加价这个话题。多数人都不清楚自己医院的加价幅度在同业中处于什么水平，还有许多人简明扼要地解释道："我们得填补未参保患者的医疗开支。"

然而这是真相吗？他们真的是为了弥补慈善关怀的亏空，而不得已向部分患者收取高价吗？他们自己可能对这个说法深信不疑，但除了臆测和传闻，没人拿得出像样的证据。我们证实过：数据并不支持他们的论断。

"这是场愚蠢的游戏。"

每隔几个月，我就会受邀参加一场闭门会议，参会者大都是想要指点"大局"的卫生保健领导人。多数情况下，这些集会都是打着修复卫生保健的响亮旗号召开的，但参会者很快就离题万里，开始在占卫生保健支出不到1%的议题上装腔作势。例如，我们将探讨如何降低感染率和返院率，对于如何应对当下成本危机的主要动因却不管不顾。不过在我参加的此类会议中，有个令人耳目一新的例外。

此次会议的主办方是跨国咨询公司奥纬创新中心（Oliver Wyman Innovation Center），会址选在风光明媚的度假胜地——加州拉古纳海滩。同时参会的还有大约30位高级经理人，他们来自医院、保险公司和医疗创业公司。度假村建在一处能俯瞰大海的峭壁顶上，美景令我们流连忘返。沙滩晨跑之后，就可以享用美味的早餐。不过，它们都不如开诚布公的对话更令人振奋。不同于多数此类集会，这次会议上的谈话直截了当，没有既得利益者说话的分。

我们直入主题。与会者承认卫生保健价格正在持续走高，接着开始抛出尖锐的问题。也许是因为此次会议内容不对外公开，也许纯粹是海滨空气和加州暖阳的作用，卫生保健巨头们的发言相当大胆。医院管理者承认，为了创造更多收入，他们的账单每年都要上调，因为保险公司仅支付标价的一部分。保险业人士也承认，为了应对医院涨价，他们与医院签订合作协议时索要的折扣也越来越多。双方一致认为，他们通过更高额的保险费，向公众转嫁了越来越贵的医疗账单。

这是一场活跃、融洽又坦率的对话。大型保险公司盖德维尔佛罗里达蓝十字蓝盾（GuideWell Florida Blue）的总裁勒内·勒雷（René Lerer）博士，一度以诚恳的发言让全场鸦雀无声："每一次与医院续约，保险公司都要争取更大的折扣。紧接着，医院就想尽办法抬高价格。这是一场游戏。"先提价再打折的手法已被卫生保健行业奉为圭臬，这似乎把他惹恼了。

"我们有分，你们有分，大家都有分。别再装糊涂了，"他补充道，"这是场愚蠢的游戏，我们可以做得更好。"

　　要说谁最有资格把这个问题挑明，勒雷博士再合适不过。他做过执业医师，有卫生保健行政经验，如今更领导着一家知名保险公司。我准备迎接会场上可能出现的激烈反驳，可接下来发生的事震惊了我：没人发表不同意见。就算嘴上不承认，大家也对这场游戏心知肚明。

　　人们轮流发言，支支吾吾地试图为提价和打折做些申辩。有的人指责其他的卫生保健参与者；还有人将附带损失归咎于"网络外"患者。说辞层出不穷，仿佛玩了一轮打地鼠，最后还是勒雷驳斥了这些借口。"是，你们说的不错，"他说，"但那照样是一场游戏。"

　　那个周末，我们讨论的话题五花八门，但它们统统是勒雷博士指出的那个问题的注脚：不论是否自愿，我们都处于"游戏"之中。

　　它将带来什么？举个例子，患者几乎不可能提前知晓他们将支付多少钱，保险公司支付医院账单时却能享受事先商定的折扣率。每家医院的折扣率都不同，且都是被严格保守的商业秘密。通过与大批业内人士交流，我了解到保险公司获得的秘密折扣从4%到90%不等。但如果你像亨利的父亲那样用现金付账，没人会告诉你保险公司的折扣。关于如何应对美国的不均衡、不平等问题，我们谈了那么多。然而在同一家医疗机构接受同一批医护人员的同等治疗，要价竟能如此悬殊，真让我大跌眼镜。

　　新闻工作者一直致力于揭露这场游戏。最近的一项研究发现，仅就常规分娩期间的医院床位费而言，最低为每晚1000美元，最高可达每晚1.2万美元。沃克斯新闻网记者约翰尼·哈里斯（Johnny Harris）得知这项研究后，决定在妻子分娩前货比三家，找出最优报价。他联系了几家医院，询问各家医院的每日住院费用。他每天等候接听和转接电话的时间，都超过了三小时。最后，一名医院工作人员告诉他，孩子出生**之后**，他才能得知确切收费。[3]要知道，分娩的收费还算是相对容易追踪的，因为前去咨询的人太多了。

约翰尼为什么得不到确切的价格？医院的真实成本就像图坦卡蒙的诅咒一样神秘莫测。迷雾不会平白无故地笼罩下来，除非背后有利可图。

我不想对医学界的人们太过刻薄（毕竟我也是其中一员），我和医院领导层的互动一向是积极正面的。关于定价，我认为他们不至于在明知的情况下刻意隐瞒。多数时候，保险公司不允许医院透露双方磋商的价格，医院签署的运营协议包含保密条款。[4]此外，价格核算对医院来说可能是件麻烦事。试想一下，看门人和前台的工资、电费、医疗事故责任险、护士的工时、消耗的物资以及其余各项成本都要考虑在内。正因此，规模较小的外科中心更有可能提供报价（往往也更便宜）。为了确保手头现金整体充裕，医院要在先提价再打折的游戏上花费大把精力。事实上，它们对此相当着迷。比如，一家医院在上一年度赚了一个亿（美元），如今开销增加了4%，那么它把账单整体调高5%就是板上钉钉的，而且不必将各项收费一一列出。医院使用的"收费大师"（Chargemaster）[*]软件能自动算出调高后的价格，以达成理想的利润目标。

现如今，医院加价之高甚至令医生和医院自身感到难堪。在美国的医院，有良知的工作人员面对这些问题时，会本能地回应"那是为了弥补慈善关怀的开支"，或者"别担心，人们不用按那些价格付款"。结合我们的研究数据看，这两个说法似乎都不确切，于是我对这些说法开展了更细致的探究。

看看我的朋友弗雷德的遭遇。在科罗拉多的韦尔市滑雪时，他感到轻微"不适"。下坡时摔倒几次之后，他的脑袋开始疼了，而且有些晕头转向。为了安全起见，他赶忙让妻子开车把他送往附近的医院。那里的分诊护士听完他的叙述，俯下身子靠近他，然后低声说道："你就是有点犯高山病，这种情况我们见得多了。我建议你回酒店喝些水，别说这话是从我这儿听来的。"

弗雷德真该听护士的劝。可他没有，非要看医生。不出一小时，医生就给出了与护士相同的诊断：高山病。他们给弗雷德吸了会儿氧，之后就让他离开了。几周过去了，弗雷德那次短暂的医院之旅眼看就要成为模糊的记忆。就在这时，他收到1.1万美元的医院账单，霎时间天旋地转的感觉又回来了。

弗雷德的愤怒值得理解。同样的治疗，我所在的医院只收800美元。为什么他的账单贵了这么多？难道韦尔滑雪度假区

---

* 原指美国医院提供给患者或患者的保险公司的分项收费总表，是一套成系统的表格，通常译为"医院收费总表"。在实践中，该表记载的价格往往是实际成本的几倍，患者或患者的保险公司正是以该表为基础与医院议价的。

附近的医院有那么多低收入和未参保的滑雪者要照顾，不得不靠高收费补贴慈善关怀事业？并没有，这是一种在美国医疗领域遍地开花的商业模式，弗雷德成了它的受害者：这就是价格欺诈。

对诚信定价的呼唤

每当谈及天价医疗支出，医院高管们就会对我说："马蒂，没有人真按收费总表上的价格付款。"他们强调保险公司能享受折扣，"那只是标价，永远不会有人要求你按那个价格支付的。"然而我在研究中发现，有几类人被明确告知，他们必须按照高得离谱的标价付款，毫无商量余地。

我童年的故乡在宾夕法尼亚，附近有一处规模很大的阿米什人（Amish）*社区，这些人的观念要求他们全额付账。我读书时在该地区的医院轮转过，曾亲眼见到阿米什人拎着成袋的现金出现在重症监护病房。有医疗费用要付的时候，阿米什人社区就在他们的农贸市场上筹集资金。

我的同事杰里·安德森对加价问题做过一些研究，如今他已经成为美国一些阿米什人领袖眼中的"及时雨"。有一天，印第安纳州的一位阿米什人领袖联系杰里，央求他帮本社区的

---

* 指一群组织严密的新教再洗礼派门诺会信徒，分布于美国和加拿大。他们追求简朴的生活，不接受社会福利和保险。

一个人交涉医院账单。那人的孩子出生后患上并发症，医院向他——确切地说，是向阿米什人社区——索要100万美元，而商业保险只需为同样的医疗服务支付不到30万美元。杰里正好能在华盛顿的一场招待会上见到那家医院的院长，于是他让阿米什人领袖把账单寄了过来。在招待会上，杰里很快就和院长谈妥了，医疗费被砍到20万美元以下。讽刺的是，这家医院还是在阿米什人的帮助下营建起来的。要不是杰里的介入，阿米什人社区就得集中所有的现金，想尽办法按照实际医疗成本的5倍支付账单，一分不少。

　　我决定一路驱车旅行，深入阿米什人居住的乡村多了解一些情况，威尔加入了这次旅行。我们的工作始于一处阿米什人的农贸市场，它位于宾夕法尼亚州一个名叫"手中鸟"（Bird-in-Hand）的小镇，深入阿米什人乡村的腹地。我们采访到的阿米什人有一半表示，要是他们自己或某一位亲属生了重病，他们就乘美国国铁的列车去墨西哥。为什么？因为那里医疗质量好，价格合理，而且公开透明。我和威尔又访谈了数十位阿米什人，从卖给我们焦糖面包的小贩到跳下轻便马车的过路人，我们一个都没错过。我简直不敢相信自己听到的话。接下来，我们去了当地的美铁车站。我们在那里得知，有几趟列车被南下求医的阿米什人挤得半满。他们要在前往墨西哥的路上花六天时间，美铁杂志上甚至有墨西哥医院刊登的广告。为了实实在在的医疗定价，人们竟愿意如此长途跋涉，真令人难以置信。有的患者没有参保，但收入又没有低到享受政府医疗补助（Medicaid）计划的水平，他们也可能遭受高额定价的打击。

要是没结清账单，他们的信息会被交给催收机构，这意味着他们将面临催债人的骚扰，信用也会受损。催债人可能冷酷无情，违反消费者保护法律法规也是常有的事。

接下来，还有"意外"账单——患者以为在保险保障范围内，实际却不在的支出。此类账单约有一半来自化验项目、设施使用或成像检查。[5]另一半意外账单源自从事幕后工作的医生，比如病理科或放射科的医生，他们可能不在你的保险网络之内。也就是说，保险公司没有为他们的工作提供协议折扣率。同样的情况还可能适用于你的急诊医生、检查血液的实验室或助你入睡的麻醉师。你的主刀医生或产科医生也许在网络内，但实施硬膜外麻醉或测试新生儿听觉的医生可能在"网络外"。你都不会意识到医生或实验室没有和你的保险公司签订折扣协议，直到几周之后收到账单。而这些意外账单上的标价统统是膨胀以后的。

意外账单比比皆是。2015年，美国消费者报告研究中心（Consumer Reports National Research Center）估计，30%的美国人收到过意外医疗账单。然而短短三年后，另一项研究发现这一数字已经翻了番。芝加哥大学报告称，57%的美国人在此前一年内收到过意外账单。[6]还有一项针对新墨西哥州居民的研究发现，超过半数的急诊患者收到了意外账单。[7]

作为一名医生，意外账单真令我煎熬。在热切求学的高中时代，我曾跟着我的医生父亲，到他的诊所观摩学习。我在那里领会到，帮助患者为应对未知做好准备，乃医学艺术的一部分。在白血病患者治疗期间，我父亲会提前说明他们可能遇到的各种情况。当今的意外医疗账单似乎与诚信医疗的传统背道而驰了。

天才

真正的天才不常有，不过隔不了几年，我的办公室就能迎来一位。我此前提到过的约翰斯·霍普金斯的医学生蒂姆·徐就是其中一员。他曾请求我允许他旁听我们研究团队的会议，但他不像其他学生那样只是坐在那里一言不发。他提前检索、阅读并几乎记下了我发表过的全部200多篇医学文章。在研讨中，他总能阐发深刻的见解，并以猫一样敏捷的反应纠正发现的错误。这位青年才俊能在几秒之内毫不迟疑地报出一连串公式、理论和论文引文，我都快跟不上节奏了。他的才华让我们每个人惊叹不已。"我听过一些超级天才的事迹，正是像他这样。"我们团队的统计专家、哈佛高材生苏珊·哈夫勒斯（Susan Hutfless）博士在一场蒂姆参加的会结束后如是说道。

来到霍普金斯医学院以前，蒂姆先以优异的成绩从范德比尔特大学毕业，又在剑桥数学专业获得硕士学位，之后开了一家基因科技公司。念医学院时，他还利用业余时间完成了麦肯锡公司的卫生保健管理课程。我认为，蒂姆在医学院感到无趣。他那颗大脑不知能装下多少东西，这大概解释了他一个医学生怎么会有时间跟随我的研究团队发表十篇研究论文。

有一天，蒂姆在研讨会上提出了一项研究医疗账单的计划。为了理解账单价格是如何被哄抬起来的，研究要运用大量数学方法，他正是这项工作的不二人选。接下来的几周里，蒂姆用数据向我展示了医疗账单加价的复杂性，他指出定价具有随机性，并介绍了大幅涨价的主要策略。我们的研究发现，加过价的急诊账单要比内科门诊为同样医疗项目的收费高很多，蒂姆是这篇论文的第一作者。[8]蒂姆和安杰拉还运用类似方法研究了癌症照护，得出的结论是相似的。很显然，医院的加价行为与它提供了多少免费医疗无关，也与患者群体有多贫困无涉。

这场游戏非常荒谬。想一想"网络外"引发的问题吧，推荐的解决方案是加入网络。解决方案倒是现成的，但它存在的前提，是这场游戏事先制造了问题。保险服务网络的一面是消防员，另一面是熊熊烈火；一面是救世主，另一面是妖魔鬼怪；一面是警察，另一面是亡命之徒。我们慢慢地接纳了它，接纳它成为医疗产业的标准操作步骤。然而我们应该发问：有没有人想过，事情为何会发展到如此糟糕的地步？我们收获了意外账单，我们的美好生活被财务毒性摧毁。保险服务网络在发挥作用的同时，也是当下问题的万恶之源。

撰写完成有关账单加价的重要论文之后，蒂姆向我提起，他从医学院毕业前还要参加一次轮转，打算到一家医院的急诊科工作。我认为，这将对他大有裨益。在研究中，蒂姆着眼于问题全貌，为我们拓展了全球视野。现在，他可以拉近镜头、探索精微，从急诊科内部审视问题。我迫不及待地想看到蒂姆前去刨根究底了。我建议他多与急诊科医生和负责账务的工作人员交流，看看能否发现急诊账单加价的规律或诱因。对于从内部展开调查的想法，他毫不犹豫地同意了。

没过几个月，我们进行了一次文字交流：

> 蒂姆：你好，马蒂。我刚刚和急诊科的账务人员聊了好几个小时。
>
> 马蒂：有什么发现吗？
>
> 蒂姆：我很费解。这是个复杂得出奇的体系，简直一片混乱。
>
> 马蒂：我觉得，你准确地概括了问题。

要是连蒂姆这样的天才都无法理解医疗账单的生成机制，普通患者就更不可能。

谁被耍了

罗恩和希瑟夫妇是我姐姐和姐夫的好朋友，他们是这场游戏的牺牲品。有一天，我顺路拜访了我姐姐，当时一家人刚吃过晚饭。听说我正在写一本关于医疗成本危机的书，他们讲了希瑟的事。希瑟的手指上长了个很小的赘生物，于是她前往华盛顿医院中心就诊，那是华盛顿特区的顶尖医疗机构。几个月后，一张1万美元的账单砸中了她，其中包括价值87美元的毯子。她盖的当然不是手工编织的波斯毯，而是软塌塌的普通白被单，酒店房间里常见的那种。

希瑟把那张账单交给了我，为了解开其中的奥秘，我颇费了一番工夫。但有一件事是显而易见的：医院在全身麻醉下给她的手指动了个小手术。

"只是切除手指上的皮赘，为什么要接受全麻呢？"我问希瑟。归根结底，医院只是从她手指上刮下一小块东西——与医学上的手术相比，这更像剪了一次头发。

"我不知道，"希瑟说，"我们以为只要局部麻醉就行，当时我很惊讶。就在他们送我进手术室前，一个人进来说'我们要做全麻'，可我告诉过他们我不想做。"尽管如此，在恐惧和惊吓中，她还是进行了全身麻醉。

希瑟夫妇要养活六个孩子，年收入也就是美国家庭的平均水平，大约5.9万美元。1万美元的账单对他们来说是个沉重的打击。

我代表希瑟联系了医院，要求他们向我这个外科医生解释，为什么一台能局麻的手术非得全身麻醉？她的毯子又为何能花费87美元之多？

接听电话的代表坚持让我和希瑟签署一份患者隐私授权书，我们照做了。他们接收表格的唯一途径是传真。（向年轻读者解释一下，传真机是人们在20世纪通过电话线路传送影印文件的设备。）

在电话里确认对方已经收到授权书后，我要求他们提供一份明细账单。我被告知，索取明细账单必须手写申请书，而且要以平邮方式寄出。（再向年轻读者解释一下，人们从17世纪到20世纪末都以这种方式寄送书信等文件。）

　　索取明细账单的平邮寄出去两个月后，我终于在信箱里找到了医院的回信。信上说，提供纸质明细账单要收费25美元。来信接着说，索取账单的申请须以信件方式寄出（他们连回邮信封*都不给），25美元费用应使用纸质支票支付。（又要向年轻读者解释了，纸质支票是一个人用来指示银行从自己的账户上划款并支付给另一个人的书面凭证。）

　　又等了几个月，不知填过多少表格、历经多少拖延，我终于拿到了明细账单，也得到了代表我的朋友希瑟与医院交涉的授权。到了这个时候，我这个一向很有耐心的人着实非常恼火。我让账务代表感受到了我的愤怒，咆哮了足足15分钟，对不必要的全身麻醉和后续同样不必要的麻烦大加抱怨。连索取明细账单都如此困难，围绕账单的交涉就更别提了。

　　账务代表一直安静地听着，我还以为自己说服了她。可紧接着，就像假意败退的奥运拳击手，她突然提高嗓门说道："我们想收多少钱就收多少钱，这是法律允许的。就算我们要收100万美元，她照样得付钱。"

　　我提醒代表，她的医院作为非营利机构，正在为自己实施的过度医疗，对本社区的一名女士进行价格欺诈。我要求他们把账单削减到750美元，即老年医保允许的金额。代表又把我转给了她的上司，而她的上司不过是老调重弹。正当我为事态

---

* 即寄出信件时附上的写明己方收信地址的空信封，一般要贴足额邮票，以方便对方回信。

升级做好了准备，打算让医院的首席执行官和董事来教训他们时，受到催债人恐吓的希瑟为避免自己的信用评级遭受进一步影响，全额支付了账单。

希瑟不是个例。根据一项覆盖41个州的大型研究，美国有**一半**的转移性（Ⅳ期）乳腺癌患者报告称，催收机构正向自己追缴医疗账单。[9]身为一名肿瘤外科医生，听到这一消息让我直犯恶心。肿瘤治疗这样高尚的职业竟变成这样了吗？如今，我们的社会就这样对待处于生命尽头的乳腺癌患者吗？

这场游戏已经失控了，然而看病这么贵，还有另一个原因。在游戏中，医院和保险公司撒下大把钞票——员工、基础设施和分包商都要花钱。除了催债人，医院和保险公司还蓄养着业务人员组成的小型"军队"，他们的职责是在折扣事宜上讨价还价。医护人员看不见这些人，他们非但不在医院办公，甚至会躲藏在一些大城市高耸入云的摩天大楼里面。有的医生对一天比一天臃肿的医院行政机构意见很大。可是，要想玩转这场游戏，医院不得不雇用大批业务人员。

当医院的定价年复一年地蹿升，我们就知道是这场游戏在作祟了。瞧瞧关节置换手术，老年医保为一台正常手术支付的金额不到1.3万美元，然而1/6的美国医院对这台手术的收费超过9万美元。而且费用连年上涨，[10]哪怕做手术的还是同一拨人。如此悬殊的价格，该怎么解释？对于短短一年之内的疯涨，又该作何解释？[11]

这场游戏在卫生保健领域制造了一个巨人般的中介：再定价产业（repricing industry）。它在医院为患者提供治疗之后粉

墨登场，游走于三到四方之间，专门协调账单。参加一场业内
会议时，我得知这一行业已拥有成千上万的顾问和小供应商，
还有收入颇丰的经纪人。医院方面的官僚机构也很庞大。

飞涨的关节置换手术费用

医学中心	收费*	较前一年
圣弗朗西斯医学中心 新泽西，特伦顿	13.54 万美元	＋76.8%
信义会医学中心 纽约，布鲁克林	11.5 万美元	＋55.5%
高地医院 马萨诸塞，莱明斯特	11.41 万美元	＋43.2%
社区霍华德区域健康中心 印第安纳，科科莫	7.92 万美元	＋73.6%
箭头区域医学中心 加利福尼亚，科尔顿	9.63 万美元	＋42.6%

★ 此为 2016 年定价；老年医保为同类手术的付费标准是 1.3 万美元。

　　一项研究发现，在正常的美国医院，每 10 名医生对应
的承担账务和保险工作的非临床全职人力工时（full-time-
equivalent, FTE）*职员是 7 人。[12]卫生保健一直是美国就业增长
的主要驱动力之一，这一趋势也反哺了卫生保健，使之成为美

---

* 即一段时间内的员工总工作时间与理论上的全时工作时间之比，用于衡量工作量或
　核算人员需求。医生与非临床职员虽属不同工种，但能算出各自的全职人力工时，
　并在此基础上比较人数。

国经济的龙头产业。可是，"玩游戏"*的新雇员汇聚而成的产业制造出一件产品了吗？这场游戏为我们国家的GDP做出什么重大贡献了吗？抑或，它就是一场泡沫？

尽管这场游戏没怎么受到新闻报道或卫生改革辩论的关注，但它能解释卫生保健的许多动向。医院开启大采购模式，疯狂收购私营诊所和其他医院，这场游戏正是原因。[13]它能解释保险公司的兼并。当玩家们在加价与打折的游戏里冲突碰撞，它们需要权力。它还能解释卫生保健的利益相关者为什么要在2016年把5.14亿美元巨款花在游说国会上面——它们要在竞技场上站稳脚跟。

这些中介与切除肿物、安置髋关节假体、缝合胰腺之类的工作毫无干系，也不懂得宽慰患者。可是，他们的意愿却常常凌驾于所有这些服务的提供者之上。这个藏匿于幕后的庞大产业催生了成千上万的百万富翁。当人们惊诧于美国卫生保健的昂贵时，他们必须记住，再定价产业的开支是医疗服务成本的一部分。卫生保健行业从未有人发问：我们真的需要这个行当吗？

回报

美国人民渴望**明码标价**，而不是哄抬过的"收费大师"报

---

* 原文"playing the game"亦有"遵规守矩"之意，作者一语双关表达了讽刺意味。

价。膨胀过度的卫生保健市场坐拥3.5万亿美元市值，真实价格的公开将引入它迫切需要的竞争。面对上涨的医疗费用，保险公司的回应方式是设计免赔额和自付额更高的保险计划，然而，这是饮鸩止渴。长期以来，真实价格的黑箱一直被当作商业机密严加保护，结果是医学中心在停车体验上下足功夫、在职业橄榄球大联盟比赛日的广告牌上争奇斗艳，却忽视了质量和价值。

真实价格的缺位更是给意外账单和掠夺性账单等问题火上浇油。与之形成对比的是，在少数几个已推行实际价格透明度的卫生保健领域，如整形外科、体外受精和激光近视手术等，几乎没有掠夺性收费行为。这些市场存在货真价实的竞争，整体收费持续走低，高水平医师也能收获合理的报酬。国会和许多州正在研究约束意外账单的新立法，其根源性问题深藏在幕后，它们应该考虑实际价格透明度对于解决这些问题的价值。

实际价格透明度的批评者声称，患者选择医疗机构时不会参考价格信息，有时候他们可能会选择最贵的，因为付钱的不是他们自己。但是，质疑有多少患者会凭借价格信息来选择医疗服务并非正确的问法，因为买方代理人[14]——自费雇主*、医疗保险计划以及部分自掏腰包的患者——将利用真实价格信息驱动市场，进而影响所有人。

买方代理人在其他交易中普遍存在。想想食品杂货行业的情况，真正关注店里的产品价格，然后才精挑细选、货比三家

---

* 使用职工税前缴款和自有资金为职工提供医疗费用保障的雇主。

的顾客只是少数。不过，坚持货比三家的客人给杂货店带来了保持价格竞争力的动力，只有低廉的价格才能留住这一小部分认真比价的消费者，继而令全体消费者获益。

批评者又说，给急救项目定价是不可能的。可是，不会有人强求你在胸口中了一枪的情况下，还要先得到报价再接受抢救。60%的医疗服务具有可购性，这代表着一个巨大的竞争机遇，质量一流、价格公道的医疗机构将从中获益。

懂得利用价格信息的患者能有多少？关于这一问题的争论，一直是特殊利益集团顾左右而言他的说辞。问题的关键不在于有多少人关注价格，而在于我们能否凝聚起来，支持买方代理人去推动卫生保健价值的实现。

要是真实价格公开了，谷歌应该考虑把平均"价格加成"添加在医院的信息栏上，供检索这家医院的人查阅。《美国新闻与世界报道》（U. S. News）等医院评级机构和老年医保的五星评级系统在计算排名得分时，应该把医院的性价比以及它是否存在掠夺性收费考虑在内。鉴于患者利益可能严重受损，未来或许还将发生逃避治疗等次生影响，财务损害应被列为一种医疗并发症。

当你去餐厅吃饭，向服务员索要菜单时，倘若服务员的反应是询问"您的雇主是谁"，恐怕会引起你的警惕。如果你接下来了解到，你菜单上的价格比其他客人的菜单价格高出不少，你将得出餐饮市场失灵的结论。然而，当你有求于我们当今的医疗体系之时，这一幕正在上演。

不过，一些有识之士正在打破现状。亚当·拉索（Adam

Russo）是波士顿一家公司的首席执行官，他的公司是自费雇主，也就是说这家公司直接为员工支付医疗账单。他正是买方代理人的一个例子。他经营的是一家专门为客户审核医疗账单的咨询公司，凭借这项业务，他发现同样的医疗项目在波士顿地区有着显著的价格差异。特别是他观察到，一次并不复杂的正常分娩，在波士顿的收费从8000美元到4万美元不等。不论是最实惠的医院还是最奢华的医院，都有着同样的医疗质量。于是，亚当这位乐于尝试新点子的企业领袖决定，哪位员工在收费8000美元的医院（比如南岸医院）生孩子，他就奉上整整一年的免费尿布和婴儿湿巾！现在猜一猜，公司里怀孕的员工开始上哪儿接受产前护理了？答案是收费8000美元的医院，尽管她们有条件选择任何一家医院，而且能享受公司的全额报销。准妈妈们没有比较价格，她们比较的只是医疗质量。亚当成功地展示了掌握价格信息的买方代理人拥有的力量。

又一场革命？

"我不理解，医院怎么能前脚把患者迎进门，转过头就让他们陷入因病破产的境地。"几年前，麻醉医生、卫生保健改革者基思·史密斯（Keith Smith）博士在一次非正式医生集会上这样说。来自10个州的约100人参加了集会，他们在历史悠久的斯基尔文酒店下榻，该酒店位于俄克拉荷马城的闹市。我飞往俄克拉荷马城加入了他们的行列，期望了解到更多。这样的医学界"茶话会"*还是破天荒头一次，该组织后来发展成为现在的自由市场医疗协会（The Free Market Medical Association）。

史密斯博士的控诉引发了共鸣，会场气氛忽然沉重起来。我们坐在那里，沉默不语，思考着我们的职业偏离它高尚的传统已有多远。我们行医，是为了救死扶伤，不是为了从患者身上牟利。史密斯讲起话来很温和，带着南方人慢吞吞的腔调，使听众放下戒备。不过说起卫生保健不够透明的问题，他一下子活跃起来。

这是我头一次见他。正是应他之邀，我才前来参加这次即席会议的，会议议题是探讨如何让这场游戏有所改变。像史密斯这样的创新者，正在为患者的利益重新书写规则。他是俄克拉荷马外科中心的负责人，中心网站对访问者的问候语朴实无华，然而对于卫生保健行业，它是革命性的："您可以，且应当知晓价格。"

诚信定价是这场游戏的克星。中心网站设计了一个醒目的交互式菜单，用于公示常见手术的收费。

在史密斯的外科中心，加价与折扣的游戏无迹可寻。不论是保险公司付款，还是雇主直接为雇员支付医疗费，抑或患者个人自付，大家得到的都是同一个公平合理的价格。

---

* "茶话会"原文是"tea party"，若首字母均大写便成了"茶党"（Tea Party），也就是18世纪为反抗英国殖民当局高额征税而制造"波士顿倾茶事件"的人士。在当时，茶党是革命和进步的代名词。此处，作者既说明医生们的集会是一场草根茶话会，也暗示了他们工作的革命性。

史密斯是自由市场的拥趸。他对透明定价的坚持，部分来源于他对自由市场竞争的研究。他和同事们医治过成百上千名来自美国以外的患者，患者来源地包括加拿大、墨西哥和日本。是什么吸引着一名日本人远赴俄克拉荷马城求医？答案是价格透明的美国医疗。此外，由于在定价上开诚布公，史密斯认为患者会更信任他们，满意度也更高。

这个朴素的想法不仅帮史密斯招揽到持续增加的业务，还为他节约了数百万美元的开支。一般情况下，这笔钱是用来同保险公司周旋的。作为一项原则以及服务社区使命的一部分，中心专门预留了用于免费关怀的资源。在自费为员工支付医疗费的雇主圈子里，史密斯的外科中心大受欢迎，因为他们得以免受价格欺诈之害。

不难想象，他的外科中心在俄克拉荷马城树了敌。史密斯的价格透明模式让一些人感受到威胁，他们尤其惧怕该模式形成气候。它可能迫使激烈竞争的医学中心争相公开价格，进而在真正的竞争市场一较高下。不少与会者说，他们因为公开自己的定价，长期受到本地区保险公司和医院的倾轧。保险公司喜欢把秘密折扣和服务网络掌握在自己手中。[15]一些雇主实际上是通过保险公司大批量采购医院服务的，保险公司兜售给他们的正是那些秘密折扣。反过来，医院依赖保险公司为它们带来稳定的业务来源。利益相关者的自我保护太过激烈，逼得加州立法者通过了一部法律，以防保险公司对披露定价的医院实施报复。

每次在医学会议上发言，我都会拿出从史密斯身上学来的东西，分享给其他医生和医院管理者。听众中时常有人询问一个很关键的问题：价格透明对医疗机构的业务有好处吗？

在美国，抛弃老一套经营模式——手术后报给患者一个"惊吓价"——转而推行完全透明定价的医疗机构为数不多，我要求我的团队对它们做些研究。主持研究的是安巴尔·梅赫塔（Ambar Mehta）博士，这位勤学好问的霍普金斯医学生，如今已成为纽约哥伦比亚大学医学中心的一名外科住院医师了。他的发现激动人心。在推行完全透明定价的医疗机构，就医人数增加了50%，营业收入增加了30%，患者满意度也提高了。[16]加价与折扣的游戏令人厌倦，遭人唾弃。

讽刺的是，对于自费人群在人生艰难时刻的真实支出，联邦政府早已要求强制披露。但是，这项规则不是给卫生保健定的——它适用于殡仪馆。联邦贸易委员会（The Federal Trade Commission）于1984年制定的《殡葬条例》（The Funeral Rule）要求，[17]殡葬服务提供者要在消费者购买任何服务之前，披露价格明细信息。其秉持的基本原则是，陷入悲痛的消费者理应获取诚实的定价信息。这项规定不该只适用于逝者，还应该适用于生者。

作为一名外科医生，我可以结合亲身经历告诉你，患者和他们的家人在求医问药时同样艰难，无论如何都不该乘人之危。可是，美国卫生保健太过疯狂，只要你还有一口气在，你就会被这场游戏轻易地占去便宜。令人哭笑不得的是，等你断气了，反而能得到联邦法律的保护。

第三章　卡尔斯巴德

一个风光明丽的下午，我们在西得克萨斯登上一架单螺旋桨飞机。太阳炙烤着停机坪，小飞机的机翼闪闪发光。年轻的飞行员嘱咐我们扣好安全带，不一会儿，这架八座飞行器就在摇摇晃晃中起飞了。我们花两小时飞越沙漠，在新墨西哥州卡尔斯巴德一处小小的简易机场落了地。抵达后，没人核验我们的证件。联邦运输安全管理局似乎早就把这座偏远的小镇遗忘到九霄云外了。

2.5万名居民生活于此，镇上没有网约车，它那座袖珍机场也没有租车公司。幸好我提前联系过了。我们下榻的酒店帮不上忙，于是我联络了市政厅。工作人员给了我贝蒂的电话，她是受雇于政府，专门提供顺风车的本地人。建议车费：两美元。我松了口气，有她在，我们就不用诉诸备选方案了：拖着沉重的行李穿越沙漠，徒步前往酒店。与我同行的，还有我的医学生威尔·布鲁恩。

每年都有大批患者遭受医疗体系的伤害或欺诈，光是我听到的就有成千上万。然而在卡尔斯巴德，一位名叫珍妮弗的女士和其他患者的遭遇是我闻所未闻的。珍妮弗有四个年纪尚幼的孩子，其中两人有特殊医疗需求。一路上，我和威尔交谈的对象都是像她这样的患者。

我们飞往卡尔斯巴德之前，珍妮弗就在电话上介绍了自己的情况。她才三周大的女儿生病了，于是她慌忙把孩子送往卡尔斯巴德医学中心，也就是镇上唯一的医院。尽管珍妮弗夫妇都买了医疗保险，但保险免赔额很高，医院那高得离谱的账单更令夫妻俩望洋兴叹。医院没有与她协商或谈判，而是径直起诉了她。赢了官司的医院直接从她丈夫的工资里扣钱，这意味着医院可以不经他允许，就分走他的薪水。

祸不单行，她五岁的女儿患了流感。珍妮弗只好再次前往卡尔斯巴德医学中心，给孩子打针、做雾化。孩子的病情有所好转，然而静脉注射却造成了感染。感染旋即引起败血症，这种病会顺着血流蔓延至多个脏器，可能危及生命。

珍妮弗告诉我，儿科医生在她女儿的病历上记载，这次感染是医院造成的。尽管如此，这个家庭还是没能躲过天价账单。医疗费里有2400美元不在保险保障范围内，珍妮弗和她丈夫难以承受。医院延续了医疗机构面对这类情况的惯用做法，又一次没有与他们协商结账事宜。相反，医院故技重施，又把他们起诉了。接着，珍妮弗的丈夫再次被扣划了工资。

动身前，我在电话里询问珍妮弗，她是否知道其他遭到医院起诉并扣划工资的人。"很多。"她回答道。

从网上检索到的法庭记录看，珍妮弗显然不是卡尔斯巴德医学中心唯一的被告。成百上千乃至成千上万个案件，就堂而皇之地出现在当地的司法卷宗上。我把珍妮弗的故事和法庭记录的情况原原本本地讲给威尔，我们既好奇又忧心忡忡，决定去卡尔斯巴德一探究竟。

飞机着陆后，飞行员帮我们打开舱门，又亲自从货舱取出我们的背包。我们径直离开跑道，步行来到停车场，贝蒂在那儿等候我们，脸上洋溢着灿烂的笑容。

"你们就是马蒂和威尔吧！"她的友善让我回忆起最近一次造访明尼苏达的愉快经历。一路上，我们三人饶有趣味地聊起了卡尔斯巴德。她把沃尔玛和市政厅指给我们看，我们发现一排美式风格浓郁的民居和店面。这座小镇让我想起我那宾夕法尼亚乡下的故土。

"你们两个帅小伙来这儿做什么？要去参观岩洞吗？"贝蒂问道。她说的"岩洞"，指的是大名鼎鼎的卡尔斯巴德洞窟国家公园*。

"其实，我们来这儿是想了解卡尔斯巴德医学中心的医疗账单。"我告诉她。

贝蒂沉默了，她高昂的兴致一下子烟消云散。我问她，关于这个话题她知道些什么。

她讲了自己处理医院高额账单和诉讼威胁的故事。作为一名公职人员，她拥有不错的保险保障，可她也面临过类似窘境。她说，市政厅鼓励员工开一个多小时的车到罗斯威尔，也

---

* 位于美国新墨西哥州，是迄今发现的最深的洞穴群，其面积广阔，矿物种类丰富、色彩斑斓，颇具科研和观赏价值。

就是下一个镇上就医，就为避开卡尔斯巴德医学中心。

送我们抵达酒店之前，她滔滔不绝地说了20分钟。我伸手在口袋里摸索着，准备支付我们的车费——两个人，一共是4美元。我拿出一张面值20美元的钞票，告诉她不用找了。她收下钱，向我们连连道谢。

我们在酒店办入住时，前台人员也问我们是不是来洞窟游玩的。

"不是，我们来这儿是为了研究医院的收费行为。"我说。

前台接待员愣住了。她示意我们来到接待台一角，小声讲述了自家的事情。每隔几分钟她都要停下来，再三要我们保证不把她的名字说出去。我们答应为她保密。

接待员的女儿——就叫她蒂娜吧——在卡尔斯巴德医学中心做保洁。有一天蒂娜过敏了，她到医院注射了类固醇，接受了雾化治疗，同时还输了液。蒂娜不过在医院停留了短短几小时，就收到了数千美元的账单。根据她对账单的描述，一模一样的治疗项目，她被收取的费用听起来相当于约翰斯·霍普金斯收费的两倍。蒂娜是位单身母亲，做着一份仅够到最低工资标准的工作。她有医疗保险，但账单没达到免赔额，却又远远超出她的经济能力。她被起诉了——被她工作的医院起诉了！医院胜诉并扣划了她的工资，为了清偿债务，她的时薪从大约7.5美元下降到5美元。酒店接待员告诉我们，她得照看蒂娜的孩子们，只有这样，蒂娜才有时间去做售货员，那是她的第二份工作。后来，她又找到一份做服务生的兼职。蒂娜最终从医院离职了，她换工作以后，医院又转而扣划她做服务生时的薪水。

医院既是蒂娜的雇主，又是蒂娜的债主，这重关系唤醒了我对家乡往事的记忆。我的家乡位于美国东北部产煤区，19世纪，煤炭就是一切，然而赚得盆满钵满的煤炭公司还要向矿工收铁锹钱。为了偿还买铁锹的费用，一名矿工可能得劳作好几个月。万一用坏了，矿工还要照原价多买一把新铁锹。矿工的一日三餐，只能靠煤炭公司开在矿区附近的商店解决。由于偏远的矿区没有竞争，这些商店以漫天要价闻名。经过几个月的高强度劳动，矿工很可能没有赚到钱。由于在这里工作，他们还**倒欠**公司的钱。

根据凯泽家族基金会（Kaiser Family Foundation）的研究，美国人普遍遭遇过与蒂娜相似的困境。研究发现，受医疗账单所累，70％的美国人被迫在食物、服饰或其他基础需求上削减开支。[1]研究同时发现，为支付医疗账单，58％的美国人做过兼职或加过班，还有41％曾向亲友借钱。韦斯特健康研究院（West Health Institute）和芝加哥大学联合开展的一项全国调研显示，受访者对重病医疗成本的担心，更甚于对疾病本身的担心，这简直糟糕透了。[2]

我和威尔在卡尔斯巴德才度过了两小时，就有两个人与我们分享惨遭医院追债的惊悚故事，而且她们都不是我们刻意找来的。我们到酒店房间卸下背包，简单休整之后，请贝蒂载我们去了法院。

在法院

大部分法院都不怎么热情好客，这里也不例外。因为没有解下腰带，我们挨了安保人员好一通呵斥。接下来，我们面对的是一排令人生畏的银行柜台式窗口，其中一个柜台后面坐着一位女士。还没开口讲话，她就摆出一副不耐烦的样子。隔着厚厚一层玻璃，我们很难听清她说了什么。我奋力对着玻璃上小小的透气孔，拉高嗓门、放慢语速，告诉她我们想查阅医院起诉患者的法庭记录。她对这个诉求的困惑不解很快变成了不满，于是她终于按下按钮，声音透过扩音器传了出来。

"再说一遍，你们来这儿做什么来着？你们是承办案件的律师吗？"她看我们的眼神严厉起来。

我们做了自我介绍，解释说此行是为了研究卡尔斯巴德中心医院起诉患者的行为。一瞬间拨云见日，她兴奋地让我们从邻近的门进来，亲切地与我们握手。敌对的气氛烟消云散了。

"先生们，见到你们真是太高兴了。所以，你们来这儿是要帮助被卡尔斯巴德医院起诉的人？"

我们告诉她正是如此，然后客客气气地表示，我们迫切想要知道，这家医院与自己的患者对簿公堂并扣划他们工资的行为多久会上演一次。说这话的时候，我注意到一些坐在办公桌前的工作人员正在偷听。

让我们进来的那位女士点了点头，还有一位办事员喃喃说道："太好了，谢谢你们。"与这位办事员同处一间办公室的五位女士，也一个接一个地来与我们交流。

"卡尔斯巴德医学中心一家，差不多就占了我们法院案件量的95%。"负责民事案件的办事员说道。

"他们不放过任何人：老人、残疾人、穷人，有保险的和没有保险的，紧接着就扣划他们的工资，"另一位工作人员——一个慈眉善目的中年妇女——走过来加入谈话，她补充道，"他们甚至扣划过一位老人的401（k）*退休金分红。"

"他们起诉过我的亲戚，划走了她的薪水。"又一名法院职员说。

一位法官的秘书来了。她家有个亲戚仅仅因去了一趟医院，甚至没有踏进候诊室，不等接受任何治疗就走了，结果照样成为被告。

在安全门里喊我们进来的那位女士添上了另一则故事。"我们刚刚接待过一个坐着轮椅的老人，车祸夺去他一条腿。保险公司给医院付了大约30万美元，可医院还要向老人再收30万美元，后来就起诉了他。"

关于卡尔斯巴德医学中心，这里的每一个工作人员几乎都有财务方面的恐怖故事可讲。不仅如此，他们也都能讲出左邻右舍被起诉并扣划工资的例子。

----

* 美国《国内税收法》第401（k）条规定的面向私营企业员工的退休金计划。参与该计划的员工每月向退休金账户缴费，企业也按比例缴纳一定金额。员工可自行选择资金的投资计划，退休时可以支取该资金。

　　我和威尔对法庭记录进行了仔细爬梳，找出的扣划案件数以千计，医院基本上未尝一败。我们估计了一下，在这个镇上，每5个人就有1人曾被本地医院起诉并划走薪水。卡尔斯巴德的公民，正沦为医院掠夺性收费的人质。

　　我查验了一份医疗账单复印件，它来自一个与卡尔斯巴德医学中心相关的案件。然而，账单上所有的明细都被涂黑了，定价和实际收费——往往被哄抬过——都有涂改。

　　"法官看到的就是那个吗？"我问办事员，"法官能不能看到此处被涂黑的明细条目？"

　　"看不到，法官看到的就是这份账单。"

　　"好吧，那法官怎么能认定这些定价是不是合理呢？"

　　办事员无可奈何地耸了耸肩。"当医院诉称有一张账单未获清偿，它不必再多做解释。法官只能准许扣划，几乎别无选择。"

　　我们在卡尔斯巴德遇到的每一个人，似乎都有着与我们所见的这些法庭记录一致的亲身经历——要么一分不少地付账，要么坐上被告席，等着工资被划走。

　　浏览数千个案例和司法档案里长长的名单是很轻巧，但我们容易忘记，这些都是实实在在的人，他们的生活正在掠夺性账单的重压下分崩离析。我和威尔查找到几名卷入此类案件的当地人，并走访了他们。

汉娜

汉娜在一所中学教书，我们从酒店步行一小会儿就能来到她的学校。她是个地质专家，再通过两门课就能拿到博士学位。为了石油公司的工作，她搬家到卡尔斯巴德。油价下跌时，她丢掉了工作，随后在新墨西哥大学附属高中拿起了教鞭。放学铃响起，学生们一哄而散，工作一天的汉娜在教室里接待了我们。我和威尔走进教室，31岁的汉娜拉出几把小椅子，亲切地和我们围坐在一张桌前。

讲述自己遭到卡尔斯巴德医学中心多次起诉，工资被划、积蓄归零、信用评分腰斩的经历时，汉娜明媚的微笑消失了。她有两个宝宝要照顾，两年来所有的闲暇都耗在应付医院的事上面。

这一切的开端，是她注意到自己右腿上长了个有弹性的小疱疹，就在膝盖下方，很像血凝块。她在自己腿上指出了疱疹的位置，又向我描述了这里的感觉。我以前见过这些浅表小肿块，知道只要腿没有肿起来，就不需要做什么正式的检查。我的处理方式是建议患者穿压力长袜，或许再开些布洛芬。这些汉娜也知道，因为她此前遇到过这个问题，后来肿块自己消失了。但这一次她怀着孕，她担心肿块发生位移，对胎儿造成危险。我知道它并不危险，但我理解一位准妈妈想要万无一失的心情。

　　卡尔斯巴德医学中心的医生为她做了超声检查，尽管对于膝盖以下的浅表血凝块，此举在医学上并无必要。仅超声一项的收费就高达1200美元（约翰斯·霍普金斯的收费是300美元）。医院还做了其他收费虚高的检查，没过多久就将她告上法庭，要求她全额付款。令她倍感尴尬的是，警察来到学校向她通告了这个消息。她给卡尔斯巴德医学中心打过十次电话，希望解决账务问题，却没能如愿。

　　"我一直都拥有完备的保险，而且很注意留存各种凭证。"汉娜说。可她每一次收到账单，都会迷失在医院账务部门、催收机构和保险公司相互指责的陷阱之中。她有很多问题，可她连最起码的答案都得不到：能给我一份明细账单吗？哪些部分由保险支付？哪些又该由我来付？三方大战的迷雾之下，催债人和医院聘请的律所用一句话就把她打发了："我们无法回答你的问题，你只管付钱就行。"

　　汉娜保存了自己多次要求查阅明细账单的记录，她给我们看的文件装了好几个文件夹。战争迷雾对各方都有利，除了汉娜。她发现，卡尔斯巴德医学中心从未真正将账单提交给她的保险公司。开庭那天，汉娜向法官呈送了一份书面材料，详细说明了情况，于是她的账单被免除了。为医院代理此案的律所远在密苏里，由于此案被认定为小额诉讼，律所连派人出庭都省了。

　　还有一次汉娜得了尿路感染，周末到医院开了抗生素，后来又被告了。只有去医院，她才能得到处方。鉴于她只是开处方，没有接受治疗，所以我估计这次急诊的开销约是400美元。然而，医院的收费是这个数字的5倍，而且很快就起诉了汉娜，要求她全额付款。

"我一向都能按时付账，可我实在弄不明白这张账单，"她解释道，"为了处理雪片一样飞来的账单，我打了几十通电话。他们每次都把电话转接给其他人，通话要么中断，要么就是超过半小时的等待。没人愿意帮我，孩子们一睡觉，我就去打电话。那段经历太可怕了。"

汉娜最后一次与卡尔斯巴德医学中心的账务部门打交道，是在她怀孕期间。有几次，她感到恶心和腹痛，于是在产科医生的嘱咐下去医院做检查。怀孕20周的她步行来到卡尔斯巴德医学中心，医生对胎儿做了超声检查并查看了她的宫颈，护士又给她输了几小时的液。

医院的巨额账单给了她当头一棒。我仔细核对过那张账单，觉得其中必有猫腻。同样的症状五周后又出现了，汉娜驱车一个多小时，穿越沙漠前往罗斯威尔的医院。她在那儿得到的检查和治疗与五周前一模一样，费用却仅仅是之前的1/15，这张账单她当场就能支付。而在卡尔斯巴德，她不得不制订了一个还款计划：每月付25美元，连付多年。

同样的治疗，一家医院的收费怎么会是另一家的15倍之多？我也驾车去了罗斯威尔医院，想看看这家医院有什么与众不同之处，罗斯威尔这座小镇与卡尔斯巴德相比又有什么不同。事实证明，它们并没有多大区别。只不过，罗斯威尔医院没有把收费哄抬到原价的15倍，也不曾采取法律行动把患者搜干刮净。我核实过罗斯威尔医院是否曾起诉患者、扣划他们的工资，答案是没有。两座城镇，两家医院——一家把自己的患者推向满目疮痍的生活，另一家对医学的使命满怀忠诚。

把汉娜一家的生活弄得千疮百孔的医院，就位于她本人生活的小镇。她向我讲述了这段经历，讲述了医院是怎样使她的信用评分从700分跌到400分，又是怎样把她承认自己有过错的内容记入司法记录的——这可是一份一直伴随个人的公共记录。购买住房几乎成为泡影，由于信用评分太低，她的信用卡也一度被停用。她遭遇医院如此勒索，可她既没有待支付的肝移植账单，也不曾在重症监护病房躺一个月，或是得过其他疑难杂症。恰恰相反，她都是为一些不起眼的小事寻求医疗帮助——一次是血凝块，一次是孕期恐慌，还有一次是尿路感染——没有一种情况需要住院。

那天，汉娜在空教室里哭了。她说："我宁愿死在开车去罗斯威尔的路上，也不去卡尔斯巴德医学中心。"

租赁中心

我们的下一场会面被安排在镇上的租赁中心，你可以从这类店铺租到各种物件，从沙发到电视机应有尽有。一路上，我们路过的廉价商店足有七家，其中包括达乐（Dollar General）、美元树（Dollar Tree）和家庭美元百货（Family Dollar）等品牌，每一家都不小。这里远离拉古纳海滩或曼哈顿的喧嚣，没有一边享用珍馐一边谈论卫生保健的专家。

卢兹·塔特姆（Luz Tatum）是租赁中心的店员，她建议我们趁午餐后短暂的休息时间在她上班的地方见面。走进商店，我们看到店铺后方有个推着手推车的女人。

"你好，我叫马蒂，这位是威尔。请问你是卢兹吗？"

"她吃午饭去了，几分钟后就回来。有什么可以帮你们的吗？"

"没关系，我们稍等等她吧。"

"等一等，"她说，"你们是来和她聊医疗账单的吧？"

我们做出了肯定的答复。这位缠着护腰的年轻女士要求匿名之后，一口气讲了四个卡尔斯巴德医学中心起诉患者的故事，被诉的有她自己（她是一位单身母亲），也有她的亲人。按我的认知，这家医院的定价水分极大。我和威尔偶尔相互瞥一眼对方，看来我们不谋而合——这事简直令人难以置信。与我们在镇上交谈过的每一个人，几乎都领教过医院的账单恐吓行动。

威尔在俄克拉荷马乡下长大，他说卡尔斯巴德勾起了自己的乡情。我们枯坐着等待卢兹的时候，威尔奋力调和着理想与见闻之间的矛盾。"我以为，医院应当为患者和伤者提供庇护，这就是我投身医学的原因，"他说，"可是，这里的医院在蓄意亵渎生命。"

卢兹回来了，她邀请我们坐在展厅里一张待出租的皮沙发上。卢兹是拉丁裔美国人，今年40多岁了。往返穿梭之间，她能从容不迫地在这间巨大的展厅里应对一切。我们落座以后，她开始了自己的讲述。她有一种被称为慢性恶心*的毛病，有时候需要输液、开止吐药。卢兹第一次去卡尔斯巴德医学中心看病是在2017年，她仅仅接受了几小时的治疗，医院就要收3000美元。

卢兹一周的薪水只有500美元，而且她的保险计划的免赔额很高。她联系过医院账务部门，结果对方告知她必须亲自来医院商谈还款计划。当她终于向公司请下一天假，医院已经为这3000美元将她告上法庭了，地方治安部门向她送达了文书。

又一次需要治疗的时候，卢兹直接开车去了另一个镇上的医院。同样的治疗，那家医院只收了600美元。反观卡尔斯巴德医学中心，不但向她超额收费，还因为她无力支付而起诉了她。

这些天价医疗账单制造了难以估量的苦难。卢兹是个单身妈妈，自己带着一个五岁的儿子，修理她那辆1995年款水星美洲狮汽车也需要钱。她的收入没比最低工资标准高多少，又被卡尔斯巴德医学中心扣去50%。汽车机修工开价800美元，可卢兹没有这么多钱。她花了六周才筹到这些钱，车辆在此期间被机修工扣着，她只好步行上班。

"对于一名单身母亲来说，这很不容易。"她一边说，一边向我展示她儿子的照片。孩子很可爱，让我想起我的外甥，他们差不多同岁。然而坐在租赁中心的沙发上，我能意识到我的

---

* 没有器质、代谢或生化异常可以解释病因的成人复发性恶心，多表现为恶心或干呕。

生活与她有着天壤之别。我最近修车花了1100美元，眼睛都没眨就付了。坦率地说，如果我从医院收到3000美元的账单，我可能会付钱了事，而不是去抗争。这张账单不会影响我的生活质量，但是对于卢兹来说，它是毁灭性的。

两个美国同时存在——一个是我居住的美国，另一个是我正在观察的美国。研究显示，每10个美国人当中，就有6人的积蓄不足1000美元，[3]其中又有一半人没有任何存款。[4]我站在租赁中心的展厅里，对我生命中拥有的种种机遇充满了感激。同时我也被提了个醒，我们卫生政策圈整天挂在嘴边的医疗保险免赔额，在富人和高居庙堂之上的决策者看来或许无关紧要，然而很多美国人都在它的重压之下喘息不得。

听了卢兹的故事，我希望做些什么。我联系了科里·库克（Cori Cook），她是一位专门承办医疗收费纠纷的律师，我们在其他项目中合作过。我问科里，如果一个劳动者仅领取最低工资，医院从该劳动者的工资中扣划多少钱是合法的。她表示各州规定不同，不过新墨西哥州规定最高是25%。[5]卢兹告诉我，她升为销售经理后，周薪也涨到大约600美元，扣划之后还剩350美元。还有人告诉我，他们工资的70%都被拿走了。科里说，扣划者能轻而易举地违反法律。我们的发现让她久久不能平静，于是她决定为我们此行遇到的人们无偿提供法律援助。

遭到起诉和扣划后没多久，卢兹从医院收到一张68美元的意外账单。对此她完全摸不着头脑，尤其是她的工资才刚被扣划不久。然而账单上说，倘若她不在十日内付清，这笔钱将涨到389美元。在我看来，这是不折不扣的恐吓。什么行业的账单竟有每天20％的利率？患者向医生寻求帮助，反手就遭到医院起诉，工资被扣划、信用记录被毁，镇上的警察甚至到患者家里送达诉讼文书，这幅景象就是医学孜孜以求的吗？我在卡尔斯巴德遇到的人们既不是罪犯，也不是法外狂徒，他们是努力工作、拥有医疗保险的美国公民。他们由于身体抱恙而去看医生，获得了治疗，几小时后就回家了。问题在于他们居住的小镇上，有一家医院将希波克拉底"不伤害"的誓言忘得一干二净。

警察与教师

卫生保健体系就是这样对待患者的，我们的亲眼所见发人深省。在卡尔斯巴德，似乎没人能幸免于医院的掠夺行径。接下来要讲的这对夫妇，丈夫还是一名警察，妻子是小学五年级的教师。

在迈克·肖特（Mike Shott）警官和他妻子梅根的客厅里，我和威尔静静坐着，听他们讲述自己的经历。两个大一点的孩子翻箱倒柜寻找玩具，两岁的老幺还在蹒跚学步。2016年10月，钻心的疼痛从迈克的身体一侧传来，他担心这是阑尾炎，就去卡尔斯巴德医学中心看了急诊。医生给他做了CT检查，是否有必要立即做CT本来就有待商榷，医技人员做检查时还没有注射造影剂，这样一来就不可能看清楚阑尾。他们只好重新做了一次，这次注射了造影剂。

尽管这是院方的失误，但卡尔斯巴德医学中心还是向他收了两次CT检查的钱，而且他的疼痛更严重了。在约翰斯·霍普金斯，做一次CT检查的收费是487美元，而迈克的一次检查要价1.3万美元。扫描结果显示，迈克没有得阑尾炎，医生说疼痛的罪魁祸首可能是他沉重的警用腰带。医院起诉迈克时，他和梅根连账单都没来得及理清楚。诉讼给迈克带来一个史无前例的难题：作为一名警察，他与审理此案的法官抬头不见低头见。担心这场官司可能毁掉迈克的职业声誉，夫妻俩穷尽积蓄，支付了医院的账单。

迈克不是唯一一个任凭医院摆布的警察。据他讲，遇上这种事的同事至少有三个，而且他们都拥有政府买的保险。

迈克和梅根按时结清了账单。他们的家使我回忆起自己小时候住过的房子。夫妻俩的年收入超过10万美元，然而梅根生下他们最小的孩子之后，他们在卡尔斯巴德医学中心带来的困境中越陷越深。我一边听他们讲故事的后半段一边想，**这简直离谱到家了**。

生老三那年，梅根的医疗费已经超出免赔额，她在保单年度结束前就生下了孩子。可是，医院很晚才提交账单，所以它没有被计入免赔额达标的年度内。保险公司要求梅根自己承担全部费用。

为了纠正这个明摆着的低级错误，梅根给医院和保险公司打了几十通电话，却一直被踢来踢去。"这没得商量。"一位账务代表告诉她。接着，卡尔斯巴德医学中心出面起诉了她。故事讲到这儿，我差不多料到医院会这样做了，虽然这并非大多数医院对待自己患者的方式。催债人告诉梅根，她无须出庭。不过作为一个警嫂，她知道如果自己不出庭，法官将因她的缺席做出有利于原告的判决。梅根估计，她一共在账单纠纷上花了100小时，其间她还要照顾年幼的孩子，同时做好教师工作。他们结清了医疗费，逃脱了工资扣划，然而为了维持周转，他们不得不刷爆自己的信用卡。

这次卡尔斯巴德之旅，我们访谈了七位被扣划过工资的患者。他们个个工作努力，而且都有保险。有几个人不大了解司法系统，发现工资被扣之前，他们甚至不知道自己被起诉了。我与那家医院的几名医生聊过，他们压根不知道自己的患者被告这回事。得知我此行了解到的掠夺性收费行为，他们表达了对这种事的憎恶。我意识到，想要做出改变，就需要医生和大众一齐发声，呼吁本地医院不再起诉低收入患者，停止扣划他们的薪水。倘若还有卫生保健专家声称，美国不会有人需要照价支付超额医疗账单，你可以让他们去一趟新墨西哥州的卡尔斯巴德，让他们和卢兹、梅根与迈克夫妇、珍妮弗、汉娜，以及无数我未能谋面的其他人谈谈。

法官

我很好奇，卡尔斯巴德法院的法官们怎么看待这个问题。他们的卷宗上满是卡尔斯巴德医学中心起诉患者的案件，想必他们对这个苗头有所察觉。我在当地调研期间联系过法官，返回后的头几周里也打过电话。我尝试通过中间人与法官取得联系，但杳无回音。于是我给一个法官留了语音信息，告诉她我是约翰斯·霍普金斯大学的一名研究人员，想对医院起诉患者的行为作些了解。第二天，我接到莉萨·赖利（Lisa Riley）法官的回电。"你来自约翰斯·霍普金斯？你是怎么发现卡尔斯巴德的事的？"她疑惑地问道。

我介绍了我们凭借调查一步步走到现在的经过，告诉她我们在卡尔斯巴德与很多被起诉过的人交谈过，他们都是好人。我问她，医院对患者提起诉讼的案子占了当地法院民事案件的95%，这是不是真的。

"确实，那是很大一块工作，"赖利法官讲话很温和，她似乎十分欣赏我对诉讼泛滥的关注，"我主要承办刑事案件，不过，医院的诉讼的确给我们有限的司法资源造成了负担。"

"你们法院有工作人员说，他们的家人以及他们自己也被告过，"我说，"这事您了解吗？"

是的，她了解。就在这时，法官说了一句让我无比震惊的话，尽管这话我从卡尔斯巴德的其他居民那儿听到过多次："我和我丈夫都被那家医院起诉过。"

我差点摔了电话。"您是法官啊！您也被医院起诉了，而且就在自己任职的法院？"

"没错，我丈夫也是，我们分别因为不同的医疗账单被起诉过。我一直都觉得，医院把患者统统送上法庭这事，在我们镇上不是什么秘密。"

很明显，卡尔斯巴德医学中心的策略是先开枪后瞄准。我与赖利法官谈了一个半小时，听她讲述遭到医院起诉的患者是多么的无助。审理过程中，法官可以看到一份医院提供的诊疗说明，但细目都被删去了。他们只能看到患者拖欠的总金额，也就是所谓的"坏账"。这是一张可能存在争议的超额账单，称之为坏账并不公平。隐去细目也让价格欺诈变得更加难以被发现。赖利法官说，尽管她和同事们觉得，急诊室里一项快速检查的收费应更接近500美元而非5000美元，可医院加价幅度如此之大仍是她始料未及的。

我给法官讲了我们采访到的患者故事。对于我们团队在这一问题上的兴趣，她似乎十分钦佩。可是，我不知道自己还能做些什么。作为一名医生，我出离愤怒。我回想起与医院高管们的对话，我曾质疑他们把账单哄抬到不可忍受的高价。他们告诉我："马蒂，没人真按那样的高价付账。"他们还声称，保险公司得到了不错的折扣。然而深入一线以后，我发现许多人为医院的高额收费付出了沉重的代价。

在卡尔斯巴德的最后一天，我去了当地著名的Yellow Brix餐厅吃晚饭。我和威尔接待了一位名叫米斯蒂的护士和她的丈夫，听她回顾自己遭遇账单轰炸和医院起诉的经过。从余光里发现一个人之后，她突然停止了讲述。刚刚走进餐厅的人，是卡尔斯巴德医学中心的外科主任。她低声说，那人是个好医生，深受社区爱戴。正好，他还是医院董事会的一员。医院董事会由临床医生和社区领袖组成，负责监督医疗机构的财务状况和工作质量。

我想知道他如何看待这些因自家医院而起的官司，于是我问米斯蒂是否方便把我引荐给他。"我看行。"她说。

穆鲁甘·阿蒂加曼（Murugan Athigaman）来博士到我们桌前。我作了自我介绍，并提及我从一位患者那儿听到过有关他的赞美之词。他微笑着，感谢了我的恭维。我告诉他，我也是一名外科医生。他问我在哪儿执业，我回答说约翰斯·霍普金斯。他很好奇，问我来镇上做什么。我解释道，我正在研究医院的收费，听说卡尔斯巴德医学中心起诉过不少无力付账的患者。当我问他知不知道医院打官司的事，他显得很吃惊，回答说"不知道"。我告诉他，我在法院找到的案件多得数不清，请他务必让医院别再这样做了。

我联系了卡尔斯巴德医学中心，询问他们向患者发起数千件诉讼的事。他们回复的电子邮件表示，在付款安排上，他们与患者有着密切合作，但"可能对疑似有能力支付医疗费用的患者发起催偿，这将始终是最后的手段，多次尝试其他解决办法未果后方才实施，且所有个案都将得到单独评估"。这是典型的商业辞令，与我的亲眼所见全然是两码事。我还曾多次联系这家医院的母公司——社区卫生系统（Community Health Systems），我想和他们谈谈这些诉讼，恳请他们善待自己的患者。但是，我的请求没有得到回应。

我的团队在新墨西哥的发现，促使我发起了一项针对掠夺性收费和工资扣划的全国性研究，我想知道这些行为有多普遍。在医生眼里，一些神圣的信条让医院成为患者的避风港，然而它们被卡尔斯巴德医学中心悉数违背。可是，在一小时车程外的罗斯威尔，情况就不是这样。看来，罗斯威尔医院代表着医学诚实而公正的一面。那么，还有其他像卡尔斯巴德医学中心这样的医院吗？我把这个问题交给了霍普金斯的团队。在医院诉讼的研究上，我们动用了探索癌症奥秘的科学研究方法。研究发现令人吃惊，我们的担忧也得到了证实：卡尔斯巴德医学中心并不孤单。

第四章　两个美国

从新墨西哥州回来后，我在办公室召集研究团队开了一次专题会议。团队成员都是些24—35岁的年轻人，他们来自全国各地，各有所长。他们的专业覆盖了医学的许多细分领域，不过对于卫生保健成本、公共卫生和弱势群体，他们有着共同的科研热情。他们十个人围坐在会议桌旁，听我和威尔讲我们在卡尔斯巴德遇到的人们，讲他们的戏剧性遭遇。我们展示了汉娜在教室里哭泣的照片，医疗账单和诉讼带给她的负担太过沉重；我们展示了珍妮弗居住的小房子，前院里的煤渣随意散落着。海蒂·奥弗顿（Heidi Overton）正跟着我攻读外科学博士，她听了这些故事后格外感伤。她就来自新墨西哥州，而且在卡尔斯巴德生活过。我和威尔接着说下去，谈到我们在卡尔斯巴德接触过的人，讲述他们被家乡医院的掠夺性收费和咄咄逼人的律师不断骚扰的经过。

这一切让我的团队难以相信，有几个人接连抛出问题，想得知更多细节。过去，我要求团队处理过很多复杂问题，但我不记得有什么事比这次更让他们光火。

关于这项研究，我提出了我眼中的基本问题："像卡尔斯巴德医学中心这样的医院在美国有多少家？像罗斯威尔那样的呢？"究其本质，就是美国有多少家医院会起诉患者、扣划他们的工资，有多少家不会这样做。回程的飞机上，这个问题不停地在我脑海中回响。

为了确定当前问题的严重性，团队的博士们拿出了一系列研究方案，有些"千禧一代"还谈到行动主义。在海蒂看来，这事就像发生在自己身上，她甚至打算完成外科住院轮转和博士学业之后搬回新墨西哥。她不敢相信这种事正在自己的家乡上演，她告诉团队，自己会尽一切努力，阻止勤劳善良的美国人陷入这些官司。她神情肃穆地说："我学医是为了帮助别人，而不是让财务负担毁掉他们的生活。"

我们的工作，从找出卡尔斯巴德医学中心的老板开始。它背后是否还存在一个更大的医院集团，正在其他地方起诉患者？没错，卡尔斯巴德医学中心的所有者是社区卫生系统。这家企业的网站显示，它在20个州拥有119家医院。我们查阅了在线法庭记录，这样就能看出系统内的其他医院是不是在以同样高涨的热情起诉患者。我们从密苏里州着手，那儿有三家医疗机构属于该连锁。果不其然，在数百起针对个人的诉讼中，它们都是原告，而且这些案件似乎都与它们的诊疗有关系。

我们拓展搜索范围，扩大到社区卫生系统在20个州经营的连锁医院。在线法庭记录显示，这家公司的下属医院在多个州发起了成千上万件针对患者的诉讼。

这些诉讼往往由州法院受理，而州初审法院是按县划分的，这给此类研究的开展带来了困难。幸运的是，整个弗吉尼亚州的法院数据在网上就能看到。这意味着法院数据经过整合，检索起来也就更为便利。我们能回溯到多年以前，并逐年找出每一件民事诉讼。

有些待研究的问题是明摆着的：起诉患者的医院有多少家？它们提起了多少诉讼？然而我们也想了解这些医院的特征。它们都是像社区卫生系统那样的营利性医院吗？还是说，非营利性医院照样起诉患者、扣划工资？

我们的分析结果值得警惕。在运用诉讼策略的医院榜单上，弗雷德里克斯堡的玛丽·华盛顿医院高居榜首，从我家往南一小时就能到那儿。法庭记录显示，仅2017年，遭到该院起诉的患者就超过4300人，工资被扣划的有1756人。[1]有的案件中，法院要求患者提供自己在银行的个人信息——汇款路径号码和账号——这样一来，医院就能直接从支票账户或储蓄账户把钱划走。有时候，医院每天要立项十几个案子。我简直不敢相信！原来我自家后院就有一座卡尔斯巴德医学中心。我想去弗雷德里克斯堡进一步了解情况，威尔、海蒂和蒂娜坚持要与我同去。

驱车前往弗雷德里克斯堡的路上，你很容易理解这座城市为什么以"永恒"为宣传语。殖民地时代的宅邸在路边整齐排列，超过350幢18、19世纪的建筑坐落于此，让历史悠久的市中心在那个美好的夏季早晨容光焕发。小小的法院距离乔治·华盛顿孩提时代居住的渡轮农场不过几英里之遥。走进翻修一新的法院大楼，我们注意到法庭外的一台平板电视正滚动播放着100多个人名，那些是当天被医院起诉的人。我们走进法庭，看到大约50人不安地坐着，等候法官传唤。一个衣衫褴褛的拉丁裔男子站在被告席上，他被唤作奥尔蒂斯先生。

一名法官正在用冷冷的声音逼问他："你有没有拖欠这家医院的钱？"法官一遍遍重复着这个问题，每问一次，奥尔蒂斯先生就结结巴巴地解释一遍自己的处境。他每解释一遍，就会被法官以同样的问题训斥得灰头土脸。

最终，奥尔蒂斯先生放弃了解释。他说："不，我没有拖欠这笔钱。"法官决定下个月再组织一次听证，奥尔蒂斯先生走出法庭，明显在颤抖。

我们在法庭外追上了他，他同意告诉我们这件事的来龙去脉。他现年50岁，来自危地马拉，是一名独立园林设计师。他的妻子有残疾，已经坐轮椅20年了，难以维持家里的生计。

四个月前，奥尔蒂斯先生感觉有些晕眩，于是决定去玛丽·华盛顿医院看急诊。医生做了一连串无关痛痒的检查，什么毛病也没找到。但出于对奥尔蒂斯先生病情的担心，他们决定让他住院四天，其间又做了数不清的体检和血液分析。所有检查结果都没什么异样，他终于获准出院，然后又被转诊给一位耳科大夫。奥尔蒂斯先生第二天就去见了大夫，大夫说他只是患了常见的耳部感染，一两周就能好。过了几周，一封玛丽·华盛顿医院的账单飞入奥尔蒂斯先生的信箱，金额是1.4万美元。

几个月来，奥尔蒂斯先生一直在尝试与医院沟通，然而他没有得到任何帮助。正是这张账单，让他不得不在那天早上为自己辩护。我们还见到许多与他情况相似的故事：没有保险的单身母亲被起诉，退伍老兵遭到催收机构骚扰，年迈的寡妇被追讨已故丈夫的医疗账单。

来到法院时，我们是不动感情的学术研究人员，手持调查问卷和笔记本，随时准备收集数据。可是，从法院离开的我们却忧心忡忡，就像刚刚目睹过社会不公的普通人。

我们的研究显示，玛丽·华盛顿医院在过去五年中，一共发起了超过2.42万件针对患者的诉讼，相当于这个城市的每一个居民都被起诉了一遍（弗雷德里克斯堡被大片农田包围，官方人口数据为2.5万人）。该医院在网站上夸耀自家的医疗质量高居第二，我不大确定他们的医疗质量如何，但是要说起诉患者，他们似乎能在弗吉尼亚排第一。

讽刺的是，他们的网站还吹嘘："非营利身份驱使我们成为一家不问支付能力，为一切有需要之人提供救治的机构。"且慢！他们医治你，并且不问你付钱的能力，然而如果你不付钱，他们就把你告得倾家荡产？亏这家医院还顶着华盛顿的姓氏，我不确定乔治·华盛顿或他的母亲玛丽会否感到骄傲。为了求证如此之高的诉讼量，我给他们的首席执行官打了一通电话。之后，医院网站上的表态突然不见了，取而代之的是"由于我们的非营利性质，我们向美国国税局呈报收入与开支"。

注意，大部分起诉患者的医院索要的都不是公允的市场价格。我从美国医院名录数据库检索了玛丽·华盛顿医院的定价数据，他们加价后的账单比老年医保为相同项目支付的价格高出许多倍。

短短几周内，我的研究团队就处理了弗吉尼亚所有的医院诉讼数据。好消息是，2017年没有起诉过患者的医院仍占多数，这一发现重振了我们对美国医院领导者的信心。然而，37%的医院起诉过患者，而且在一年内针对患者打了两万多起官司。

卡尔斯巴德医学中心并不孤单。我们团队选取的每一个案例都代表着一名美国劳动者或一个美国家庭——就像我在新墨西哥遇到的教师、警察和租赁中心雇员。当地医院会不会在他们无力支付超额账单时诉诸法律，这些患者无从得知。医院在放射区域到处张贴标志，警告患者小心X光辐射。我希望这些医院能以同等的级别警告患者当心被诉——"警告：医院可能对你提起诉讼"。

很意外，弗吉尼亚的非营利性医院比为数不多的营利性医院更可能起诉患者。[2] 我和我的团队还进一步搜集了被诉患者的信息。不论生活在这个州的乡村，还是城市或市郊地区，人们在医院面前都一样弱势。我们的研究还分析了遭到扣划的患者都受雇于何处。这份榜单上的第一位是沃尔玛，2017年，它有450名弗吉尼亚雇员被扣划过工资。其他名次靠前的雇主有劳氏家居（Lowe's）、美国邮政（USPS）、珀杜农场（Perdue Farms），还有克洛格（Kroger）和食狮（Food Lion）这两大区域超市连锁品牌。

我联系过一些弗吉尼亚的患者，听来的故事与我们从新墨西哥的全职劳动者那儿采集到的如出一辙。他们都是拥有医疗保险、辛勤劳动的美国人，他们的收入在急剧膨胀的医院账单面前杯水车薪，但是又没有低到享受医疗补助计划的标准。这些人可不是少数，他们的收入在美国劳动者的平均收入范围以内。根据劳工统计局（The Bureau of Labor Statistics）的数据，这意味着他们拥有大约18美元的时薪。[3]我让团队把研究发现告知沃尔玛和其他雇主，它们有必要知道自家员工的薪水正频繁遭受扣划。

一天，我碰巧向一位律师分享了一部分发现，我们是在一个共同朋友的生日派对上认识的。我告诉她，一些医院已经堕落到如此地步，让我气愤不已；但同时，我也为没有这样做的医院感到骄傲。她不理解我的愤怒，争辩道："如果一个人不偿还债务，扣划工资有什么问题？"

我明白，医院有权为他们付出的工作收取报酬，患者有义务为自己接受的诊疗支付费用。但同时，让我们结合几个关键因素，设身处地地想一想。同样的诊疗项目，医院把账单价格哄抬到老年医保价格的2—23倍之多。[4]此外，我们经研究发现，参与恶性加价游戏的医院也具有最强的诉讼倾向。在与我交流过的众多被诉患者当中，没有一个是接受诸如隆胸等整形手术之后拒绝付款的。他们接受的都是面向病人和伤者的基本医疗服务。

而且，很多提起诉讼的医院都是非营利的。它们向国税局宣称自己为社区提供慈善关怀，因而享受着巨额税收优惠。然而在一些案例中，它们没有为患者提供折扣，也没有商讨还款计划，就直接扣动了诉讼的扳机。就算这些医疗机构提供了还款计划，它们的要求也往往是按账单全额支付，这项费用一般已加价3—5倍了。如果账单加过价，我们真能相信五年零息支付超额账单的方案是公平的吗？更何况，这些酿成诉讼的账单对于医院来说微不足道。在很多医院，这些账单还不及总营收的1%。起诉患者的行为似乎与医院的资金需求没有关系。同一年里，倡导者极光健康（Advocate Aurora Health）一边大量起诉患者，一边让高管们的工资翻了一番，涨了1100万美元。

我决定去一趟玛丽·华盛顿医院。我很好奇，在那儿工作的医生是否知道医院的法律团队正在为患者提供后续"治疗"。毕竟，卡尔斯巴德的医生事先就不知道。况且医生为什么会知道这件事呢？医院的临床部门与运营环节的账务部门之间往往存在一堵高墙。

到了玛丽·华盛顿医院，我径直去了餐厅。我打算吃个午饭，趁机和医生聊聊。医院餐厅很难勾起人的食欲，按理说医院该提倡健康食品，然而他们提供的那些索然无味、深度加工、过度烹饪的高碳水食物总是菜单上的保留节目。当然，他们也一直都有吉露果子冻。我吃过的医院餐厅遍布东西南北，吉露果子冻从来没有缺席过。研究过医院起诉患者的大泛滥局面之后，冲动饮食的时间到了。我跳过打了抗生素的鸡肉，拿了一块松软的披萨和一块蛋糕。

强迫自己咽下滋味平平的一餐，我开始搜索访谈目标。我能在一英里开外嗅到医生的味道，当然白大衣也是明显的标志。如果白大衣下摆刚到腰部，那就是医学生；到大腿中部或膝盖，意味着你发现了一位住院医师或更高年资的大夫。从这里开始，我的目光就要转向口袋了。如果口袋都鼓鼓囊囊的，那一定是个揣着纸质资料、处方笺和钢笔的住院医生。口袋里装着一根香蕉或一瓶五小时能量液的，也是住院医生。空着口袋的，可能是个外科医生。带着听诊器的，大概是内科或心脏科医生。皮肤科医生则带着电筒笔。

我走近几位医生，自我介绍说我是一名来自约翰斯·霍普金斯的外科大夫。我表示自己正在从事一项关于医院收费的研究，注意到他们医院起诉了不少患者，还扣划了患者的工资。那一刻，其中一个医生明显反应了一会儿，我能看出他的大脑在飞速运转。

"实际上，玛丽·华盛顿是全国情况最严重的医院之一。"我告诉他。

"没有人想把这个体系搞成这样，"一位医生告诉我，"这场游戏走得太过了。"

我和我的团队对这些医疗诉讼展开了深入分析。几星期前，我在一场医学会议的讲台上，当着几百人的面讲了这个话题。在现场聆听的，包括来自全国各地的医生。我汇报了我们的研究成果，分享了从患者那儿听来的触目惊心的故事，他们的生活已被我们的医疗体系摧毁。当时，我很难控制自己的情绪。我向在场听众大声疾呼，请他们呼吁自家医院的领导层和董事会停止掠夺性收费，也别再起诉收入不高的投保患者了。

"这些患者是**我们的**，"我解释道，"他们并不属于医院账务部门。他们因疾病或伤痛求助于医生，也就是我们，我们就应当践行希波克拉底誓言的精神。"台下的每个听众都在点头。俄克拉荷马城的基思·史密斯博士曾经抛给我一个问题，我又把同样的问题抛给听众："我们怎能在立下誓言、医治患者之后，又坐视他们的生活因财务问题毁于一旦？"我的发言结束后，一位情绪激动的医生向我走来，他表示自己不赞成如此对待患者。他承诺回去就和领导层谈谈，确保他们的医院没有沾上这一问题。

不出几个月，威尔、安吉拉、海蒂、蒂娜以及与他们交流过的其他医学生找到我，说他们希望采取行动。他们想发动其他的学生、医生、护士和热心公民关注这些问题，这场行动被称为医学复原计划（Restoring Medicine Project）。他们建立了网站（RestoringMedicine.org）为大众传经送宝，指导大众应对掠夺性收费、起诉、过度筛查和本社区发生的其他医疗不公现象，从医生到社区成员均可参考。

我联系了玛丽·华盛顿医院的首席执行官迈克·麦克德莫特（Mike McDermott）博士和首席财务官肖恩·巴登（Sean Barden），并得到与他们面谈的机会。我询问了他们医院对患者发起2.42万件诉讼的事，麦克德莫特说诉讼的数量"差不多是准确的"。他说，诉诸法律是最后的选择。"只有无法沟通时，也就是患者或家属对我们沟通的努力一直不予回应的时候，我们才采取法律行动，"麦克德莫特说，"对于收入较高，但因特殊和极困难的情况难以付账的患者和家庭，我们有（财务支持）计划。"

可是，他们一本正经的回答与我的亲眼所见相去甚远。例如，我在法院遇到的那位名叫莉莎·莱斯特（Lisa Lester）的女士，于2018年4月遭到玛丽·华盛顿医院起诉，那时距她丈夫去世不过一个月。为了偿还丈夫留下的1万美元账单，她向医院申请了资助，但她说自己没有得到任何帮助。莉莎说，自己尚在悲痛之中时，就遭到医院催债人的骚扰和威胁。"他们让资助化为泡影。"

与我交谈时，这些医院高管热情洋溢，然而他们那听上去挺公道的方案与我在法院见到的丑陋一幕形成了鲜明对比。他们似乎把旺达·布鲁克斯（Wanda Brooks）这样的患者彻底抛诸脑后了。旺达是一名52岁的非裔妇女，因头疼前往玛丽·华盛顿医院，头部CT与核磁共振成像检查带给她一张超过8000美元的账单。这位单亲妈妈在一家辅助生活机构工作，尽管她清楚自己只是在16小时的轮班工作后精疲力竭了，但雇主还是坚持让她去医院检查。CT和核磁共振结果都正常，结合她向我描述的症状看，这两项检查可能都没有必要。毫无疑问的是，在诊断头痛的场合，一项扫描结果正常后，另一项就不必做了。

开庭那天，旺达与我一起站在法院外。她说自己压根不知道这两项检查没必要做。面对账单的她表示，自己申请过医院的资助但未获批准，医院说她赚得太多了（她的收入大约是2.5万美元/年）。后来，医院起诉了她，并在她犯头痛四个月后开始扣划她的薪水。据旺达讲，她的双周薪被医院划走一半，从1200美元砍成600美元。她告诉我，诉讼和扣划让她整夜无眠，并且难以应付食品和房租等必需支出，这时泪水从她眼睛里涌了出来。诉讼还重挫了她的信用评分。当时正值圣诞前夕，我不禁想到，她给儿子买件礼物一定都异常艰难。

我在法院遇到的其他人说，他们的信用评分受到医疗账单影响，因而不得不接受更高的按揭还款。从旺达的病历上，我发现她被收取的CT和核磁共振费用与老年医保允许的金额相比，几乎高出4—5倍。玛丽·华盛顿医院的首席执行官是放射科出身，我问他头部CT扫描和核磁共振检查在他的医院各收多少钱，他支支吾吾说不清楚。我又请他考虑对旺达的账单问题施以援手，他表示很乐意对此事重新评估。

然而，旺达的开庭日一天天迫近了。我主动提出，在法庭上当她的专家证人。开庭那天，法官叫到她的名字。我也走过去，陪她在长凳上坐下。接着，有意思的一幕发生了。看着她的卷宗，法官先是愣了一下，然后恍然大悟地说："我从没见过这样的事，不过现在，对你的指控被撤销了。"战战兢兢的旺达做了最坏打算，甚至没听明白法官的意思。法官又说道："去吧，你的案子已经了结了。"走出法庭，我和欢欣鼓舞的旺达拥抱在一起。

往外走的路上，我又找到几名当天出庭的患者。我提出，愿意无偿当他们的专家证人。每当医院发现专家证人名单上有我的名字，不等我开口申辩，案件就被撤销了。法官也注意到我，问我是谁，在他们这座小城镇做什么。我解释说，我是一名医生，经过研究发现当地医院存在对患者超额收费的现象。自古以来，医院一直是患者的避风港，然而侵略性收费正在腐蚀医学职业与社会之间的公众信任。有的人惧怕价格欺诈，变得讳疾忌医。我还表示，扣划工资在法律上站不住脚。我对一位法官说："如果我为您修剪草坪，只干了30分钟就向您开价8000美元，您会说自己无需付款，因为我们没有达成有效的协议。"既然如此，急诊室里的患者放弃个人收入的承诺也应无效，因为他们受到形势所迫，而且你不能指望他们理解这些单方条款。

　　在各条战线上，我和我的团队为了患者的利益接连出击。在面向患者开展教育的同时，我们敦促州立法者和行政官员效仿已经采取行动的四个州，禁止不支付医疗账单就扣划工资的做法。我的团队还向议员呼吁，不提供慈善关怀、反而为超额账单起诉低收入患者的医院，不应享受国税局的免税政策。我还带几名患者去了白宫，他们在那里直接向特朗普总统和阿扎部长*讲述了自己的遭遇，总统大受震动。我向总统介绍了我们的新研究，告诉他约有一半罹患Ⅳ期乳腺癌的美国妇女忍受着医疗催债人的骚扰，他更受触动了。他说这简直是耻辱，接着指示工作人员认真研究对策，为遭遇高额收费和意外账单欺诈的美国人提供救济。不久后，特朗普政府颁布了遏制天价医疗费、提升价格透明度的新举措。新墨西哥的小火苗，如今发展成一场全国性运动。它的追求，是更讲诚信的卫生保健。

---

* 指2018—2021年担任美国卫生与公共服务部部长的亚历克斯·阿扎（Alex Azar）。

鸿沟

在为本书四处奔走的旅途中，我既没有看见共和党和民主党之间的鸿沟，也不曾目睹保守派与自由派之间的分歧。不过，在中低收入劳动阶层中，我感受到这样一种普遍的情绪：他们觉得当下这个体系于己不利，完全被制定规则的强大精英阶层把持了。

寡头运用权势与便利，为了自身的利益改写规则。为了占得先手，他们精心炮制合同细则与法律条款。在他们面前，诚实肯干的美国人感到无助。我遇到的人们经常指出，对医院账单或保险公司拒付行为发起申诉的流程太过复杂，令人精疲力竭。

据我所知，遭到医院起诉的有农民、小企业主，甚至还有医院的员工。他们极度失望地告诉我，这块竞技场并不平坦。一些人的哭诉起了作用，或多或少地讨回了公道。但还有许多人落败离场，俄亥俄的一名工人说，他们觉得卫生保健体系"被操纵了，不顾小人物的死活"。关于此类议题，一些人虽然没有接受过正规的教育，但仍义正辞严地为透明度和权责相称的原则奔走呼号。他们不时指出，有些产业的游戏规则由位高权重的精英制定，卫生保健产业也不遑多让。举几个例子，得克萨斯州的一位女士抱怨说，赚得盆满钵满的石油公司无税可缴，可她的税却一分都不能少。乔治亚州有个人笃定地说，我们有两套司法系统，一套为权贵服务，另一套才面向中低收入阶层。一位中西部的农场主说："有钱人为强盗行为付出的代价，不过是他们的公司缴纳的一点罚款，那对他们如九牛之一毛。"卡尔斯巴德一位机修工的发言与之相映成趣："如果**我**抢劫了某个人，那我就得去坐牢。在这个体系里，一部分人利用权势贪占小人物的便宜，每个人对此都受够了。"特朗普总统的反建制做派让一些受访者看到了希望，这倒帮助我深刻理解了他何以能够高票胜选。

你可能以为，听了我的报告的医院领导层也许会质疑我们的研究发现，然而事实是这些参会者对于当前的问题大都没有察觉。当我在台上探讨医院账单加价的游戏让患者承担一切后果的机制，台下的人纷纷点头赞同。当我补充说有的医院起诉患者，而且连最低标准的工资都不放过，有医院高管在报告结束后走近我，对我说"那太糟了"和"我们不会那么做"。其他人则扭头问同事："我们不会这样做吧？"这些全国各大医院的高管压根不知道自家医院是否起诉低收入患者，倒先开口谴责这种行为了。他们甚至还走上前告诉我，自己坚决反对这个主意。

我一而再、再而三地观察到这个讽刺的现象：医院领导层听说有人起诉患者后大惊失色，却没有意识到自己的医院正是剥削的实践者。他们明显不了解实际情况。

在某一家大型医院集团组织的另一场会上，一位医院董事长告诉我："马蒂，对于无力付款的患者，我们会免除他们的费用。"当他介绍自己的医院以服务大众为使命的时候，他的表情是真挚的。他说，这样做的动机源于一位天主教圣徒的事迹。这家伙看起来是真心为患者着想，并且为所在医院的慈善使命深感骄傲。可是，我通过在线法庭记录查询了这家医院连锁的旗舰机构，发现他的医院起诉患者、扣划工资的事不在少数。几周后我又找了他，他对自家医院的失望溢于言表。

我听说，有些大规模的教派医院集团从不起诉患者，于是联系了它们。在电话上，我向其中一家集团的副总裁详细介绍了我在全国各地的发现。被问及有没有起诉过患者时，他很快答道："我们不会起诉患者。"我能听出他对此举的厌恶。

副总裁告诉我，他原本在企业工作，收入颇丰。他之所以离开，是因为卫生保健体系有着超越典型企业的价值。"来到这里的人信任我们的工作，"他说，"而我们所做的是帮助他们。"这家医院连锁的网站也处处标榜他们的慈善关怀。这次谈话让我重新振奋起来，然而当我例行为本书做事实核验，请他审定自己说过的话时，他把电话里说过的"我们不会起诉患者"改成了"我们尊崇患者"。

前后发生的变化让我起了疑心，于是我查了他们医院的法庭记录，发现他们其实起诉过很多患者。在一起案件中，医院对一名患者穷追不舍，扣划工资直至患者破产。最终，法官站在了患者一边。

就在本书付印前夕，我发现自己供职的医院也存在起诉低收入患者并扣划薪水偿债的案例。得知此事，我极度失望。不过让我感到欣慰的是，我们的临床领导层得知这一情况后，医院即刻表示要做出改变。

综观20世纪60年代，非营利性医院一直享有国税局赋予的免税地位，前提是医院向难以负担费用的患者提供免费或大幅优惠的医疗服务。税收减免显然给这些机构带来了巨大的财务效益，非营利性医院理应提供慈善关怀，杜绝掠夺性收费行为。当医院"不仅为具有支付能力和预期的人运作，也在财务能力允许的范围内，向无力为医疗服务买单的人敞开大门"，[5] 税收豁免方能批准。

1969年，关于医院取得税收豁免的条件，国税局变得含混起来。[6]它设定了"社区受益标准"，该标准认可"健康促进"本身具有慈善目的。希望取得税收减免的医院不再需要突出的慈善关怀业绩，这项更宽松的新标准引起了何为"社区受益"最低要求的争论。

2014年，国税局要求非营利性医院制定成文的财务支持政策，明确可在本机构接受免费或优惠医疗的资格。国税局规定，在付出"合理努力"确认一个人获取财务支持的资格之前，非营利性医院不得对未获偿还的债务采取"过分催收行动"。

后来我又联系了之前那位副总裁，他强调自己的医院设计了面向全体患者的财务支持程序。我当即提醒他，设置财务支持程序不过是联邦法律的要求——《平价医疗法案》（The Affordable Care Act）要求所有医院都得做到。我恳请他让自家医院别再起诉患者了，并在可能的情况下与患者和解，或至少在他们无力付费时，把账单金额限定在老年医保的支付范围内。

几个月后，我走访了另一个医院集团，它标榜自己以宽厚之心对待患者。会晤之前，医院的高管告诉我，他们对众生的关怀体贴堪比耶稣基督。据他们讲，如果患者陷入财务困顿，他们将设计偿还方案，甚至给予免单。听到这些以后，我十分振奋。

随后，我们查阅司法档案发现，这个医院集团起诉过成百上千的患者。我们看到一起诉讼，被告夫妇的债务由于利息和诉讼费又增加了不少。他们欠的本金是783美元，加上291美元的利息和176美元的诉讼费，合计上升到1252美元。此外，法院还判了9%的利息。

利息和诉讼费加起来达到本金的60%，能做出这种事的不像一家服务社会的医院，倒更像绞尽脑汁搜寻负债患者的发薪日贷款人。虽然利率比不上高利贷，但如果你问"耶稣会怎么做"，我很确定不是这样。

我越来越像一个见惯了犯罪的警察，对制度渐渐丧失了信心。但我了解真相，美国的多数医院不会做起诉患者、扣划薪水的事。此外，有的医院不仅为无力付款的患者免单，还努力不让患者觉得自己像个逃犯。我对这些出色的医院向往不已，同时想知道它们如何能负担得起这样做的成本。很快，我就在内布拉斯加的乡下找到一例。

内布拉斯加的新鲜空气

我是在内布拉斯加医院协会（The Nebraska Hospital

Association）年会上认识迈克尔·汉森（Michael Hansen）的。那次会议上，我围绕卫生保健透明度的问题发了言。迈克*是内布拉斯加乡下一家医院的首席执行官，同时担任医院协会理事长，儒雅随和，平易近人。他赞同我关于医院定价公平性和透明度的观点。我的发言结束后，他找到我，邀请我访问他的医院。几个月后，我们约好了访问时间。他的医院位于内布拉斯加州哥伦布市，那是奥马哈以西70英里的地方，深入中部腹地。

我在奥马哈机场着陆后，一眼就看到奥马哈牛排开设在航站楼里的大型门店，这里是牛肉之乡。迈克到机场接了我，车辆行驶了一小时出头，路过的玉米地一片连着一片。当我们抵达哥伦布这座2.5万人居住的城镇，他特意把嘉吉（Cargill）和阿彻丹尼尔斯米德兰公司（Archer Daniels Midland, ADM）†的食品厂和加工中心指给我看。这是一座玉米搭起来的蓝领小镇。在内布拉斯加乡村地区，农业为王。一路上，迈克都在向我科普典型的内布拉斯加农民的生活面貌。

他在华美达酒店停下，我办理了入住，卸下了背包。虽说这是镇上最好的酒店，可住宿费不过是在大城市最豪华的房间住一晚的零头。我们从酒店出发，前往医院。那是一家中等规模的医院，占地80英亩‡。迈克介绍了他们斥资2000万美元修建的健康中心，这里是为提倡健康生活而兴建的，还提供单车共享计划、烹饪课程、眼花缭乱的徒步和跑步项目，以及为残

---

* 迈克尔的昵称。

† 嘉吉和阿彻丹尼尔斯米德兰都是总部位于美国的世界粮食巨头。

‡ 英美面积单位，1英亩约等于4046.86平方米。

疾人准备的活动。我们还去了外科中心和门诊，它们分布在医院外围的合适地段，落客和停车都很方便。

"院内治疗不是卫生保健的全部，"迈克解释说，"院内治疗约占卫生保健的14%，健康、行为和选择等社会决定因素决定了剩余部分。"

医院与所在社区的互动方式，让迈克深感自豪。例如，他详细介绍了医院的职业治疗师和理疗师与镇上850家企业结对合作的情况，此举旨在促进健康生活与疾病预防。在这里，医学如入涅槃之境。

我们讨论了医院的财务情况，正如我在旅途中所想，他们做得很好。过去几年里，很多医院的利润率在3%或4%，而迈克的医院达到了10%—15%。多数医院声称，它们通过拥有个人保险的患者获利颇多，在享受老年医保和医疗补助的患者身上则要赔钱。我不禁问迈克，付款人的结构能否解释他们医院可观的利润。也许，医院只有极少数患者享有政府保障。

"听说我们强势的财务表现后，每个人都会这样问我，"他说，"但事实不是这样的，我们有一半的患者享受老年医保或医疗补助。"

什么？医院动辄哭天抢地，说政府通过老年医保或医疗补助计划支付的钱让它们难以为继。哥伦布社区医院证明，它可以。

这家医院的另一半患者，主要由一家在州内占主导地位的保险公司承保。迈克说，保险公司差不多都按医院定价支付，费用与内布拉斯加的最低价相差无几。

迈克说，自己的医院不会把时间和资源挥霍在与保险公司玩定价游戏上。基本上，每一项医疗程序都明码标价，任何人都能在医院网站上查询。他给保险公司一律提供4%的最低折扣，没有例外："我们不会要那种花招，不会悄悄给一家保险公司20%的折扣，却只让另一家拿5%。"

4%的固定折扣意味着"网络外"患者收到的账单不会太过夸张。可是，其中有什么陷阱吗？迈克的医院是不是接待了很多富人？是不是它背后有一个强有力的捐赠者，或是它的未参保患者特别少？都不是。作为农业城镇和蓝领城镇，哥伦布的居民多从事食品加工业，还有些是钢铁工人，他们的年均收入在2.6万美元左右。哥伦布社区医院是周边唯一的医院，每个人看病都得仰仗它，包括没有参保的人。这里没有靠补贴来收治极端贫困患者的"安全网医院"[*]。

迈克削减成本的高招，是将中层管理人员控制在必要规模，同时为员工提供优越的薪资和福利。有一段时间，病房医护人员紧缺，于是迈克增加了护理学生、医学生和住院医师的轮班。这些人中的佼佼者为医院积极向上的文化所吸引，招聘新人、留住老人都变得更容易，成本也更低了。在内布拉斯加，医院的平均离职率为19%，而哥伦布社区医院的离职率一直稳定在11%。

我谈起诉讼的事："我发现，有些地区有1/3的医院因无力支付医疗账单而起诉患者，并诉请法院扣划患者的工资。"

---

[*] 指美国基于法定义务向未参保或经济状况不佳的患者提供救治的医疗机构。

　　"那是不对的，"我话音还没落，迈克就说道，"非营利性医院应该把5％左右的资金留出来，用于医治无力付费的患者，我们医院的目标是为这些患者再多投入一点。"据迈克讲，他们近期做过两台复杂的肿瘤手术，患者连身份证明文件都没有；他们还免费接生过不少婴儿，从未因母亲的支付能力而拒绝收治。医院为情况危重的急诊患者负担费用并不罕见，然而明知患者无力支付医疗费，还能同意做一台非急需的手术，这是很不简单的，是真正的慈善关怀。

　　要是患者有分期还款需求，迈克会与当地银行协商，为患者提供低息贷款。这笔钱由医院担保，如果患者违约，医院将履行还款义务。我催问迈克，他的医院为了收回未付账款，会采取哪些手段。他回答，为了既合理收账又帮助患者，他们做了大量工作，主要是通过提供折扣和设计还款方案，与患者合作共担。

　　在感谢迈克和他夫人科利特盛情款待的同时，我意识到这家医院的成功对卫生保健体系有着极其深远的影响。只要经营得当，哪怕半数账单由老年医保和医疗补助计划支付，医院仍然能够盈利。它不必向患者漫天要价，也不必将无法付钱的患者告上法庭。如果有人问我对卫生保健的未来是否乐观，我会给予肯定回答，并想起迈克这样的医院管理者，以及哥伦布社区医院这样的机构。它时刻提醒着我们，有很多催人奋进的人正付出不懈的努力，让医院对它们崇高的使命贯彻始终。

第五章 生死时速

我是在宾夕法尼亚乡下长大的，那儿没有太多有意思的事情可做。没有电影院，鸦雀无声的图书馆不是我的菜。不过，镇上有一辆救护车。我在16岁当天成为一名持证急救员，时常与我的同窗好友里克·赫伯特（Rick Hebert）在支援救护站过夜。对于一个青少年来说，点亮警灯、鸣响警笛，注视前方路况，这体验别提有多拉风了。一听到救护站的警报声，我就从腼腆的少年摇身一变，成为把红海一分为二的摩西。*有机会打开警灯和警笛，令我们对转运任务日思夜想。有时候，就连送一名护理院患者去看约好的风湿门诊，我俩都要打开警灯和警笛，还因此出了名。

有那么几次，我们到车祸现场出外勤。情况看起来太糟糕了，于是我们用无线电呼叫调度中心，请求派遣直升机，那是一切急救交通工具之母。我们对直升机充满敬畏，它流线型的深蓝色机身喷涂着医学标识，令人神往。直升机降落后，身着

---

* 摩西向海伸杖，耶和华便用大东风，使海水一夜退去，水便分开，海就成了干地。
（出埃及记14：21）

飞行服、佩戴飞行头盔的医护人员跳出机舱，敏捷地抬起患者。这简直就像海豹突击队的营救行动，既英勇又刺激。

那架直升机隶属于我们当地的盖辛格医院。这意味着，乘坐直升机产生的800—2000美元合理支出会计入患者的账单，并由保险公司赔付。数十年来，医院一直基于实实在在的装备、燃油和人工支出，收取合理的救援费用。有些年份里，包括盖辛格在内的部分医院在直升机项目上甚至有亏损。这点亏损无足轻重，因为直升机送来的患者情况复杂，一般都是医疗服务的重度用户，能给医院带来收入。几十年来，美国的空中救护业务都是这样经营的。

不过，随着时间的推移，投资者的闯入给这个生态系统带来剧变。他们发现，要是能将空中救护服务从医院手中收购过来，然后直接向患者收费，收益将十分可观。也就是说，如果直升机不属于医院，交通费就不会出现在医院账单上，往往也得不到保险赔付。这样一来，患者就得自己付这笔钱。饱受伤病之苦的患者就这样开始收到意外账单，他们哪里知道，这趟直升机之旅不在保险范围之内。就算保险能支付部分费用，新来的直升机私营业主也可以直接向患者追索差价，这一做法被称为"差额负担"。

空中救护的费用一浪高过一浪，最后涨到天价。一趟短距离飞行动辄要价数万美元，有时甚至数十万美元。仅2007—2016年，一家公司的空中救护平均收费就从1.3万美元蹿升至5万美元。[1]眼看肥肉上桌，一场好戏开始了。私营企业出手收购医院的空中救护服务，它们罔顾实际需求，在全美国到处开张。从20世纪80年代到2017年，空中救护公司的数量增长了1000%。在俄亥俄，急救人员注意到同一起车祸现场开始有多架直升机降落，每一架都想捞到转运患者的生意。有一次，事故现场落下七架直升机，它们明显在搜寻客户。哪里有繁忙的医院，营利性空中救援公司就涌向哪里，在周边拓展业务。以范德比尔特医学中心为例，2015年，它发现自己处在营利性直升机公司的团团包围之中。丧失市场份额后，它把直升机项目卖给了其中一家公司。从此，你的医院账单上再也不会出现范德比尔特急救航班这一项。取而代之的是营利性公司的账单，这笔费用未被纳入保障范围。在美国，空中救护产业已成为一笔大买卖。

美国小城

农业州居民遭受的打击最为沉重。一天，约翰在蒙大拿的家中好端端地坐着，却突然感到胃部一阵绞痛。他的痛感比常见的肚子疼稍微强烈一些，当地医院的医生告诉他："情况可能很严重，我们要把你转到有条件的大城市去。"他在担惊受怕中度过了差不多八小时，在没有得到其他备选方案的情况下，就被护士用轮椅推进电梯。在电梯里，护士按下了"H"按钮（去往停机坪）。迎接他的是一名直升机飞行员，随后他被抬上直升机，开启去往城市的半小时航程。

抵达城里的医院后，他迎来一串连珠炮似的医学问题，然后被安排在急诊室等待。床位都满了，医院就让他躺在大厅的一副担架上。他又在那里等了几个小时，值班的专科医生才来看他。医生重复了一系列检查，又过了几小时才告诉约翰，他身上没有什么需要就医的毛病，现在可以回家了。

"我该怎么回去？"医生离开后，他向护士问道。一群出院规划师*向他涌来，提出可以帮忙联系他的妻子，或者叫一辆付费出租车送他到当地的汽车站。他给妻子打了电话："亲爱的，我一切都好，他们说我可以回家了。你能来接我吗？"第二天清晨，他的妻子开了好几个小时的车来接他。与此同时，医院的护士、医生、社工和科室协调员一齐上阵，反复询问他妻子抵达的确切时间。他们觊觎约翰的床位。

没过几个月，雪片般的账单向约翰袭来，总金额约有40万美元。他给保险公司打了电话，结果还因为就诊的医院超出网络范围被对方责备了一番，可这个说法他连听都没听过。对方告诉他，6万美元的直升机费用不在赔付范围内。很快，催收机构的电话骚扰和恐吓威胁接踵而至。他联系了账单上的电话号码，但仅仅得到10%的折扣，且余款必须立即以现金支付。他们还向约翰介绍了一个财务支持计划，按照该计划，他每个月要还5000美元——你懂的，这么点小钱，人人都能轻易拿出手。

约翰从最近的一则新闻上了解到我在约翰斯·霍普金斯主

---

* 几乎所有美国医院都有出院规划师，他们用专业知识负责安排患者的出院计划，协调患者从医疗机构出院，回到家中或康复机构。

持的研究项目，于是联系到我，介绍了自己的艰难处境。"我做错了什么？"他长叹道。我细看了约翰的账单，很快发现竟有一半的项目是他不需要的。此外，正常的直升机转运开销应仅相当于他拿到的账单总价的10%。我向他介绍了其中的"游戏"。遗憾的是，催债人频繁的电话和威胁让他不堪其扰，他还是动用自己的退休储蓄金付清了账单。

医疗机构和空中救护公司恶意抬价，它们指望天真又恐慌的患者、雇主或其他付款人在虚弱疲软的时刻一分不少地埋单。你可能觉得，让保险公司直接把超额账单付清，不是挺好吗？然而羊毛必然出自羊身上，保险公司将通过提高保费，把飞涨的空中救护费用转嫁给其他每一个人。

救助生命的同时，卫生保健似乎也在毁灭生命。

众多患者和家庭的生活因空中救护账单支离破碎，约翰不过是其中之一。再看看休·斯帕克斯（Hugh Sparks）的例子，他住在得克萨斯州的普莱诺。他和儿子在路边驻足拍照时，距离一条响尾蛇太近了，结果被蛇一口咬伤了手腕。他开车去了最近的医院，在那儿接受了抗蛇毒血清治疗。[2]但医生建议他转往一家更大的医院，它位于50英里开外的艾比利尼。

休当时就担心空中救护的费用太高，但医护人员坚持要他乘直升机。他们没有提供救护车选项，又不让他儿子开车送他。一架直升机赶来，急匆匆地将他送往更大的医院。他在那里度过了难熬的三天，担心自己性命不保。

毒蛇咬伤没能要他的命，可是，当他几个月后收到43514美元的空中救护账单，他觉得自己可能又要死一次。他的蓝十字蓝盾保险支付了13827美元，空中救护公司转而向他索要剩下的29687美元。据他讲，打开账单的一刹那，他感到一股"缓慢传遍全身的、沸腾的愤怒"，"简直比我意识到自己被响尾蛇咬了还糟心"。

"网络外"价格欺诈带来的利润太过诱人，空中救护公司争先恐后地拓展自己的业务。飞行员出外勤不能只靠警用无线电的消息，还得依赖医护人员的呼叫。于是，为了赢取急救员、医辅人员、护士和急诊医生的转诊，营利性空中救护项目花样百出。

与地面工作人员交谈时，我发现空中救护公司的人带着披萨飞过来了。这是为了拉拢急诊科的工作人员，你可以称之为意大利香肠派特别外送。他们还拿出帅气的飞行头盔当礼物。当我还是个少年急救员的时候，拥有自己的飞行头盔这种事，我只敢在梦里想想。有些公司为医院修建了停机坪，还安装了呼叫按钮。这样一来，医护人员就能迅速呼叫直升机前来执行医院到医院的转运任务。随着营利性空中救护公司的生意越做越大，它们开始有偿聘请医辅人员、护士和医生做顾问。按照双方的非正式协议，顾问会优先向救援人员和其他医务人员推荐这些公司。

一线希望

我和不少专家谈过空中救护价格飞涨的事，也通过他们当中的几人得知，德克·西塞尔（Dirk Sisser）和几名医生正为彻底改变这一行业的面貌而努力。西塞尔的办公地点位于蒙大拿州的米苏拉市，我们得以在他的办公室相见。他是一位平易近人的蒙大拿绅士，处事低调但充满自信。天价空中救护账单往往给乡镇的居民造成最为沉重的打击，他把背后的道理解释清楚了。

德克经营着一家第三方管理公司——它专为自担医疗费的公司管理员工福利。也就是说，他能接到大批直升机账单，并且为公司管理的保险计划处置这些账单。什么事都逃不过德克的眼睛。他告诉我，一家空中转运公司要从蒙大拿运送一名患者前往佛罗里达的康复机构，公司派出一架1978年的里尔七座喷射机，接着要价63万美元。"那架飞机的售价才35万美元！"德克说。他滔滔不绝地讲述着耸人听闻的抬价故事，我连插话的机会都没有。

这样的事德克见得多了，他决定为此做些事情。他和同事杰夫·弗雷泽（Jeff Frazier）成立了一家叫作哨兵航空医疗联盟（Sentinel Air Medical Alliance）的公司，致力于提升价格透明度，制止空中救护索价过高的行为。他们运用自由市场的力量，预先向患者报出公允的价格，而不是参与抬价游戏。

"马蒂，你可以告诉别人，我们把任何患者从美国本土的一个地方送到另一个地方，收费不会超过2万美元。"西塞尔告诉我。

不超过2万美元的公允价格？听上去挺合理的。哇，这就是市场的力量！

　　杰夫·弗雷泽负责哨兵航空的日常运营，所以我又在他身上花了些时间。杰夫兼具颠覆空中救护行业的出色技能和丰富经验，他在美国海岸警卫队飞了20多年直升机，还为环球航空公司执飞过商业航班。他还是一名财务专家。不过，亲身经营过几年空中救护公司，或许才是他最大的优势。他对这一行了如指掌，能一眼看穿空中救护公司鱼肉患者的诡计和陷阱。

　　担任医疗直升机飞行员时，弗雷泽第一次觉察到，颠覆这个行业的时机来临了。看起来，并非每一趟飞行都是真正的紧急任务。有一次，患者在飞行中询问谁有相机，想借来玩航拍。还有一名患者问弗雷泽能否在自家上空盘旋一阵，希望从空中看看自家屋子长什么样。还有"患者"请杰夫在空中搜寻麋鹿群，因为他下星期要和朋友去狩猎。"我不觉得我们这是在从死神的魔爪下挽救生命。"弗雷泽对我说。

　　弗雷泽想通了。人们一般只能在事故现场看见救援直升机，所以在我们的印象中，它们仅在极端紧急的情况下出动，是罕见的。真实情况可不是这样。在美国，每年超过50万架次空中救护飞行（每天1300架次）中的80%都不是紧急任务，而更像常规客运。也就是说，多数情况下，直升机只是在不同医疗机构之间转运病情稳定的患者——就像我少年时代做救护车司机时，把患者从疗养院送往医院一样。弗雷泽说："不少转运工作能用救护车，这样开销要少得多。"

　　即便是所谓的紧急飞行，似乎也存在大量浪费。分析过5200多名外伤患者后，亚利桑那大学认为："直升机送来的近1/3患者的伤情非常轻微。"[3]

弗雷泽的哨兵航空医疗联盟多管齐下，对抗空中救护业的掠夺策略。他们把全国范围内有意愿参与竞价的空中救护服务商组织起来，建立了工作网络，让消费者通过该网络得到公允的报价。多数转运都不是紧急任务，有鉴于此，哨兵航空很快就能通过电话争取到合理费率。正是凭借这一机制，哨兵航空才能确保顾客以合理的费用畅飞美国，从东海岸到西海岸，2万美元封顶。

接受空中救护的患者也不是人人都收到过超额账单。空中救护航班运送的患者大多享有老年医保和医疗救助，他们的费用由政府承担。只有不享受公共医疗保障的患者，才面临价格欺诈。

哨兵航空有时还为遭到不公正收费的患者和保险公司出头，作为他们的代表介入与空中救护公司的谈判。哨兵航空对直升机、人员和燃料的成本一清二楚，因此他们能直截了当地谈价格。在他们见过的某些加价行为面前，药品加价都是小巫见大巫。有个案例是这样的，一名患有囊性纤维化的18岁女孩正与家人在墨西哥的伊斯塔帕旅行，她需要回到芝加哥的家中。救护飞机不得不在休斯敦着陆加油之时，她出现呼吸困难的症状。也许救护人员应该立即送她去休斯敦当地的医院，可他们没有这样做，而是带着她继续飞往芝加哥。为哨兵航空审查该病例的医生表示，此事基本就是一起医疗事故。几天后，女孩离开了人世。

从伊斯塔帕到芝加哥山遥路远，你应该对账单金额有所估计。然而，空中救护公司索要的38.2万美元还是让人惊掉下巴。我上网查了查如果用这笔钱包一架里尔商务机够我飞到哪里，结果发现，38.2万美元可供我搭乘私人飞机往返中国五趟。

为了帮助痛失18岁爱女的一家人，哨兵航空对狮子大开口的救护公司展开价格调查。哨兵航空联系到那家公司，请他们为同型飞机、同批机组执飞同样航段的任务提供报价，该公司所报的总价大约是5.4万美元。弗雷泽说，38.2万美元，就是他们在生意场上出其不意的回报。世间的不公千千万万，我之所以对掠夺性医疗收费如此深恶痛绝，是因为它专门乘人之危。

还有一名年轻人在一场离奇的事故中大脑受伤，一棵倒下的大树砸中了他的车。他在医院躺了一个月，之后要前往亚特兰大接受康复治疗。光是居间服务费，代办转运航班的空中救护公司就要收15万美元（相比之下，哨兵航空的居间费是750美元）。哨兵航空联系到这家公司，询问同样的飞机和机组飞一趟相同航线的价格，公司报价1.43万美元。

凭借对行业的了解，哨兵航空精确计算飞机、机组、维护和燃油的真实成本，让超额账单无处遁形。听了西塞尔和弗雷泽向一个不透明的卫生保健产业发起挑战的故事，我深深震撼于他们的魄力。尽管他们居住的蒙大拿是熊的国度，但他们似乎不信"别去招惹熊"[*]的铁律。如你所想，哨兵航空一刀砍向行业利润的做法触动了一些人的蛋糕。他们因此被一家业内巨

---

[*] 原文是"don't poke the bear"，指不要做可能激怒他人或惹麻烦的事，近似于"别捅马蜂窝"。此处为呼应蒙大拿州有熊广泛分布，故按原文直译。

头起诉，对方说他们对不公平价格的揭发是诽谤。

为了打这场官司，西塞尔投入了数十万美元。如今诉讼情况已经公开，原告的首席执行官在一份证词中声称，不论他们收多少钱，哪怕是100万美元，账单都必须一分不少地结清。

在2017年的一份报告中，美国政府问责局（The U. S. Government Accountability Office）揭露了空中救护行业引人警惕的行为。价格飞涨可能是报告中最恼人的发现。空中救护公司向患者收取的价格包含起步费和按英里计算的里程费。2010—2014年，空中救护价格的中位数翻了一倍，从每次1.5万美元涨到约3万美元。现在，有些公司的均价还要高不少，且有持续上涨之势。政府报告显示，美国最大空中救护公司Air Methods的收费从2007年的1.3万美元涨到2016年的4.98万美元，10年间涨了283%。

政府调查人员发现，三家大公司控制着业内75%的直升机。它们都是营利性的，所有者通常是私募股权投资公司。"投资者看好这个行业的盈利机会。"调查人员写道。

空中救护公司口口声声说，它们在政府付费的业务上赔钱，所以要向拥有商业保险的患者多收费来填补亏空。美国约有1000家私营保险公司，一家空中救护服务商仅和其中不到10家签订了协议，这就意味着它承运的患者有99%在"网络外"。向患者追索高于保险可能赔付的金额，是个有利可图的策略。恫吓之下，患者和保险公司总有一方乖乖交钱。

政府报告显示，空中救护业务的经营成本高昂，但也相对固定。Air Methods称，维持7天×24小时待命状态需要13

人——飞行员、医辅人员和护理人员各四名，加上一名机械师。按照八家服务商在政府问责局面前的说法，2016年的单次飞行平均成本在6000—13000美元之间。服务商说，老年医保的支付价通常为6500美元左右，医疗补助和个人自付报销甚至更低。

弗雷泽深谙这个行业的游戏规则，因此他能拆穿业内高额收费的幌子。他说，老年医保的报销费率足以覆盖绝大部分空中救护航班的费用。2004年，老年医保以空中救护行业提供的数据为参考，设定了对这一行有利的报销费率。如你所见，业内公司实现了不可思议的增长，所以这个费率让它们心满意足。回顾20世纪80年代，全美国的空中救护直升机还不到100架。2016年，这一数字是1045架。要确保重症患者得到安全及时的转运，美国需要多少架救护直升机呢？我问过多位专家，他们说600架左右足矣。

弗雷泽说，美国保有这么多直升机，原因不是急诊患者骤然增加，而是有钱可赚。一家空中救护公司开业了，另一家就开在它的街对面。仅达拉斯-沃思堡地区就有24家空中救护公司，而邻近的里奥格兰德河谷—— 一个移民农场工人聚居区——连一家都没有。

阿伯内西博士

我想从真正的专业人士处聆听行业真相，于是找到了迈克尔·阿伯内西（Michael Abernathy）博士。他是威斯康辛大学医学院急诊医学教授，也是大学医院的医疗航班项目主任。他了解空中救护行业，深谙其中的金钱游戏。他的医疗航班项目由医院运营，童叟无欺。

"我们有盈利，而且收费连其他公司的一半都不到，"他在一通长长的电话中告诉我，"事实上，我们医院的空中救护价格处于全国最低的15%以内。"阿伯内西介绍，进入市场的私营企业除了收取里程费，还要加收3万美元的"起步费"。他补充说，也有一些善良公道的营利性公司，如波士顿医疗航空（Boston Med Flight）和阿卡迪亚空中医疗（Acadian）等。弗吉尼亚的森塔拉医院集团为了服务社区，不惜亏本经营自家的高质量救护项目。不过他也强调，许多空中救护公司收取的费用远超它们应得的。

阿伯内西博士说，威斯康辛州"凭借13架直升机干得有声有色"，而紧邻的密苏里州拥有37架直升机，尽管两州拥有大致相同的人口（1200万）、面积（威斯康辛6.5万平方英里，密苏里6.9万平方英里）和飞行条件（降雪都不少）。我问他，为什么两州的直升机数量差这么多，他回答："密苏里的老年医保报销得更多。"

阿伯内西博士还指出，老年医保和医疗补助不考虑质量因素就支付，驱使很多营利性公司使用老掉牙的飞机和草草培训的员工。他所在的威斯康辛大学的医疗航班运营团队是一个非营利组织，使用"最先进的双引擎飞机，机组素质过硬，每次飞行都有一名医生随行。其他公司使用30年机龄的单引擎机

AS350和贝尔-206，人员训练不足，也没有随行医生。而两者收取的费用是一样的"。

《消费者报告》（*Consumer Reports*）的分析表明，阿伯内西博士抓住了问题的关键。回顾国家运输安全委员会（The National Transportation Safety Board）统计的2010—2016年空中救护事故数据后，《消费者报告》认为非营利公司的服务更安全。[4]《创伤与急诊外科杂志》（*Journal of Trauma and Acute Care Surgery*）2014年刊发的一项研究发现，139起坠机事故中涉及营利性经营者的有118起。[5]

打破现状

我意识到，空中救护业务的可移植性造就了这一行的蓬勃发展。设想一下，你有一家汉堡门店，而你发现把生意开到邻近的镇上会更红火。搬迁一家实体店的工作千头万绪，包括购置新店铺、搬家、聘请新员工、办理许可证照、通水通电，以及取得其他文件。再设想一下，如果你的生意是一辆食品售卖车，不受政府管制也无需取得许可，你就可以一门心思考虑如何赚钱了。空中救护的生意就像食品车。这个行业声称它需要现存所有的救护直升机，但阿伯内西博士说那是假话，我相信他的判断。他在救护直升机上的飞行时长，是这个国家其他任何一位医生都比不了的。

有的州保有过量的直升机，意味着每架飞机承担的飞行任务少了。弗雷泽说，大部分成本的确是固定的，他还为我作了成本拆分，一架直升机每月的燃油、设备和人工费约为16万美元。如果飞行次数多，每趟飞行的成本就会低于飞行次数少的时候。若是一家公司每月执飞40趟，每趟飞行的成本就在4750美元上下。老年医保平均为一趟飞行支付6200美元，如果公司的业务量足够大，利润就相当可观。可如果公司的业务量减半，每趟飞行的成本就会翻倍，老年医保的报销金额就难以覆盖成本。

如今的空中救护市场是一片红海，为了赚取收入，各家公司必须奋力争取更多的业务和更高的价格。这么多航班，它们是怎么运营的？答案是使用当地医疗机构的医生、护士和急救人员。当他们回到自己原来的岗位上，又恰好遇到有人需要转运，他们就会忠实于自己服务的空中救护公司。

隐蔽的利益冲突让患者陷入不公平的境遇。弗雷泽打了个比方，假设你的车在路上抛锚了，治安官帮你叫来一辆拖车。拖车沿路行驶了5英里，来到最近的一个镇上。接着拖车司机说，你得付给他5000美元的拖车费，否则他就把你交给催收机构，并查扣你的房子。过了几天，你发现治安官竟然在业余时间开拖车，你恍然大悟：原来治安官在拖车公司做副业啊。

看来，追逐暴利的空中救护公司说什么都不会让患者得到公允报价的。哨兵航空的竞价程序利用了自由市场原则，只要患者的病情允许，他们就利用一小时的时间从多家空中救护公司收集报价。这样一来，市场机制就能挫败空中救护公司利用超额收费盘剥患者的企图。

　　哨兵航空的人向联邦政府调查人员提供了三个案例，每一个都对比了"市场"费率和"意外"费率：

　　案例一：承运人美国医疗航空（American Medflight），使用一架1978年的派珀夏延涡桨飞机，从内华达州的伊利运送患者去往犹他州盐湖城，航程213英里。该公司为此次飞行要价55155美元。（弗雷泽说，这相当于飞机价格的17%。）哨兵航空联系了该公司，询问从伊利运送一名患者到盐湖城要多少钱。对方报价7200美元，机型相同，机组也一样。

　　弗雷泽说，较低的价格才是真正的市场费率。他补充说，你一定能想到，即使按更合理的报价收费，这家公司也有得赚。而一旦没有市场竞争，它就能按市场价的766%收费。最终，弗雷泽把美国医疗航空最初的那份账单和它大幅降低的报价交给了政府问责局。

　　案例二：REACH空中救护（REACH Air Medical）运送一名患者从内华达的埃尔科飞往利诺，航程232英里，收费6.5万美元。哨兵航空找到该公司，询问同样服务的报价，该公司报价1.3万美元。弗雷泽说，这家公司在本案例中的要价是市场价的500%。

　　案例三：西北空运（Airlift Northwest）动用一架里尔喷射机，从阿拉斯加州的朱诺送一名患者去华盛顿州的西雅图，收费101388美元。哨兵航空照例询问相同航程的报价，得到的回复是22950美元。西北空运的要价是市场价的422%。

　　弗雷泽说，相同航班的账单价和竞争性报价差这么多，有个很简单的解释：客户选择。"服务商很清楚，如果它们不能提供具有竞争力的报价，客户就会转而选择别家，"他在写给调查人员的信中表示，"也就是说，我们询得的报价才是上述航班的**市场**价格。"

弗雷泽告诉调查人员，向客户隐瞒价格的公司不在少数。他拿来一份患者必须签署的空中救护同意书，这份文书规定患者有义务支付运送费。他说，那些公司对每次飞行的成本一清二楚，可它们让患者签署法律文书的时候，并没有明示价格。"空中救护服务商不遗余力地掩盖它们的账单价格和运营成本，而且生怕患者知道其他服务商的存在，"弗雷泽写道，"再次强调，它们最不愿意做的事情，就是加入市场竞争。"

在信中，弗雷泽引述了一则美国广播公司（ABC）的新闻。当人们质问故事中的空中救护公司，为什么不提前向患者告知服务费，那家公司回答："有人问我们的飞行工单为什么不注明价格。但真实情况是，对于身处痛苦境遇的家属来说，作出临床决策、挽救亲人生命才是首要关切。这既是他们最关心的事，也是我们最关心的事。"

往好了说，这一席回答可谓虚伪。往坏了说，这就是赤裸裸的谎言，因为空中救护飞行面临的大都不是真正的紧急情况。况且，医疗提供者对患者的关切不可局限于身体健康，漫天要价照样会伤害患者。只要账单没得到偿付，空中救护业就不会善罢甘休。无力付账的空中救护患者时常受到催债人的纠缠，住房也面临查扣。

由于缺乏司法资源的美国大众屡遭勒索、怨声载道，立法者的耳朵都磨出了茧。为了消费者的利益，几个州已对空中救护业展开调查。在马里兰州保险管理局（Maryland Insurance Administration）的一场听证会上，患者与消费者保护团体携起手来，与空中救护公司正面交锋。

洛丽·帕克斯－墨菲（Lori Parks-Murphy）向听证会呈送了证词。2014年，空中救护公司送她丈夫从马里兰州黑格斯敦的梅里图斯医学中心（Meritus Medical Center）去往我所在的约翰斯·霍普金斯医院。区区63英里的旅程，Air Methods要价42863美元——比患者整整一周的医院账单还高。保险赔付后，该公司继续向夫妻俩追讨余下的37756美元。

帕克斯－墨菲在证词中写道，Air Methods作为一家上市公司，2014年的营业收入超过10亿美元，其账单均价在4万美元左右。在她的案例中，收费没有反映服务的实际成本，公司也拒绝提供说明。"这些公司漫天要价，因为它们无所顾忌，"她写道，"它们把利润建立在危重患者的身心痛苦之上，简直天理不容。"

Air Methods和PHI空中救护（PHI Air Medical）的官员出席了听证会，他们拿老套的说辞为收费狡辩。他们称，高定价的源头是维持机队全天候待命的成本。除此之外，老年医保和医疗补助的费率让他们入不敷出，一旦商业保险公司也拒绝支付全款，转向消费者是他们唯一的出路。"我们从未想过向患者漫天要价。"Air Methods的一位会计师说。

行业内部有人向联邦调查人员提出了应对高价困局的三条对策。其一，国会修订《航空业放松管制法》（The Airline Deregulation Act），允许各州行使监管职责。其二，老年医保提高空中救护服务的报销费率。其三，交通部收集报价数据以备调查，这些数据也有利于公众进一步了解价格。政府调查人员给交通部长的建议有：

· 将空中救护投诉案例公开在网络上，包括与差额负担相关的投诉。

· 将投诉相关信息予以公开，例如每家公司被投诉的次数。

· 寻找有助于遏止空中救护公司不公平或欺诈行为的其他数据。

· 考虑强制要求公司向患者披露它们的定价和保险协议。

如何在美国普罗大众最无助的时候趁火打劫，富有的商人阶层为我们好好上了一课。不幸的是，空中救护公司只是其中一例。自由市场离不开价格透明，然而一团模糊的不仅仅是空中救护运费，对于深受账单困扰的人来说，付给救援人员、护士和医生的钱也是未知数。但如果你以为受到影响的只有接受救治的患者和他们的家属，请记住，医疗保险公司往往在付清账单以后，以上涨保费的形式向你转嫁这些成本。这一情况在乡村地区尤为严重。

对命悬一线的患者发动袭击的不只是救护直升机，一些**地面**救护车也如法炮制。越来越多的人宁愿冒着生命危险，使用时下流行的优步（Uber）或来福车（Lyft）等拼车服务去医院，就连急诊也不例外。他们为什么要冒险乘坐慢得多的交通工具？因为他们不顾一切地希望摆脱地面救护车公司的掠夺性收费。

为了躲避地面救护车的金钱游戏，我的朋友吉尔就甘愿冒此风险。她的哥哥曾经乘坐救护车去过医院，那段路不算长，可他还是收到了8000美元的意外账单，他与当地救护车公司噩梦般的抗争经历都被吉尔看在眼里。从那以后，她发誓无论如何都不坐救护车，不管对方收多少钱。一年后，她犯了严重的恶心并开始呕吐，于是叫了一辆来福车载她去伊诺瓦费尔法克斯医院。她在汽车后座上蜷缩得像个胎儿，抵达医院后，她又见到七辆运送患者的网约车，下车的患者个个像她一样疼得直不起腰。

我在那家医院做过创伤急诊住院医师。在吉尔的建议下，我亲自开车前去一探究竟，所见与她说的如出一辙。在我的记忆里，急诊科的落客区周围一向挤满救护车，如今这个场面一去不复返了。现在，人们正从一辆接一辆的网约车里钻出来。

我们要从更诚信、更透明、更公平的收费做起，让卫生保健服务重获信任。也许国会应该通过一项禁止空中救护业务回扣，并建立患者保护机制的法案。不过，州立法者可以立即在消费者保护领域采取行动。就算他们无法控制价格，至少也能让价格公开化。不妨制定一部法律，要求空中救护公司预先向患者披露飞行成本？或者建设一个数据库，用以追踪并公示各家公司单次飞行的收费？数据库还可以指明承运的空中救护公司是由谁选定的，这样一来，隐蔽的利益冲突就无处可藏了。

如果患者不得不接受转运服务，他们至少有权知道这趟旅程要花多少钱。

在制止空中救护业掠夺性收费的征途上，最令我欢欣鼓舞的是很多医生正在为患者发声。这是根植于医学职业的恻隐之心，也许儿科医生对它最熟悉，不过一切有同理心、关怀弱者的医生都有着相似的初心。

与我做急救员时一样，直升机和地面救护车一如既往地挽救生命。但如今，它们的账单让患者寒毛直竖。在我的家乡，地面救护车公司长期采取社区志愿服务的经营模式，盖辛格医院则决心远离空中救护的"网络外"抬价游戏。这家医院没有向私募财团出售过一架直升机，相反，他们坚持公正合理的收费，并将费用纳入医院账单。最值得钦佩的是，他们经营空中救护项目是为了服务患者，而不是取悦投资者。

第二部分 『睿智进取』

第六章　分娩

埃博妮双腿蹬在支架上，汗如雨下，呻吟声和尖叫声淹没了急诊室。她正经历着又一次宫缩。对于她来说，这是一生罕有的痛苦；而对于佛罗里达医院的医护来说，这不过是另一个平凡的工作日。每一波疼痛难捱的浪潮过后，埃博妮能迎来一小会儿喘息之机。像巨浪之间平静的水面，宫缩之间短暂的间隔带来片刻宁静：她正在分娩。

当值的产科医生（我就叫他迪内医生吧）刚刚按当天的日程完成了门诊工作。迪内医生自有一套工作惯例，逢值班日，他会在下午2点停止看诊，然后来到医院，给某一位分娩中的妇女做剖宫产手术，不管她是否需要。如果一切顺利，迪内医生能在5点回到家。

条件允许时，阴道分娩对于母亲和婴儿都是理想之选，医生对此已有共识，就连迪内医生也无法否认。我的霍普金斯妇产科同事这样解释原因：当胎儿通过产道，宫缩能挤出孩子肺部的液体，促进健康呼吸。除了大手术的痛苦和更漫长的恢复，剖宫产还可导致感染等外科并发症。有的病例中，剖宫产的瘢痕可能改变母亲宫颈和其他结构的外形，降低未来的顺产几率。极少数情况下，剖宫产还会造成慢性疼痛。我们的一位小儿胃肠病医生告诉我，剖宫产对婴儿胃肠道菌群平衡存在不利影响。

但是，自然分娩的过程很漫长，没有医生想大半夜被人叫出来。迪内医生运用了我们在医学上所说的"单锤进路"（one-hammer approach）*，剖宫产就是这柄无所不能、无处不在的锤头。下午2点15分，他走近埃博妮，说出那句引领全球母亲走向剖宫产的名言："它可能对宝宝更安全。"

我深谙这样的助推之道，一句触发语的效果就像静脉麻醉一样立竿见影。

埃博妮听从了迪内医生，医护人员也把手术室准备停当了。要是她不答应剖宫产，迪内医生还有其他惯用说辞："万一宝宝夭折，你不希望这是拜你所赐，对吧？"

4点，埃博妮经剖宫产生下了孩子。迪内医生则一如既往，回到家与亲人共进晚餐。

如果埃博妮能及早发现迪内医生的行事风格，比如他高达95%的剖宫产率，她就能获悉真相：这位医生的建议压根没有顾及她和宝宝的最大利益。有的州会公布本地医院的剖宫产率，然而那些数据没能唤醒埃博妮对迪内医生的警惕。医院整体的剖宫产率比迪内医生个人的低不少，因为遵循最佳实践、审慎开展手术的医生还是多数。

---

* 也即工具规律，内容是"如果你只有一把锤头，那么所有物品在你眼里都像钉子"，意指试图使用一种工具去解决所有问题的思维方式。

我是从迪内医生的同事那儿得知他的例行操作的，我知道他没有违反任何法律。就算你去复核他的某一台剖宫产手术并挑战他的判断，他也能凭借无处核实的主观经验轻松地加以反驳。他还能出示埃博妮签署的同意书——她同意剖宫产，对潜在的并发症也有准备。迪内医生一点都不傻，他清楚地知道产科很容易招致诉讼，所以预备了周详的文件为自己的所作所为提供正当依据。他很清楚，他那多年如一日的接生习惯跟医疗事故的指控一点边都不沾。保险审核也查不出他的毛病，因为保险公司只看医生对患者个人的治疗有无偏差，不问医生对患者整体的治疗模式。

数据陷阱

我琢磨着迪内医生开展非必要剖宫产的行为模式，突然意识到我们对卫生保健质量的评价方式具有一定误导性。在质量评价上，我们投入了不菲的钱财。《健康事务》(*Health Affairs*)杂志刊登的一项研究发现，全美国每年要为收集和发布现行的一整套质量指标花费154亿美元。这笔钱足以给全国的每一名大夫聘请一位兼职私人助理。

可是，我们评价质量的方法依旧有缺陷。我们把目光放在手术的结果上，却不问这台手术是否适当。医院会追踪剖宫产产妇的感染率或返院治疗的频次，对于最关键的问题却不闻不问：产妇当初需要做手术吗？

迪内医生的"并发症发生率"这一指标可能首屈一指。我们外科医生都知道，如果你给不需要外科手术的健康人群开刀，你的并发症发生率将趋近于零。正因为此，各种非必要的手术从来不会受到质疑。评价膝关节置换手术的质量时，我们的卫生保健体系主要关注感染率和再入院率，尽管这两种情况都不多见。同时，膝关节外科医生已经表示，多达1/3的置换手术是不必要的。[1]这项数据没有进入质量评价公式，实在是个不小的漏洞。

我的老本行是胰腺外科。这个领域的大部分医生都能谨慎地决定手术时机，不过也有一些人远没有那么小心。尽管对于手术时机的认识参差不齐，但我们的考评指标无一例外都是并发症发生率。听着专家们在政策研讨会上大谈"卫生保健唯一的要紧事就是效果"，我感到左右为难。我很想认同他们的观点，然而我能在我们界定手术适应人群的方式上感知到微妙的差异。如果你做了一台不必要的手术，就算并发症没有发生，也算不上伟大的结果。

卫生保健体系评价医疗质量的另一种方式，是对手术过程加以分析。医院和监管方要监测医院在手术前使用抗生素的频率，它们还关注医院如何采取措施预防血栓，以及有没有在术后两天内移除患者的尿管。我不是要批评这些指标。以前我就在文章里写过，这些指标应该公开。随着时间的推移，每项公开指标明显都越来越完善了。不过，我们也不能再自欺欺人了。这些指标反映不出迪内医生的所作所为，也解决不了这样一个基本问题：患者需要做手术吗？

我们紧紧地盯着医院的整体质量，于是越来越眉毛胡子一把抓，然而此举无法适应不同治疗手段之间的差异性。例如，在我所从事的胰腺外科手术领域，再入院率就出奇地高（大约30%）。我的数据如此，其他五名同事也个个是这样，因为这就是胰腺手术的基本特征。不知为什么，上帝创造胰腺的时候没有像创造其他器官那样覆盖上一层保护膜。手术期间的切割操作时常造成胰腺严重渗漏，再大牌的主刀专家和再精湛的技术都于事无补。可以说，术后胰腺渗漏是预料之中的。

在美国，我和同事做过的胰腺手术多过其他任何一支团队。我们依托可靠的标准实施手术，在胰腺手术领域，我们的骄人成果频繁得到医学期刊和教科书的引述。但是，由于我们专科的再入院率难免居高不下，按照现行的质量评价方法，我们反而拖了全院再入院率的后腿。这种一刀切的评价方法，使人误以为我们的表现还不及平均水准。

迪内医生的例子也暴露出，我们对医院质量的传统评价方法严重忽略了医师的个人表现和行为模式。

咆哮的空乘

最近，我有一次乘飞机去佛罗里达的经历。赶飞机累得我上气不接下气，就等着登机后安安稳稳地休息会儿。真倒霉，航班上的空乘一个比一个暴躁。我刚登上飞机，一个叫辛迪的空乘就要求我返回登机口，为一个小小的电脑包办理托运。她说飞机上空间不够了，可我明明看到很多地方空着，尤其是头等舱，我还盘算着享受免费升舱呢。我又问航班是否提供饮料，她直接咆哮道："没空！"我只好请她给我倒些水，足足半小时过去，她才翻着白眼把水重重地砸在我的托盘上。我觉得自己活像货机上的联邦快运包裹。

飞机上的另一位空乘倒是服务周到、充满善意。"真不好意思，"她为我拿来饮料，小声道歉说，"她在这个岗位上已经很久了。"

次日，航空公司发来电子邮件，请我对机上服务做出评价。我看那就是一份老生常谈的调查问卷，让乘客给飞行体验评个星级，所以就没有理睬。我不想抱怨，也不想冒险让那位善意的空乘陷入麻烦。我突然意识到，团队层级的服务数据可能对制造麻烦的员工毫无影响。然而，这也是卫生保健领域的日常——我们用整体数据来衡量个人表现，然后又为这套体系徒劳无功而困惑不已。

设想一下，就算辛迪的上级通知她，全公司的客户满意度低于行业平均水平，甚至直言正是她所在的航班服务水平偏低，这些信息能改善她的表现吗？或许不能。她很容易将评价结果抛诸脑后，说"一定是其他空乘拉低了我们的评分"，或"我的客人不好伺候，因为他们是从世上条件最差的几座机场起飞的"。

再想一想，现在上司对这位粗鲁无礼的空乘说，她的客户满意度评分在1万名空乘中垫底，处于最糟糕的1%范围内。上司又说，今后每半年就会审核一次她的服务评分。这才能改善她的表现，说不定她还能给乘客额外拿些椒盐卷饼呢。

在回家的航班上，我得出了适用于任何行业质量评价的核心信条：数据必须产出有意义的、可以指引人们采取行动的结论。

我三天两头造访医院，也时常听人说："我们收集了这么多数据，现在要用它们做些什么？"管理者向医护人员展示医院整体的数据，指望这样的数据或多或少地提振他们的表现，那根本没用。不过，把医生个人的执业表现揭示出来，可能有着持续而深远的影响，也往往能带来立竿见影的改观。这样的案例我见得多了。

天性好胜

在加州圣莫尼卡的普罗维登斯圣约翰医院，我目睹了评价数据从团队转向个人的戏剧性效果。2017年1月，这家医院初产妇的剖宫产率是该地区12家医院中最高的。医院妇产科主任乔恩·松永（Jon Matsunaga）博士对这项排名感到不满，得知自家患者与其他医院的患者没有什么不同，他打算在数据上深耕一番。医院引入了同行基准评价方法：也就是说，他们拿医生的数据相互比较。

松永博士给科室的每一名医生看了他们自己的剖宫产率。神奇的事情发生了，医院的剖宫产率应声而落，而且是直线回落。不出几个月，他就让医院的剖宫产率下降了一半。如今，普罗维登斯圣约翰医院的剖宫产率是该地区 12 家医院里最低的。松永博士的领导才能无疑是这项成就的重要前提之一，然而南加州能迎来成千上万名更加健康的母亲和宝宝，发挥决定性力量的是同行基准评价辅以合适的数据。

我问松永博士，剖宫产率名列前茅的产科大夫怎么调整得这么快。他直率地说，那些大夫把竞争当作头等大事，甚至把它看得比患者的最大利益还重。他发现自从向医生分享数据以后，他们就不怎么愿意怂恿患者剖宫产了。

从更广泛的意义来说，松永博士此举的意义，远不止于降低了每台手术的并发症发生率，它还实实在在地提升了健康产出。他重新设计了医生管理模式，这对于社区卫生的意义，超过了当年同领域面世的任何新药或新技术。只要应用得当，数据的力量可能惊天动地。

还有一个案例，纽约的一家医院请我对一个团队中每一名医生的剖宫产率进行分析。这些医生有着一样的出诊排期，可不知为什么，有个人的剖宫产率明显比其他人高。我生成了每一位医生的数据，这样一来，他们就能看到自己在团队之中处于什么位置。

结合团队整体表现，我设定了一个可接受的剖宫产率上限，恰好处于中游水平的医生不会感受到太大压力。我们的关注对象，是剖宫产率一度远远超出阈值的越界者。医院领导层给医生看了相关报告。

几个月后，我和这家医院的几位高管在一场会议上相聚。我问他们最近采集的数据如何，一个人说："大部分医生对自己的数据位于合理区间感到欣喜。"

"不过,"他接着说,"有一位超出限界的医生,他的剖宫产率有60％,而且对我们颇有微词。他辩解说,自己的患者更虚弱。他说因为自己是高危妊娠的专家,是该领域的佼佼者,所以总是接诊贫困人群中最疑难的病例。"

我以前就听到过这些说法,我们同意回去再做些工作。回到霍普金斯医院,我向产科的同事讲了这件事。对于那位医生的借口,我的同事并不买账。他们接诊过许多巴尔的摩贫民区的高风险患者,剖宫产率照样不到30％。

我让那家医院的管理层回去问越界的医生,若充分考虑患者病情的复杂性,他觉得剖宫产率多少才算高。50％？ 80％？

我又深入研究了那位医生的数据,发现他的患者与他同事接诊的患者差异不大,这我早就料到了。所有的复杂病例不可能都由他一人接诊,分诊是随机的,取决于患者来院时谁当值。

随后,我在数据里发现一些异样。在一周的多数时间里,这位医生的剖宫产率都不算很高。然而一到周五,他的剖宫产率就猛蹿到80％。这么多剖宫产,也许是因为他着急下班过周末。

我给医院管理者看了这种"星期五现象"。他们哑然失笑,说道:"太感谢你了。"他们回到医院,把那位医生一周的剖宫产数据按天拆分,然后拿给他看。他很快就换了一副腔调,再也不说自己的患者情况更加复杂了。他表示:"好的,我会做些改进。"

　　审视自己的执业数据也帮助我取得了进步。在霍普金斯医院，我们团队的外科医生凯特琳·希克斯博士与麻醉师史蒂夫·弗兰克（Steve Frank）博士携起手来，打算解决非必要输血的问题。这个问题是说，医生有时候会给不符合实验室检查标准的患者输血。这项标准早就固定下来了，建立在大量研究的基础上，包括一项20年前发表于《新英格兰医学杂志》（*The New England Journal of Medicine*）的研究。然而在我们的医院，让医生遵循证据每天都是老大难。有鉴于此，希克斯和弗兰克打算发挥创造力，充分利用医生天性中的竞争本能。他们定期发布报告，对科室内每个人的输血率进行比较。结果颇具戏剧性，他们发现不必要的输血立即减少了。一份季报显示，我的输血率高于其他四名做胰腺手术的同事。在没有正当理由的情况下，我可不想做一个越界者。这是一种鞭策，它提醒我见贤思齐。当麻醉师又一次在手术中挂上血袋时，我叫停了他，询问患者的血液指标是否已下降到国家指南的规定范围。他说"没有"，只是觉得我可能想给患者输血。我拒绝了，也让患者远离了输血的不必要风险。同行基准评价在我面前展示了它的力量。

重任在前

　　从佛罗里达回来以后，我向研究团队讲了迪内医生的例子。我们讨论了评价医生个人行为模式和医疗适当性的方法。

我们知道，好的评价方法必须体现临床上的灵活性，按照医生的专业和患者的情况量体裁衣，这样对医生来说才公平。我们还要确保合作群体的多样性，尽可能广泛地与待评价学科的各类医生展开协作，不仅要吸收学术型医生，还要对社区医生敞开大门。社区医生有着得天独厚的代表性，要知道，美国大部分的卫生保健服务是他们提供的。

适当性评价将成为我们团队的研究重点。我们对医生的行为模式进行了研究，行为模式能揭示医生的执业风格，反映他们施加某项干预的门槛，以及他们能承受多大的风险。行为模式是我们在手术更衣室和休息室里的热点话题。借助它，我们能知道哪一位医生正沿着最佳路径前进，哪一位医生需要帮助。借助它，像我这样的医生就能找到医疗在我们心目中的最高标准。

行为模式尚未在临床适当性和卫生保健浪费的评价工作中获得应用，有个很有说服力的理由：这类研究是苦差事。我们建立的评价标准要精准而灵巧，不能有失公允地给杰出的医生贴上庸医的标签。这需要对专业知识和治疗法则的深刻理解，需要对使用过的干预措施熟稔于心，需要对可能接诊复杂人群的医生多一些体谅。

越界者逾越的那条界线在哪里，需要大量的时间来达成共识。向过时的临床习惯发起挑战，也需要极大的勇气。想实现突破，就要深入数不胜数的临床场景，挖掘临床上的细微区别，翻检发生浪费的各个领域。成千上万的执业医生都将参与其中。这项计划的宏大一度让我气馁，我考虑过退而求其次，在医学期刊上发表些云淡风轻的字句了事。可是，计划一旦实现，医学将更加精确，医疗成本也将更为低廉。

就在我向研究团队提出评价行为模式的目标后不久，美国医疗保险计划协会（America's Health Insurance Plans, AHIP）举办了全国医疗保险大会，我在会上围绕如何利用行为模式数据开展医疗适当性评价作了简要介绍。最后，我倡议与会者对药物滥用的行为模式开展评价。苏珊·登策（Susan Dentzer）是我的听众之一，她来自卫生保健领域最大的慈善机构——罗伯特·伍德·约翰逊基金会（Robert Wood Johnson Foundation）。我讲完以后，她走过来说："马蒂，我理解你的意思，让我们谈谈吧。"

苏珊曾任《健康事务》杂志主编，这是美国卫生政策领域数一数二的刊物。面对我抛出的议题，她算得上内行。多亏了苏珊，以及基金会的安妮·韦斯（Anne Weiss）和埃米·加诺斯（Emmy Ganos），我很快得到一笔金额不小的资助，这笔钱将帮我建立新一代的质量评价指标。最终，我们将运用新指标对医疗适当性进行评价。

罗伯特·伍德·约翰逊基金会已经资助了"明智选择"（Choosing Wisely）项目。这个全国性协作项目对医学的每一个专业领域发起挑战，要求它们列出在本领域通常不必要的五种检查或治疗措施。例如，不动用双能X线骨密度扫描来筛查65岁以下女性的骨质疏松症，就是该项目的共识性建议之一。该项目还有一项建议是，避免对单纯型热性惊厥患儿进行头部CT或核磁共振检查。在提升医生与患者对过度治疗的认识方面，"明智选择"项目的工作令人印象深刻。该项目的共识性建议可以在ChoosingWisely.org上找到。

在医学领域，"明智选择"项目开启了关于"过度"的新对话，这是引人注目的成绩。80个医学专业协会参加了该项目，医学文化为之一变。下一步，我们要走出认识层面，把工作重点转移到重要的质量评价指标上去。数据透明化可以减少一些领域的非必要手术，削减卫生保健开支。我从基金会领到的任务就是选出这样的一个领域。

我们把新的项目命名为"睿智进取"。

第七章　亲爱的医生

万豪侯爵酒店的会议室后面照例摆放着切好块的甜瓜，它们无臭无味、平平无奇，然而这场会议可不寻常。我身在华盛顿哥伦比亚特区，与会的还有美国莫氏外科学会（The American College of Mohs Surgery）的高级领导层，该学会的成员都是专攻皮肤癌的外科医生。如果你不是每年数百万皮肤癌患者的一员，那你大概没听说过莫氏手术。不过，今日的皮肤癌之所以更容易控制，很大程度上要归功于这项由弗雷德里克·E. 莫斯（Frederic E. Mohs）博士[1]在20世纪30年代开发的技术。

我听说莫氏外科医生对于过度治疗问题有着浓厚的兴趣。而且几个月前，我还与学会主席约翰·阿尔贝蒂尼（John Albertini）博士通过电话。我告诉他，我在霍普金斯的团队很想与专业协会联手，探索医疗适当性的评价方法。他当即就意会了，甚至更胜一筹，反过来给我讲了一些被他看在眼里并且困扰着他的不当行为。

为了帮助我深入理解问题，阿尔贝蒂尼不得不先详解了莫氏手术技术。可以说莫氏外科医生的角色是独一无二的，因为在同一台手术中，他们既是外科医生，又是病理科和整形科医生。这项手术的目标是在完全切除皮肤癌的同时，尽可能少切健康皮肤。医生首先要从组织中切下一块病灶，接着在显微镜下观察。切下的皮肉可能只是一块小薄片，也可能有一英寸见方。如果组织块的边缘存在癌细胞，就意味着病灶没有切干净，这就是外科医生所说的"切缘阳性"。这时候，医生会回到患者身边，在原切口处多切一小片组织。医生将每一次组织块的切除称为手术的一个"分期"。莫氏手术的突破，在于它能完整地切除可见癌变，并且尽可能多地保留正常皮肤。过去，由于医生一次切除的皮肉太多，患者常常因皮肤癌毁容。

事情到这里变得有意思了。莫氏手术一般包含1—2个明确的分期，极少数情况下才有必要实施第三个分期的手术。医生能凭借这项手术获得不菲的收入，最后竟演变成按照手术分期来收费。只要在这里或那里多切一点，不论这样做是否有必要，你都能赚取更丰厚的报酬。我自己就是外科医生，对手术室里遍布的金钱诱惑再熟悉不过了。

阿尔贝蒂尼说，学会的领导层在过去几年里多次接到报告，反映一些医生的术中分期似乎太多了。也许这些医生有待进一步训练，也许他们受到了金钱的驱使。阿尔贝蒂尼提出了一个行为模式，可供我们在"睿智进取"计划中验证。我们可以关注医生手术分期的平均数，看看谁动刀的次数最多。"多数医生都处于某一个特定范围内，"他告诉我，"但有些出格的人会增加分期数，进而增加费用，给患者带来不必要的外科手术。"

　　阿尔贝蒂尼说，这个项目要取得成功，离不开莫氏外科学会领导层的支持。我们制订了一个计划，趁莫氏外科学会的行政领导团队在华盛顿哥伦比亚特区参加美国皮肤病学会年会之机，我要去会会他们。

一臂之力

　　我诚惶诚恐地走进酒店会议室，没有在切好的甜瓜前驻足。这还是我头一次游说一家外科协会，请他们对医生的个人行为模式进行分析。砍掉不必要的医疗项目能成为削减卫生保健开支的第一步，我希望他们也同意。

　　这也许是一场至关重要的会议。为了向政府和其他各方报告质量指标，美国每年花掉的钱超过150亿美元。[2]对于一阵风似的质量提升运动，医生早已厌倦了——尤其是那些没有征求过我们的意见就强加过来的运动。我深知，我们选用的行为模式是否合适必须由一线的医生来决定。我们需要看到他们达成共识，我需要他们告诉我什么是最佳的处置方式。

　　阿尔贝蒂尼迎接了我，把我介绍给与会的几位巨头。围坐在会议桌旁的，有来自俄克拉荷马大学的汤姆·斯塔斯科（Tom Stasko）博士、克利夫兰诊所的艾利森·维蒂莫斯（Allison Vidimos）博士、加州大学洛杉矶分校的理查德·本内特（Richard Bennett）博士、盖辛格医学中心的维克多·马克斯（Victor Marks）博士、温斯顿－塞勒姆市的巴里·莱欣

（Barry Leshin）博士，以及辛辛那提的布雷特·科尔迪龙（Brett Coldiron）博士。我读到过有关科尔迪龙博士的报道：他一个人就做过5万台水平顶尖的莫氏手术。

我沉浸在自己的演讲中，向他们介绍了"睿智进取"项目的模型。我解释说，我们首先要在他们的领域找找看什么事做得过火了，然后设计一种巧妙的方法，计算出一位医生过火行为的频率。接着，我们要就过火行为的频率阈值达成一致。最后，如果医生的行为模式逾越了他们自己认定的合理边界，我们就要向他们反馈这一情况。反馈能让他们了解自己在同行中的水平，也让我们有机会帮助他们改进。我的研究团队采纳了阿尔贝蒂尼的意见，并已付诸实施。我提出的初步数据显示，大部分从事莫氏手术的医生人均有1—2个手术分期。不过，一些人的平均分期有3—4个。

在我讲话的时候，这些外科专家一面喃喃自语，一面轻轻点头，气氛很是融洽。后来，他们也会点评几句，对我说的表示支持。

"有道理，"莫氏外科学会的一位理事说，"对于不负责任地实施手术的医生，我们应该采取一些措施。"

"有些人的行为模式明显越界了。"另一位医生补充道。

"这正是一家专业协会应该做的事。"莫氏外科学会的另一位领导人附和道。

他们都是明白人！他们为自己的职业而骄傲，并认为自己有责任采取行动。外科专家们注意到，一小部分同行可能正从这个体系中攫取巨额财富。他们承认，在专业内部，即使是行事出格的医生也不大可能被视为越界者。在莫氏外科学会领导层的假设中，医生的竞争天性将发挥作用，这也许能让他们自发地减少过度医疗。结合个人对医学的观察来看，我对此百分之百赞成。人类对竞争有着敏锐的反应。

与我一样，莫氏外科的领袖们也喜欢阿尔贝蒂尼的提议。对于切除肿瘤需要3个或更多分期的医生，我们的用意不是惩罚他们，甚至也不是强令他们取得预先授权；对于部分病例，多几个分期可能是必要的。但是，如果在大量患者身上固守切除三块组织的行为模式，在这些专家眼里似乎就不那么妥当。手术刀不围绕着肿物切，而是跨过肿物，这是医生频繁面对的创收诱惑。皮肤癌是世上最常见的癌症，莫氏手术长期在基底细胞癌和鳞状细胞癌两种亚型的治疗中得到应用，而今在黑色素瘤的治疗上也越来越多。

毫无疑问，"睿智进取"的办法要强过衡量感染率和再入院率的老办法。莫氏手术是一项门诊手术，感染和再次入院都极为罕见。我邀请莫氏外科学会的理事会成员与我的团队展开合作，他们欣然应允。我们已万事俱备。

找出越界者

我带着研究团队一头扎进工作。我们从联邦政府获取了所有老年医保患者的数据，所谓老年医保，就是政府为残疾人和65周岁以上的患者提供的保险计划。数据包含每一位医生的识别号，还能显示出每一台莫氏手术包括几个收取费用的分期。我们把数据绘制成图表，标示了美国外科医生在皮肤癌手术中切除组织块数量的平均值。果然不出莫氏外科学会领导层所料，大部分医生处在正常执业的变化区间之内。就一位具有代表性的外科医生而言，一年周期内平均每台手术的莫氏分期介于1.2—2个。当然也有一些出头鸟，他们给患者实施手术的平均分期数可达4个或更多。

我们向莫氏外科学会的领导层通报了结论，他们说这个分析证实了他们的猜测。在异常名单上，他们甚至认出了几个高居前2%的名字。他们早就听说过关于这些人的传言，或是见过他们的一些患者返回医院接受后续治疗。该领域的专家说，对于任何一位大量从事莫氏手术的医生，如果平均莫氏分期高于2.2个，在他们看来就超出了正常范围。我们有着一致的看法。

接下来，我们在此次分析的外科医生中选取了大约一半人，向他们发出了信函。之所以没有一次性联系所有人，是因为我们想研究此次联系能否影响医生的行为。因此，我们要对一组医生施加干预，而对另一组不加干预（作为对照组）。这些信来自美国莫氏外科学会和我在约翰斯·霍普金斯的团队，信里附带一份一页纸的报告，显示了接获信件的医生与其他美国同行相比表现如何。一位平面设计师帮助我的团队制作了按医生区分的报告，我们能从报告上看到每一位医生在钟形曲线上的位置。平均每台手术使用3—4个乃至更多分期的医生，被远远地甩在图表的末尾。

　　我们没有责备任何一位异常目录里的医生，而只是轻描淡写地说："与美国其他从事莫氏手术的外科医生相比，您处于这个位置。"我们还在报告上申明，只要手术的平均分期处在正常的变化范围以内，莫氏外科学会都认可。与我们合作设计报告的莫氏外科专家说，数值大大超出合理范围的越界者很容易发现自己的与众不同。

　　这封信上有莫氏外科领域泰斗们的署名，同时提供了教育资源，还邀请收信人对本项目提出宝贵意见。

　　撒出大约1000份报告之后，我屏住呼吸，开始了紧张等待。我们的书面通告能掀起涟漪吗？

惊人的反响

　　发出信函之后的几天里，我一直等着有人打来电话发牢骚或倒苦水。但是，抱怨并没有到来——我没有接到，在报告封面上联署的莫氏外科领袖们也没有。很快，这样的电子邮件纷至沓来：

　　·谢谢你们最近发来的报告。我之前不知道自己在全国同行中处于什么水平，现在我了解了。我超过了平均值，但我会认真寻求改进的。

　　·我很喜欢向自己的患者展示这项指标。

　　·对于刚刚收到的这份《外科医生个人数据报告》，

我只想简短地回应一下：我非常喜欢它！我之前有好几次想去了解，自己的手术平均分期与同行比起来怎么样，我还没来得及行动，它居然就自己来到我邮箱里了！它为我们的手术质量提供了很好的标杆。

·感谢你们分享这份数据，我将好好打磨自己的技术。这些信息还有其他用途吗？会公开吗？请告诉我。

·我想进一步了解美国莫氏外科学会提供的再培训项目。

·下一份报告什么时候发布？

·谢谢你们发来这份报告，它很有意义。

·我听说过这份报告即将发布的消息，也很高兴看到自己没有超出正常范围。

看到自己的数据后，医生表达了感激！诚然，这些邮件都是个人之见，但没有一个回复质疑我们的评价指标。我的团队经过追踪调查发现，莫氏外科学会有80%的医生认为，分享这种行为数据有着重要意义。以我的观点看，这些开篇署着"亲爱的医生"的信件之所以得到了正面反馈，原因在于该项目是100%从医学界内部发源的，是执业医生的智慧结晶。他们清楚地理解，什么行为是对医者技艺的合理使用，什么行为是滥用。

不过，这儿还有一个价值连城的问题：我们的干预能奏效吗？它能鞭策越界者改变行为模式吗？仅仅给医生发个通知不是我们的本意，我们想看到改变。一年的等待过后，我们再次从全国老年医保数据里找出了曾接到报告的医生，结果是惊人的。我们发现，83%的越界者改进了原有做法。除此之外，每台手术中的组织块切除数似乎一直都在下降。[3]

　　长期追踪数据还揭示了一个有意思的趋势。在我们发出信件之后的几个月里，就连对照组的越界者都开始改进了，我们压根没有联系过他们。在不知道个人数据的情况下，他们就开始为减少手术平均分期而努力了，只不过降幅没有那么大。看样子，我们的干预产生了交叉效应。我知道为什么：消息在同专业的医生之间传得飞快，在我们送出报告的同时，议论也随之传开了。莫氏外科学会领导人撰文点评了我们的项目，还在讲话中谈了这个项目的重要意义。我听说，一些在我们的分析中表现不错的医生，也在向朋友和同行广泛传播事实真相。嗨，这不是一桩好事吗？我们的项目给越界者传递了一则信息：你所在专业的领军人物，正在监测你的行为数据呈现的宏观趋势。

　　阿尔贝蒂尼为眼前的一切感到欣喜。这次行动营造了一种责任文化，他还听到过一些故事，证明医生的改进都是货真价实的。"此外，没有人觉得自己遭到了羞辱或惩罚，"阿尔贝蒂尼说，"这是同行之间的私密提醒，它客客气气地点出了我们之中的越界者。"

　　项目整体在第一年的开支是15万美元，但它直接为老年医保节约了1100万美元——都是美国纳税人的钱。在我向出版社交付这部书稿之际，也就是这次行动的18个月之后，省下的资金攀升至1800万美元。我们的发现不仅得到了医学界的广泛认可，研究成果发表时，还有一篇表达赞赏的社论一同发表，它的标题是"医生对精准而有指导性的个人行为数据反响热烈"。这篇社论出自美国医学会（The American Medical Association）理事长杰克·雷斯奈克（Jack Resneck）博士和爱荷华大学的莫氏外科医生玛尔塔·范贝克（Marta Van Beek）博士之手。全美国范围内的热议随之而来，这说明质量改进工作若能吸引医生从头参与，将取得不可估量的效果。在卫生保健领域，还有什么投资能获得7430％的回报？

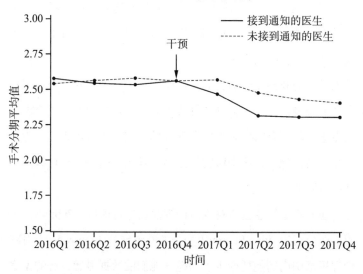

组织块切除平均值（莫氏分期）*

* 分析仅限于大量开展莫氏手术的医生。

可是，为什么有的绩效改进项目收效不凡，有的却事倍功半？我认为，成功的部分因素在于以礼待人。我们取得卓越效果的法宝，是邀请执业医生在项目前期加入进来，并以私密、非惩罚性的方式在同行之间分享数据。更何况，项目关注的焦点正是医生自己圈出来的重点。我访问过数百家美国医院，总能从负责医院质量改进的人那儿听来这样的话："我们收集了这么多数据，现在要如何利用呢？"对各类指标的追踪让他们深陷泥潭，可其中有些东西是没有意义的。最后，他们稀里糊涂地将数据甩给医生，医生则反过来以一贯的说法解释："我接诊的患者病情更重。"

这套说辞一直是卫生保健质量提升的主要障碍。然而，它背后还有一层深意，医生实际上是在说"你要么对我不了解，要么对我的工作一窍不通"。如果不提前达成共识，就把质量提升项目强加给医生，他们一定会这样想。医疗评价手段要想取得实效，就必须由来自待评价专业的医生开发，并赢得他们的拥护。为我们添砖加瓦的医生应具有广泛性，并服务过多种多样的患者群体。在推进"睿智进取"项目的同时，我要求进入专家组的所有医生至少分配70%的时间用于医治患者。为了平衡来自大规模科研型医院的医生，我坚持引进了乡村医院与社区医院的代表。

还有不少行业也会对业内行为模式进行评价。2009年，公用事业公司Positive Energy［如今的欧波威耳（Opower）］对减少邻里范围内的能耗产生了兴趣。他们的数据显示，有的家庭耗电量比邻居高不少。毕竟，一个人离开房间时应该留灯还是关灯可没有整齐划一的要求。不信，问问因此和另一半吵过架的人就知道了。

这家公司决定定期给每一个家庭邮寄一份反馈报告，比较该家庭与规模相近的邻居消耗电力和天然气的情况。反馈数据的干预手段利用基准评价的思维，实现了家庭能耗的整体下降。当人们发现自己的能耗冒了头，就会改变习惯，回归邻居的行列。一年时间里，这个简单的手段为参与家庭减少的碳排放相当于少用1430万加仑*汽油，为消费者节约的资金超过2000万美元。[4]现在，许多公用事业公司都用上了这一招，而且很奏效。

指标为王

这些年来，我检验过数百项质量评价指标，也亲手开发过自己的指标。我越来越相信，不少指标与现实情况结合起来才有意义。我们必须关注，评价指标对改善患者生活质量、预防潜在的失能有何意义。评价标准要把重点放在极端异常值导致的重大伤害或浪费上，而不是揪着医生行为中细枝末节的差异不放。评价指标还要兼具可测性和计划性，以免受到偏倚或计谋的污染。最后，合理的评价指标应该有效地指导医生的行动。死亡率等指标虽然容易统计，却很难成为指导行动的依据。有些评价指标能直截了当地为医生照亮前进的路，帮助他们即刻改进执业方式。这样的指标越多越好。

与美国莫氏外科学会共同完成皮肤癌评价项目后，我问学

---

* 英美容积单位，1美制加仑约等于3.785升。

会领导层，有没有人向老年医保或范围更广的卫生保健共同体提及此次应用的评价方法。我们的数据表明，对缺乏依据的执业行为加以控制能显著削减卫生保健支出。"没有。"他们解释说，偌大的医疗政策世界里从来没有人征求过他们的意见。我又一次看到割裂，制定卫生保健规则的人与按规则办事的人之间的割裂。

我安排了一次与老年医保的中层领导人的会面，希望尽可能弥合这道鸿沟。我们想为行为指标设定可接受的变化范围，他们喜欢这个想法。他们让我浏览了他们的网站，上面介绍了他们为老年医保引入新的质量评价指标适用的标准论证程序。我注意到这么一项要求：引进任何新提议的评价指标，都必须有若干篇公开发表的文章证明该指标有证据支持。这是个不错的主意，然而拿它来审视质量改进工作就太狭隘了。没有人会为了比较莫氏手术分为两期好还是三期好而专门安排一次试验，强迫患者接受3个分期的手术不合伦理，这是重要原因之一。我果断放弃了对网站的探索。

老年医保要求质量评价指标建立在公开证据的基础上。不过，在罗伯特·伍德·约翰逊基金会支持的莫氏手术项目中，我们以一种不同的方式看待问题。我们从终日在一线忙碌的医生那里汲取智慧，创造了一套充分考虑专业特点的评价方法。

翌年，我接到邀请，与老年医保的新任高层见了面。他们是希玛·维尔马（Seema Verma）、保罗·曼戈（Paul Mango）、金·勃兰特（Kim Brandt）和亚当·伯勒尔（Adam Boehler）。我解释说，我们这套行为模式指标极具说服力，引入它们将显著减少老年医保资金的浪费。老年医保支付的非必要血管手术，也就是大街上的诊所为教会信众实施的，就是浪费。接待我的老年医保领导层很快就理解了，还把进一步优化行为模式评价的工作列为优先事项。几个月内，老年医保就制订了计划，准备向美国最极端的越界者寄出写给"亲爱的医生"的问候。

莫氏外科学会开展的同行评比项目大受欢迎。第二年，学会领导层决定扩大项目范围，一方面应对滥用表皮皮瓣（一项皮肤移植技术）的现象，另一方面解决滥用莫氏手术的问题，例如它极少适用于躯干和腿部的病变。

在对皮肤癌外科手术的评估中，"睿智进取"计划没有采纳传统的评价方法。相反，它借助医生的行为模式来识别行业专家眼中的危险行为或其他缺乏依据的做法。我们发布了外科医生层面的皮肤癌手术"适当性评价指标"，下面，是时候向前一步了。我们很快就要把这个模型推广开来，"睿智进取"项目[5]将远比现在更加宏大。

第八章　推而广之

　　约翰斯·霍普金斯医院的自助餐厅堪称医学新观点的大中央车站[*]。一天早晨，我刚取走酸奶和水果，就巧遇了阿里·拜顿（Ali Bydon）博士。他是个充满智慧和快活气息的同事，专长是脊柱外科。我一向喜欢与阿里交流，因为他思考医学的方式相当务实。我们简短地寒暄了一阵，接着我向他介绍了我与皮肤癌医生合作的"睿智进取"计划。我觉得同事之间的跨学科对话价值连城，因为我能从他们身上学到很多。当我问拜顿博士，脊柱外科有没有什么做得过火的行为可以用指标来评价，他一下来了精神。他说，有的医生给从未尝试过物理治疗（理疗）的背痛患者做不合理的外科手术。多数情况下，理疗的疼痛改善效果优于外科手术。**任何情况下**，你都该优先尝试理疗。如果理疗不管用，手术可能才有用武之地。

　　听起来，他的想法还真有潜力入选"睿智进取"计划。我想看看老年医保数据能否提供相应病例，于是问他所指的具体是哪些手术。他不假思索地列出一连串非急需手术的名字：腰

椎椎板切除术、椎间盘切除术、硬体植入，以及其他择期（非急症）手术。他还列举了几类需要排除在外的特殊情况，在这些情况下开展背部手术可能确有必要。例如，他指示我们不要把任何涉及创伤、潜在神经损伤、脊柱肿瘤或瘫痪的手术纳入评价范围。

把各类手术和临床诊断的医疗代码数据收集妥当之后，我造访了阿里·拜顿的办公室，询问了一个事关重大的问题："如果我们算出一位医生的择期背部手术患者有多大比例在过去一年内至少接受过一次理疗，用这项数据评价医疗适当性是否合理？"

"它能向你透露关于这位医生的很多信息，"拜顿说，"如果手术患者没有接受过理疗，也许说明医生正在做他们原本不该做的手术。"

我带着这个主意回到研究团队。我们按照择期背部手术患者在术前一年内至少接受过一次理疗的人数占比，给美国的每一位开展背部手术的医生绘制了图表。果不其然，大多数医生都处在同一范围内。但是，有一小部分医生的患者在术前从未尝试过理疗的比例明显偏高。

后来我又回到拜顿博士的办公室，这次还带上了一位随我一起进行观察的医学生。看了我分享的研究发现，他在图表上指了指——那是一小群指标异常的医生。"这些医生在做不必要的背部手术。"他说。一番细看以后，他说大部分医生都在做着正确的事，但有一小部分越界者的行为模式站不住脚。"这些数据真是惊人。"

　　我的医学生问:"为什么不干脆强制要求患者在背部手术前先做理疗?"拜顿解释说,理疗在极少数例外情况下也难奏其效,而且数据里偶尔有患者医疗代码出错的情况。出于这些原因,我们希望为外科医生的行为指标制定一个可接受的范围。拜顿和其他专家经测算认为,按照新的评价标准,至少一半外科医生的择期背部手术患者,在任何情况下都应该先做理疗。这将是推广最佳医疗实践的第一步。

　　没有在手术前让患者尝试理疗的医生明显越界了,看着全国数据中那些越界者的名字,拜顿出离愤怒。想成为脊柱外科医生,长年累月的专门训练是少不了的。脊柱外科技术是一门精妙的绝学和神奇的技艺,它能帮助患者免于残疾和其他病痛的折磨。越界的医生在患者身上要了个有利可图的把戏,在脊柱外科领域这不是什么秘密,只是我们以前不知道罢了。

　　拜顿又看了一遍分析结果,然后说:"这些人正在败坏脊柱外科医生的名声。"

　　在医学上,放之四海而皆准的推荐治疗指南凤毛麟角。根据患者个人情况修正操作流程,可能完全是合情合理的。同时,推荐的治疗方案也可能走样,因为医生希望从中牟利,这是对消费主义患者文化的反应。也许医生不了解什么是最佳方案,也可能是前面的多项因素共同发生了作用。在任何病例中,确定偏离标准的行为是否合理都不容易。行为模式评价的方法之所以令拜顿和其他医生着迷,是因为它为可接受的行为设定了区间,进而将罕见病例的情况考虑在内了。面对确有需要的患者,医生可以破例,且不会被视为不法之徒。

　　拜顿问我，以前有没有人用这种办法处理过数据。我解释说，我们是近期才得到这些资料的。包括我在内的科研人员都曾游说政府允许我们接触全国老年医保数据。我们主张，既然老年医保的资金取自纳税人，那么它的数据就该向社会公开。老年医保的回应是给我们中很有限的一部分人提供了服务器接口，按照用户协议，我们获准查看每一位医生特有的全国身份识别号。尽管最终接入老年医保的服务器耗时一年之久，但如今我们能对行为模式数据进行研究了。我的团队就是靠这些数据，制作了能区分医生的皮肤癌外科医生个人报告。在这次前所未有的数据大公开以前，像我这样的研究人员只能得到三年前的老旧数据。

　　对行为模式的评价看起来是个新鲜事。因为每一位医生——从医学院到住院规培，直到整段职业生涯——都笃信，除非经过随机对照试验的证明，否则我们不能轻信任何事。当然，从来都没有人做过先随机挑选没试过理疗的患者，再给他们做择期背部手术的试验，仅仅为了证明这么一个论点就开展随机试验有悖伦理。我们都曾亲眼见证，收效良好的理疗让患者成功避免了外科手术。而且就算有人付诸实践，这项试验也无法告诉你，应该绕过理疗直接做手术的患者占比多少，开展此类试验的主意是荒谬的。科学研究中的随机对照试验是为了测试药物相比安慰剂的效果，这就是我向学术精英提出挑战的地方。庆幸的是，还有其他人为此发声。最近，《社会科学与医学》（*Social Science and Medicine*）杂志投入整整一期的篇幅涉足这一问题，多篇文章指出了随机试验的短板。[1]这里有个帮你理解问题的思路：评估降落伞能否有效地挽救跳伞运动员的生命，随机对照试验可不是个好主意。

很不幸，有的医生将随机对照试验缺失等同为证据的缺失。当医学界混淆了"没有证据"和"不真实"，这个大意又危险的想法就变得更糟了。这是个逻辑谬误，"没有证据支持"实际意味着以下两种情况之一：经研究，某个问题确实没有证据支持；这个问题虽然尚未经过研究，但也许是正确的。随意使用"没有证据支持"这句话，使我们习惯性地对任何没有试验支持的事物持有不信任感。一直以来，我都要求我的学生和住院医师使用"它未经充分研究，因而情况未知"或"充分的研究未揭示其有效性"，以代替马虎大意的"没有证据"。

"睿智进取"背后的观点，是利用医学专家的智慧找出医生行为模式中看上去不合适的地方。当我向医生展示行为模式数据，让他们看到越界者，他们会说："我明白了。"无需试验。

深入交流

接下来的一年里，只要有机会与同事在自助餐厅或走廊里聊天，我就会打听他们所在的专业领域有没有过度医疗现象。然后我将追问他们，这些过度医疗现象能否借助某种行为模式来评价。多数情况下，医生都能脱口而出，他们往往从"明智选择"计划批评过的现象说起。但是，由于多数全国性数据缺乏必要的粒度*，他们的大部分提议都难以利用大数据来评价。与同事的谈话多了，我一般都能激起他们的兴趣，并与他们合作设计几种评价方法。有一段时间，我差不多会向遇到的每一个医生抛出同样的问题，就连以访问教授身份去其他医院发言或参加全国性医学会议也不例外。我的过度医疗清单越拉越长，面对内部人士分享的真知灼见，我既着迷又深感不安。

例如在与乳腺外科同事的谈话中，我得知有些医生做完乳房肿块切除术之后，让患者再次返院开刀的概率很高。我请我们的分析师王佩琦提取了全国数据，我们发现的情况不容小觑。绝大多数医生的再切除率处于20%以下（我的同事认为，这个数字就是可接受范围的合理边界），然而近1/7的医生有着超过30%的再切除率。我们从全体美国外科医生中，选出了每年为老年医保患者实施的乳房肿块切除术超过十台的人员，并统计了他们的再切除率分布情况（见下页统计图）。看着越界医生的真实姓名，我们有一种不真实的感觉（见下页统计表）。可悲的是，他们做了越界者，却因此大赚了一笔。

在外科学顶级会议——南方外科学会（Southern Surgical Association）年会上，我们展示了这项工作。[2]与会者对我们的报告产生了浓厚的兴趣，也因为参差不齐的治疗质量而忧心忡忡。

---

* 即统计数据中待测量数值的粗细程度。例如门诊量统计数据，按一小时、一天或一
　个月的时间来统计，粒度就存在区别。

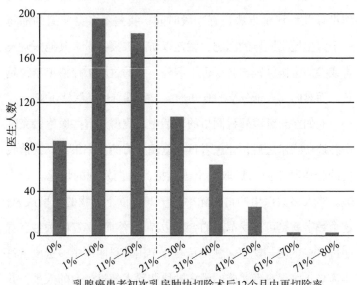

乳房再手术（再切除）率分组统计*
临床共识认为再切除率不应超过20%

医生人数

乳腺癌患者初次乳房肿块切除术后12个月内再切除率

★ 分析仅限于大量开展手术的乳腺外科医生。

若干例严重偏离正常值的医生

姓名	执业地	手术台数	再切除率
医生 A	格尔夫波特，密西西比	83	66.3%
医生 B	北加利福尼亚	155	60.0%
医生 C	印第安纳波利斯，印第安纳	509	59.5%
医生 D	里士满，弗吉尼亚	54	57.4%
医生 E	盖恩斯维尔，佛罗里达	84	56.0%

消化科

我时常与消化科大夫有工作交集，自然也问过他们的专科有哪些领域存在过度医疗和浪费，并且可以开展行为模式评价，他们提出的点子足可填满一座宝库。他们提到痔疮结扎术，医生会在痔疮的基底部缠绕一圈橡皮筋，以切断其血液供应。据他们讲，不该使用橡皮筋的病例超过10%。可是，有些医生见到机会就一律结扎。当我问为什么这些人要如此频繁地做结扎术，消化科的医生给出了我听过许多次的回答："有利可图。"不出几天，我带着数据回来了，数据印证了他们的怀疑：一小撮医生给他们评估过的几乎每一名患者做了痔疮结扎术。没错，写下这些的时候我很心痛。

消化科的另一位同事申恩智（Eun Ji Shin）博士告诉我，有的医生为了实现利益最大化，把本该同时完成的两个步骤拆分成两天里的两台手术。若非病情危急，主诉胃部不适或胃灼热的患者往往同时需要胃镜检查和肠镜检查。只要条件允许，医生应当为镇静状态下的患者依次进行这两项检查。然而申博士说，有的医生钻系统的空子，把两项检查安排在不同的日期里。如果检查中心是医生所有或合伙的，他们就能赚到更多的钱。当然，有些情况下分两步做检查是正确的，不过申博士解释了行为模式将如何曝光那些要花招的医生。

得到这条线索之后，我回到对数据库的研究上。如申博士所料，我发现多数医生将两项检查放在了一起，他们理应这样做。一般情况下，医生分两天为患者做检查的情况仅占总体的18%。[3]但这个数字有误导性，在更大的医疗机构，这项数据的平均值是13%；在规模较小的私营内镜中心，平均值是24%。接着，我们很快找出了越界者，有一小群消化科医生**每一次**都把检查拆分在不同的日子里！还有些医生在半数时间里将检查做了拆分——消化科专家认为，这是不当行为的门槛。这样做不仅给患者带来很多麻烦和开销，还制造了风险，因为患者必须接受二次麻醉。

我和消化科的同事们着手撰写论文，介绍我们的发现。与此同时，我们还请来两名新入职的消化科医生对研究进行回顾与检讨。我注意到他俩说起了悄悄话，好像哪里有不对的地方。于是，我上前打断了他们，问他们是否另有高见。原来，他们的科主任是这项研究的共同作者，得知科主任不希望他们靠拆分检查来牟利，两位医生如释重负。

"在这家医院，我们不会这样做，"一位消化科同事对他们说，"我们要以患者的最大利益为准绳。"

"咻！"一位新来的医生说，"我们以前的医院要求医生把所有的胃镜和肠镜检查安排进不同的日子，我们以为这里也一样。"

我们大笑起来，但这是个黑色幽默。我们能意会它的可笑，是因为我们都意识到卫生保健体系存在不诚信行为，而且我们都是这个体系的一分子。

听说拆分检查的行为如此普遍，而且竟得到了广泛接受，我十分震惊。好在那一天，两位医生从拆分检查日期的游戏中解脱了。如果这件事在约翰斯·霍普金斯医院都需要澄清，那么它在任何地方都可能发生。

心脏病

其他专科医生也为"睿智进取"计划的壮大提供了线索。在走廊上，心外科的同事给我讲了二尖瓣手术的事。二尖瓣是心脏的组成部分，能让血液从左心房流向左心室。当二尖瓣功能异常，心外科医生可以置换掉它，也可以用剪刀和缝线进行修补。对于患者来说，在可能的情况下修补二尖瓣是一个更有利的选项。除却其他好处不说，患者至少无需终身服用既昂贵又有风险的血液稀释药物。但是，要做出修补瓣膜的决策，就得先在外科手术中对瓣膜进行检查，因此这是个需要果断和勇气的决策。心外科医生告诉我，有条件接受瓣膜修复的患者多达半数。然而一些医生执着于单锤进路，将瓣膜一换了事。

儿童

有些一两岁宝宝的肚脐部位会出现小疝气，坊间称之为"凸肚脐"，医生叫它"脐疝"。小儿外科的医生告诉我一种过时的做法，即一概为这些宝宝做修补手术。这一领域的最佳实践早已成熟，随着孩子长大，绝大部分脐疝将自然闭合。指南建议，医生应等到小患者六至七岁时再考虑手术治疗。更重要的是，新研究发现全身麻醉可能会导致幼儿学习障碍。要点归纳：四岁以下的幼儿患者中，需要外科手术修补脐疝的病例仅为极少数。（腹股沟疝另当别论。）

我与梅于尔·拉瓦尔（Mehul Raval）博士以及其他小儿外科医生经过一番深入讨论，建立了一套评价方法，旨在捕捉过早给孩子做手术的不当行为。我们的评价指标很简单，就是看看一位外科医生的所有择期脐疝手术患者有多大比例是四岁以下的儿童。按道理说，这种情况很罕见，占比不到10%。然而数据显示，每5名外科医生里就有1人，让四岁以下儿童的脐疝手术成为惯例而非例外。脱离对行为模式的观察，审查者仅凭患者病历无法辨别手术的必要性。诸如腹部疼痛这样的软性手术标准，每个病例都有记录。

临终

在癌症照护方面，肿瘤科医生的建议是算出一位医生死于癌症的患者中，有多少人临终前两周内还在接受化疗或放疗。如果这位医生有一两成患者在化疗或放疗期间离世，可能意味着患者的死亡是预料外的。可如果多达80%—100%的患者在离世前的两个星期内接受过化疗或放疗，对于什么时机该放弃无望好转患者的侵略性治疗，这位医生可能缺乏准确的判断。

牙科护理

一项大型牙科学研究发现，氟化氨银滴剂能预防龋齿。医生可以视需要重复给药，而不必在患者的牙齿上钻孔并置入填充物。让牙齿颜色变深是它唯一的副作用，多次反复使用甚至可能让牙齿变黑。这对于天生丽质的宝宝可不是件好事，但它可能让孩子免受钻牙的痛苦。当牙医建议我八岁的外甥钻牙时，我把这两个选项都摆在了他面前。你猜怎么着？他选择了滴剂。

我问过牙医，当滴剂能有效处理问题，给孩子们的牙齿钻孔是否合乎伦理。多数人都瞧不起氟化氨银疗法，但也有其他人说该疗法十分有效且已经得到充分证明，总之是牙齿行将龋坏时的理想选择。他们还说，氟化氨银方案远没有得到充分利用，因为它对收益颇丰的钻牙生意构成了威胁。我的团队与一支牙医团队合作建立了这项评价标准：在牙医接诊的患儿中，使用氟化氨银治疗的占比多少？钻孔治疗的占比又是多少？如果有一位牙医见到龋齿就钻孔，从来没有用过氟化氨银，大概他就没有向患者提供过这个选项。龋齿治疗是医疗补助计划的一项常见支出。氟化氨银疗法的开销是109美元，而补牙的花费因不同医生而有所差异，但差不多是前者的2—4倍。

这一切的意义

　　这些适当性评价方法对卫生保健的整体支出有着深远影响。手术的花费成千上万，内镜检查比比皆是，化疗的开支给患者造成沉重的负担，而其中不少费用是老年医保支付的。

　　随着我与越来越多的医生坐下来深聊，我也越来越深入地发现过度治疗已经渗入医学的每一个角落。医疗从业者建议中的诸多操作都难以用指标来评估，但可以评估的那部分就能说明不少问题。收益不菲的检查和手术是过度医疗多发的领域，我们的行为模式评价清单越拉越长，主要集中在收费高昂的项目上。由于全社会都对削减卫生保健成本有着广泛的兴趣，"睿智进取"计划设定的评价指标很快传开了。开始有卫生保健组织联系我，询问能不能利用它们的数据做一些分析。我间接了解到，一些人称这套算法为"浪费评价指标"，而我更喜欢"适当性评价指标"，因为适当性才是我们尝试衡量的精神要义。经过与各个专业领域和子领域的医生成千上万次的促膝长谈和跟进对话，我提出并验证了100多项评价指标（医学期刊审稿和发表的进度太过漫长，所以我只发表了其中一小部分）。

　　不出一年，全国各地对评价指标的需求就超出了我的开发能力。有一次，一家卫生保健组织想收购一个骨科团队，于是请我们对该团队的适当性指标开展评价。给这项业务贴上自家商标之前，他们想知道该团队是否存在大量开展非必要手术的行为。

广泛的影响

我觉得寻求帮助的时候到了。我的外科团队拥有一流的人才，但我们接获的需求已经超出处置能力。综观从医生涯，我记得电话像这样响个不停的时候只有两次。第一次是因为我和布赖恩·塞克斯顿（Bryan Sexton）、彼得·普罗诺夫斯特（Peter Pronovost）合作发表了一项医院职工安全文化调查，并说明了它对医院领导者的参考价值。[4]那时，塞克斯顿为了摆脱繁重的后勤工作，把调研甩给了一位企业家。华盛顿特区的卫生保健软件企业帕斯卡信息公司（Pascal Metrics）接管了调查，而数据量依旧持续增长。我保持了财务独立，这样一来，我就可以没有顾虑地支持这项调查了。

还有一次，是因为我在医学刊物上发表了第一篇介绍外科手术安全清单的文章。[5,6,7,8]与以往相似，这次我把成果交给了世界卫生组织，世卫组织在此基础上制定了它的手术安全清单。[9]世卫组织拥有成熟的平台，他们请我协助修订清单，使之成为一份世卫组织盖章的正式版本。为了不偏不倚地推广这份安全清单，我同样保持了财务独立。

我的朋友吉姆·菲尔茨（Jim Fields）供职于芝加哥的奥纬咨询公司，为了满足全国各地的评价指标需求，我请他出手相助。吉姆听过我对医疗适当性评价前期工作的介绍，而且很看好它。吉姆一向都很可靠，所以找他合作就对了。他曾有两个严重残疾的女儿，其中一个的残疾在一定程度上应归咎于不当医疗。于他而言，减少非必要医疗是关乎己身的。

我和吉姆在芝加哥的一家牛排馆用晚餐，席间我告诉他，有企业提议将我们的成果变现，但我统统拒绝了。因为我想确保评价指标继续由医生研发，得到医生的背书，并且对医生友好。我知道，先与专家合作确立行为模式，可视化处理之后再向越界者分享数据这个办法很奏效。我也知道，如果在凝聚专家共识的烦琐步骤上偷工减料，很可能害得医生蒙受不公正的评价。尽管居高不下的再入院率是胰腺手术的固有特点，但我作为一名胰腺外科医生，仍然因此遭受过不公正的待遇，我不想见到这种事再发生在任何人身上。

我告诉吉姆，我们的目标是接纳医生行为的变化。医学是一门艺术，不同医生接诊的人群也很多样。但是，只要共识存在，行为模式的合理范围就应处于医生认可的边界之内。"这里的目的是让越界者知道自己越界了，并引导他们采取最佳实践，"我说，"实现改进才是目的。"吉姆显然认可我的观点。

我和吉姆一道，利用一个经过验证的模型来推广这项计划，我们招募了数百位医生来帮忙起草行为模式的评价指标。最后，吉姆和他的团队开始与卫生保健组织直接合作，在现实世界开展适当性评价。他的咨询团队与弗兰克·罗伯茨（Frank Roberts）等人共同开拓了一项数据分析服务，旨在向卫生保健组织通报它们的医生表现如何。这项服务被他们称为"睿智执业"计划。

为了评审吉姆和他的团队的数据，我参加过几次他们与医院领导层召开的会议。我们在一家医学中心查看了医生在结肠镜检查中取活检的比例。在一般人群中，结肠息肉的发生率仅为24%左右。[10]我们的专家认定，如果医生在50%以上的结肠镜筛查中切除过息肉，即表示该医生可能存在过度医疗的行为模式。这里有个医生在超过90%的检查中取过活检，医学中心的首席医疗官说："我要让他的科主任和他谈谈。"

在接下来的两年中，我和我的团队以专家共识中的非必要医疗为重点，带着这套模型涉足过医学的多个领域。在投入更大精力推广模型之前，我的研究团队已经确立了500多项临床适当性评价标准。我们发现，如果能刹住过度医疗的风气，节省的资金可达数亿美元——更别提患者可能避免的各种伤害了。对于每一项评价指标，我们都结合专家意见小心翼翼地制定标准，然后向相关领域的专家反馈结果（也就是医生行为模式的指标分布），请他们厘定合理数值的范围。换句话说，这500项评价标准中的每一项都有专家划定门槛，进而准确地找出相应临床情境中的越界者。这样做不是为了惩罚他们，而是为了让他们知道自己所处的位置，同时提供帮助。有些情况下，医疗机构会针对越界者进行更细致的评价。在其他案例中，意识到自己的行为处于监督之下，有助于在医生群体内部营造一种责任文化。

评价指标每年都需要重新评估，要紧跟最新科研成果、专业学会指南和执业医师持续更新中的共识。如今，"睿智执业"

计划正帮助卫生保健组织在大数据中分析指标，让机构领导掌握他们的医生在本地、州和全国同行中的位置。我继续在计划实施方面提供协助和建议，随着卫生保健形势变化，我还时常与医生见面，收集他们关于评价指标的意见。例如，本书写作期间发表的一项新研究显示，如果某项特定的基因检测结果为阳性，罹患常见的 I 期乳腺癌的妇女可能无需化疗。[11] 2019年初，我们据此制定了一项新指标：一位医生接诊的早期乳腺癌患者接受基因检测的比例。如果肿瘤科医生很少或从来不安排基因检测，或许可以推断他们的一部分患者正在不适当地接受化疗。

这些评价指标对应用它们的组织影响巨大。然而，就像卫生保健领域的大多数创新，它们作为质量评价方法也不算面面俱到。它们只是在某些常见的临床情境下标示出过度医疗现象，这只是一个开始。在医学的诸多领域，就连大数据也显得笨拙不堪，难以做出精准评价——精神病学就是一例。我们能借助一些数据捕获药物滥用和某些药物的相互作用，然而对该领域的适当性评价，于我们而言，仍有挑战性。

我在本书开篇叙述了观察医生在教堂健康义诊上开展掠夺性筛查的经历，当时我就与血管外科同事吉姆·布莱克博士和凯特琳·希克斯博士分享了这次见闻，两人都为社区发生这样的事感到不安。他们对我讲了该领域一位医生的事，他们认为这位医生实施非必要支架手术如家常便饭，借此每天能创收多达10万美元。

我团队里的流行病学博士苏珊·哈夫勒斯一直惦记着这个

问题。我们利用全新的适当性评价指标对全国老年医保数据进行了分析，一股值得警惕的风潮进入视野。跛行——因血液循环变差造成的腿部疼痛——的预期手术率不应超过10%。此外，医生不该例行将该项手术拆分为多个分期，并安排在不同的日期里。尽管如此，数据显示有的医生为一半以上经评估存在跛行的患者做了手术，而且一律延长至多天。布莱克博士告诉我的那位医生在榜单上名列前茅，他一人就能从这个体系赚取数百万美元。

苏珊分析了好几遍数据，她想看看这位医生如此出格，是不是有数学上或临床上的原因。但每一次对数据的回顾都很明确地告诉她，她的发现绝非统计错误。更何况，它与布莱克博士听说的情况不谋而合。几个月后，苏珊说要见我。她刚来到我的办公室时还算镇静，然而一开口讲话，她的声音因为激动变得嘶哑了。

"马蒂，关于那位医生，我们就不该做些什么吗？"

我理解她的懊恼。开展这样的数据分析非同小可，而且把看到结果的人置于相当尴尬的境地。我们尝试过邀请专业学会干预血管手术，然而与官僚主义的路障撞了个满怀。大规模组织在成员内部取得共识需要漫长的时间。

苏珊有着崇高的职业精神和坚忍不拔的毅力。然而当我们讨论眼前的困境，泪水在她眼眶里打转。"我实在是不解，那个人正在给许多人造成伤害。"

苏珊提出了一个很好的观点。她让我直面一个道德选择：既然现在我们有能力揪出数据中的极端越界者，那么我们有义务让他们知晓吗?

　　苏珊知道其中的政治角力,也明白吸引专业学会的参与远比围着它们团团转有意义。专业学会有时响应得很快,有时动作又慢得要命。举个例子,一家专业学会的领导层对我说,让越界者知道自己越界了是个很棒的主意,但那不是他们的优先事项。

　　苏珊的伦理关切让我震动。光是想到阿片类药物泛滥——过度治疗的又一个表现——我就盼着立即做些什么了。既然极端越界者的数据是现成的,专家也认为那些行为模式不合适,甚至是完全错误的,那么我们的社会该为此做些什么? 我认为我们有义务采取行动。

第九章 "糖果"

在外科生涯的多数时候，我开出阿片类药物就像分发糖果一样随意。密歇根大学的医生最近开展的一项研究显示，大约每16名患者就有一人成为此类药物的长期使用者，我以前不知道这个问题。我和同事都没有意识到，我们正给一场全国性危机火上浇油。今天，阿片类药物是50岁以下美国人的首要死因。[1]

学生时代和外科住院规培期间，我花费了数千小时学习乳腺癌的诊断、切除以及如何推荐术后化疗和放疗方案。然而从来没有人教导我，我们慷慨地开出的阿片类处方酝酿着一场成瘾大流行，最终害死的美国人比因乳腺癌本身造成的还多。[2]

我的顿悟时刻来自一次看护我父亲术后康复的经历。他接受的手术正好是我一直在做的，我做手术时通常要开60片阿片类药物。可是，在我父亲术后第二天的夜里，我发现他在家里只吃了一片布洛芬就缓过来了。

哇！这与我的住院规培完全相反，我得到的教导是给每一位出院患者开满满"一船"的阿片类药物。整个医学界都让我们笃信阿片类药物不会成瘾，并敦促我们大方地开处方，而我们正是这么做的。

实话实说

仅2015年（全国数据只公开到这一年），我开出的阿片类处方就有好几百份，而它在全国的2.49亿张处方面前不过是九牛之一毛，这相当于医生给美国的每一名成年人都开了一份阿片类处方。同年，美国制药业生产了140亿片阿片类药物，每一个美国公民都能分到大约40片。制药成本统统来自你这样的美国大众，出自你们的税款、医疗保险费和现金支出。

现在，我看到处方麻醉药品酿成悲剧的大字标题一条接着一条，对自己过去大量开出阿片类药物的做法深感恐惧。每一则新闻故事都让我愤怒，我以前不知道这样的枷锁竟源于一份小小的处方。一行行新闻标题让我希望过去的自己就掌握如今才知道的事——非阿片类的替代药物同样在疼痛管理方面效果拔群。

我父亲的专业是血液病学：这是研究血液疾病、白血病和淋巴瘤的学科。他向我解释了我们是如何一步一步陷入这场乱局的。几十年来，我们对癌症患者的疼痛治疗一直不够重视。可后来，当制药公司向我们兜售阿片类药物不会成瘾的谎言，情况走向另一个极端，疼痛成为医学的一个关键评价指标。消费主义影响之下的疼痛评级体系将疼痛上升为压倒一切的质量评价标准，掩盖了真实的医疗质量。随着质量评价竞赛拉开大幕，评价简易、成本低廉的指标自然脱颖而出：再入院率、患者满意度和疼痛评分。"医护人员每隔多久才会尽己所能帮助你缓解疼痛"成为评价的指挥棒，美国所有的医院都是这样得到评分的。这滋生了过量分发阿片类药物的反常动机。

思考阿片类药物危害巨大的同时，我惊讶地发现政客们大谈的危机解决之道，几乎清一色就是他们能投入多少钱用于治疗，或能投入多少钱让纳洛酮——用药过量的解毒剂——在美国的每一家麦当劳和星巴克上架。治疗很重要，这没有错，但处方过量才是问题的根源。讽刺的是，当举国上下围绕我们该怎样摆脱阿片类药物危机争论不休，我们却继续任由这些成瘾性强、有时致命的药席卷社区。从广义上看医学领域的过度治疗问题，阿片类药物危机正是它的又一个体现。穿透现象看本质，它也是一个医疗适当性问题。

现在，阿片类药物危机已经爆发，并成为许多卫生保健领袖眼中的头等大事，可仍有太多的美国人带着他们不需要的阿片类药物处方离开医院、外科中心或牙科诊所。剖宫产是医疗补助支付最多的手术之一，有的医生会在患者产后开5—10片药，这是合理的（根据美国疼痛学会建议，还需联合非阿片类药物治疗）。同时，其他医生还在做着我多年来所做的事：给每一位患者开一瓶60片装的高成瘾性麻醉止痛药。

有一项重点关注手术后留院患者的成果发表时，正值阿片类药物大流行的风口浪尖，它大概是这一时期最令人尴尬的研究。该研究显示，没有在出院前一天服用阿片类药物的患者，仍有一半在回家时得到了这种潜在致命的止痛药。这就是我的患者叙泽特·摩根（Suzette Morgan）的遭遇。

叙泽特在约翰斯·霍普金斯的科研管理办公室工作。她亲自帮我填写并邮寄过一份科研经费申请书，我们因此结识。在学校的那几年，我因为工作联系与她更熟了。有一天她找到我，请我主刀一台她急需的手术：腹腔镜下胆囊切除术。我同意了，并且为她顺利完成了手术。然而几周后，她回到我的办公室，滔滔不绝地抱怨有人在术后给她开了30片阿片类药物。

"术后住院期间我都没吃过这种药，为什么出院以后反倒要吃了呢？"她抱怨道。羞愧难当的我向她连连道歉，我知道是我的团队里有人给她开了阿片类处方。

我召集临床和科研团队开了一场紧急会议，专门讨论我们医院的阿片类处方问题。作为一名研究卫生保健质量的科研人员，我困惑不已。这场流行持续了快十年，可我没有看到任何国家指南告诉我们应该在常规手术后给患者开具什么样的处方。

构筑共识

那次紧急会议上，我邀请了约翰斯·霍普金斯的疼痛管理专家，还有几位住院医师和护理人员。我们约有十几人，都挤在我的办公室里，围着办公桌坐成一圈。我抛出了一个意义重大却难以回答的问题：假设现有一名不存在持续疼痛问题的典型患者，该患者接受一台诸如胆囊手术的常见手术后出了院，我们**应该**给患者开什么样的处方？在座的专家没有正面回答这个问题，他们说这分为多种情况，实际是医生的个人风格或偏好的事。我换了个表述方式：一位典型的成年患者做过腹腔镜胆囊切除术要回家了，**应该**给患者开什么处方？

我把难题甩给了我们的疼痛管理负责人。她没有回答我们应该做什么，而是代之以我们做过什么。"有的医生喜欢少开些药，还有些人习惯大量开药。"她说。我重复了一遍最初的问题，她话锋一转："马蒂，你就是一名大夫，**该**开什么处方，也许你比我更清楚。"

"我不清楚，"我坦陈，"这就是我召集此次会议的原因。坦率地说，我患者的处方实际上不是我开的，是我的住院医师开的。"

我转向在场的住院医师。其中一人指出，我们的EPIC电子病历有一项缺省电子处方建议为患者开30日的药量。还有一位实习医师解释道："如果我们开的处方少于30片，有的住院总医师就会对我们大喊大叫。"另一位住院医师说，开药太少可能导致患者在非工作时间来开药，那个时候想多开药非常麻烦。听到这些原因真让人难过，但他们是诚实的。我早已从我个人的"住院规培生存手册"中熟悉了这些不成文的规矩。

"太可悲了，"我说，"在《美国新闻与世界报道》的全美医院排名上，我们过去的28年里22次独占鳌头。在座的各位专家，都高高地站在学术医学的山巅之上。可是，我们连患者应该带什么药回家都无法达成一致吗？"

　　我再次施压，让他们谈谈我们**应该**给患者开多少药，而不是我们**实际**给患者开了多少药。一位住院医师说30片，另一位说50片，还有一位说60片。接着，其中一人活跃起来。"我们开多少药，主要取决于我们的最后一位住院医师是怎么教的，"他承认，"实话说，我们又不像执业护理师能在患者回家后追踪他们的情况，所以我们并不知道开多少药是合适的。"

　　最后，我转向我的执业护理师克里斯蒂·沃尔什（Christi Walsh）。她负责联系每一位术后回家的患者，比我们任何人都更了解患者的居家情况。克里斯蒂以她一贯实事求是的方式回答了我的问题，房间里顿时鸦雀无声："马蒂，他们压根不需要阿片类药物。"

　　震惊之余，我们的脸都红到了脖子根。"多数腹腔镜胆囊手术患者都不需要我们开的阿片类药物，"克里斯蒂解释说，"充分的患者教育和非阿片类替代药物就能帮助他们中的大多数舒适地恢复过来。"

　　克里斯蒂说了其他人不愿意明说的话。那一刻，我越发明白过来，外科手术领域需要考虑周详的指南来指导我们为术后患者开具处方。

　　成瘾危机一走上舞台中央，阿片类药物的处方政策就随之出台了。但它基本上是州政府和保险公司针对全体患者设置的限制性规定，没有考虑具体情况。作为一名外科医生，我知道每一类手术对人身的侵袭程度不同，疼痛水平自然也不同，开胸手术就比穿刺活检疼得多。原则上，阿片类处方指南应区分手术种类。它还得排除正在使用其他止痛药的患者，因为用药能改变患者的耐受度和疼痛阈值。

　　一项处方限制规定怎么能同时适用于不同类型的手术？那一天，我请办公室里在座的人们举一反三，谈谈另一种手术——开腹子宫切除术。关于这项手术，克里斯蒂又给我们上了一课。她说，从她与术后康复患者的数百次谈话来看，我们最多只应该开15片阿片类药物。几个月后，克里斯蒂的估计得到了证实。达特茅斯学院的一项研究发现，医生开出的阿片类药物有70％没有被患者服用。[3]

　　区分手术类型的公开指南缺位了，这个时候我们正该为此做些事情。我和同事决定为我们自己的约翰斯·霍普金斯外科团队制定一份指南，并以公开透明的精神分享给全世界同行。我们一致同意，制定新指南的最佳方式是广泛邀请专家学者组成专家小组，受邀人员应包括外科医生、麻醉师、疼痛科医生、住院医师、护理人员、药剂师和患者。专家小组将发布一份共识性声明，依次明确20种常见外科手术后，医生最多能给没有麻醉品用药史的成年患者开多少阿片类药物。考虑到疼痛治疗取决于患者自身的诸多因素，我们为每一类手术的阿片类药物量设定了一个范围，而非一个数值。但是，根据专家小组的一致意见，范围的上限就是实实在在、不得逾越的天花板。

　　我们考虑过撬动专业学会的体制力量来完成这项工作，但我们正处于一场全国性的阿片类药物危机中，迫切希望迅速行动起来。接下来的一周，我和我的科研伙伴海蒂·奥弗顿博士请来外科医生、疼痛科医生、护士、住院医师、药剂师，还有最不可或缺的患者，召开了一次专家小组会议。

我们在约翰斯·霍普金斯医院中央的一个大房间里，花三个小时依次讨论了医学上最常见的20类手术。对于每一类手术，我们都会请一名患者和一名临床医生共同探讨阿片类处方指南的内容。我们用了一种叫作德尔菲法（Delphi Method）的意见征集程序：专家小组的每一位成员先投票，接着听每个人解释自己的选择，之后重新投票。重新投票决出的平均值将成为一致通过的指导意见。

我们的讨论很激烈，但富有成效。患者描述了他们遭遇过的术后疼痛，医生分享了为术后患者缓解疼痛的经验，在场的其他人叙述了照料术后患者的经历。有趣的是，投票决定阿片类处方限制量时，患者选择的数量总是少于医生。

最终，我们围绕各类手术达成了一致意见。我们对多项手术的推荐药量都介于10—15片之间，而且建议的药量均不超过20片。当然，这并不意味着真正有更多阿片类药物需求的患者得不到药，这份指南仅约束患者出院回家时得到的处方。

我们不想花时间等待医学期刊发表我们的指南。即使将稿件按照医学期刊严苛的字体、页边距和行距要求严丝合缝地调整之后才正式投出，也得等候漫长的六个月，前提还是我们足够幸运。我们没有这样做，而是建立了一个名叫"解决危机"（SolveTheCrisis.org）的网站。专家小组会后第一天，我们就上传了阿片类处方指南。一天内，网站就得到几千次访问。几个月后,《纽约时报》(*New York Times*)报道了这份指南,我们的日访问量上涨到好几万。人们迫切想知道,医生在常见手术之后到底该开什么样的处方。

九个月后,我们也在《美国外科医师学会杂志》(*Journal of the American College of Surgeons*)以正式论文的形式发表了推荐指南。[4]这是第一份按手术类型做出区分的阿片类处方指南。我们没有停下脚步,又与公共卫生学院的牙科医师乌韦斯·法鲁基(Owais Farooqi)博士合作组建了一个由牙医和牙科保健员组成的专家小组,并运用同样的议事规则制定了牙科手术的阿片类处方指南。我们与联合抵抗阿片类药物滥用组织(Allied Against Opioids Abuse)一起创作了患者术前教育视频[5],让他们知道手术引起疼痛是正常现象。限制活动的疼痛才是我们需要积极应对的,而且对于大部分病例,疼痛治疗应该从非阿片类替代药物开始。在患者主动选择的前提下,阿片类药物是缓解重度疼痛的一个选项,但他们应该知道自己面临成瘾的风险,它可能是灾难性的。得知这一信息的患者往往请求我在他们出院的时候开些别的药——这是一种正面的助推。

在我们制定区分手术类型的指南期间,以及这项工作结束之后,我都发现政府和一些保险公司接连出台了严厉的政策,将阿片类处方量限制为4日、10日或30日。每一类手术导致的疼痛都不一样,怎么能做一刀切式的限制呢?为了置换髋关节在骨头上钻孔对人体的冲击远远超过一次淋巴结活检。

走向改变

阿片类药物危机提供了一个显而易见的机会，让我们得以利用"睿智进取"的路径，在全国数据中观察外科医生开具处方的行为模式。我们想看看哪些临床医生有在某项手术后过量开药的行为模式。我们的分析排除了正在使用阿片类药物的患者和疼痛综合征*患者，希望仅限于没有麻醉品用药史的患者，因为这是医生开阿片类处方时应考虑的一个重要因素。

分析发现，医生开阿片类处方的习惯五花八门。有些医生开药的量与约翰斯·霍普金斯专家小组的指南相符，例如前列腺手术后，他们一般不开阿片类药物或只开10片以内的药；但还有其他医生例行公事一般给从未使用麻醉品的患者开出惊人的50或60片药。

我们的专家小组因一台腹腔镜胆囊手术而诞生，于是我们回过头来分析了该领域外科医生的行为模式。专家小组得出结论，此类手术的建议处方量是0—10片。然而我们团队审查的数据显示，医生仍在犯我以前犯过的鲁莽错误，他们开的药平均达到30片。

一位团队成员指向统计图上的一个点，它代表那位医生平均给每一位术后患者开出了45片药。"那位医生太疯狂了。"

---

* 疼痛综合征，多表现为原因不明的长期顽固性疼痛。

"不，"我反驳道，"那位医生需要帮助。"在医学大家庭中，我们有责任互相关照。"那位医生需要教育，就像几年前的我所接受的一样。"

我的研究团队反复分析了多项常见手术，包括能使用非阿片类替代药物镇痛的手术。同样的事一再出现在医生的行为模式分布图上：即使是同一类手术，医生的阿片类处方模式也有显著差异。一项针对乳房肿瘤切除术的分析显示，有些医生的处方量一贯超过60片。我们的医学专家与患者共识小组推荐的药量为0—10片，并提倡使用非阿片类替代药物。既然数据让我们找到了需要帮助的医生，我们就有责任拉他们一把。

我们一直致力于运用"睿智进取"的路径来解决阿片类处方过量的问题。想一想，除了可能挽救许许多多的生命，我们还能省下那么多不必要的阿片类药物成本呢。除此之外，每16名患者中就有1人成瘾，治疗也有成本。预防，依然是最好的治疗。

怀着围绕过量处方的文化开启坦诚对话的希望，我发表了一篇评论，讲述我对于自己以往过量处方行为的遗憾，以及在父亲术后康复期间的顿悟时刻。我的故事占据了《今日美国》（*USA Today*）的头版，[6]数百位医生联系到我，说医学对阿片类处方过量文化的接纳程度也让他们感到惊讶，但他们没有注意这一现象的影响。与我共度实习时光的一位旧友给我发来信息："《今日美国》上的短文真不错，还记得F博士曾要求我们给每个患者开100片药的事吗？"

我们为减少处方过量现象做了大量努力，但仍有很长的路要走。有一次，我受邀前往黎巴嫩，在一场医学大会上发表演讲，谈谈阿片类药物流行的问题。会议组织者告诉我："这是美国特有的问题，我们就没有这样的麻烦，因为我们很少开阿片类药物。"世界上的多数医生仅将阿片类药物用于一些经典适应症——如晚期癌症、烧伤和大手术。我有些羞愧，但他们说的是事实，阿片类药物危机是美国医学独有的问题。

我们能为应对这场危机做一些具体的工作，可以从改变反常的财务激励开始。我们很难找到对于谨慎管理患者止痛药感兴趣的医生，因为这项工作的报酬太过微薄。医生的一次看诊时长30分钟，收入可能只有50美元，大概连日常开销都无法覆盖。我们的医疗报销体系应该重视在疼痛管理上专家建议和咨询的价值。此外，我们不能只为疼痛科医生的医疗操作付费，还要为他们花在疼痛管理上的时间支付报酬。

我们也需要保险公司做出改变。讽刺的是，对乙酰氨基酚和非甾体抗炎药都是非处方药，几乎没有医疗保险给予报销，而麻醉类止痛药却在保障范围内。我对患者说过，我越发认为存在一个简单的问题解决之道：让术后开出的非阿片类止痛药完全进入保险，而且没有自付额或免赔额。那些觉得非甾体抗炎药一瓶10—20美元的价格对患者来说不在话下的人，应该来看看我的一些住在巴尔的摩内城的贫困患者。我曾让患者自己买海洛因以缓解术后疼痛，因为与他们的自付额相比，海洛因还便宜些。

最后，如果做的手术很疼痛，患者应该询问能否采取神经阻滞的镇痛手段。众所周知，手术区域或神经根注射过神经阻滞药的患者对止痛药的需求更低。希望有一天，医生管理局部疼痛时能采用局部疗法，而不是伴随着附带伤害的全身疗法。

我们按手术类型分析了外科医生为无麻醉品用药史的患者开具处方的行为模式，令我吃惊的是，没有一位政界人士要求看一眼我们分析过的全国老年医保数据。我试图吸引来自高成瘾率行政区的国会议员关注此事。我告诉他们，我能向他们展示有哪些医生开了过多的阿片类药物。但是，他们的回应实属雷声大雨点小，一点实质性行动都没有。经过好一番坚持，突破终于到来。我给老年医保的领导人金·勃兰特、凯特·古德里奇（Kate Goodrich）、保罗·曼戈以及其他打算为此做些什么的人看了数据。他们发起了一项倡议，旨在将阿片类药物处方报告发送给开药过量的处方人，让医生知晓自己在钟形曲线上的位置。报告区分了手术类型，利用的数据来自没有麻醉品用药史的患者，这样一来，某一位医生的患者"情况不同"这样的借口就站不住脚了。我们拥有有效的手段来评价哪里的阿片类处方水龙头还在哗哗地流水，最终老年医保也将掌握相关情况。同时，劳拉和约翰·阿诺德基金会（Laura and John Arnold Foundation）给了我在约翰斯·霍普金斯的研究团队一笔资助，这笔资金让我们推动"睿智进取"计划走向老年医保力有不逮之处，还支持了一个旨在削减电子病历系统阿片类处方缺省药量的全国性项目。项目叫作SOLVE协作计划（SolveTheCrisis.org），它将重新设置当前高得离谱的阿片类电子处方缺省值，比如一次30天的药量，依据手术类型使之下降到一个低得多的共识数值。现在，多项手术的缺省药量是

5片、10片，抑或不用药。

　　如果对患者的过度治疗也存在一种行为模式，那就是我们开阿片类处方的样子。不论是运用数据识别处方的行为模式，还是通过变更激励方式让疼痛管理的最佳实践得到回报，都比事后戒瘾的成本低得多。吸引像从前的我一样开具过量处方的医生参与项目，也能产生广泛的影响。治疗药物成瘾固然重要，但我们要记住，预防成瘾才是更好的办法。对付阿片类药物危机，我们不能光顾着灭火，还要釜底抽薪才行。

第十章　过度治疗亲历记

那是一个漫长又艰辛的手术日。开车回到家的我费力地穿过前门，扑通一下倒在沙发上，然后打开了电视新闻。我就在那儿躺着，半梦半醒间，突然有什么东西引起了我的注意。我听见主持人播报了一则热点新闻，说一项医学研究发现一些治疗烧心的药物会增加中风和肾衰竭的风险，比如耐信（Nexium）*。**什么？**我坐直了身子。耐信不仅是我经常开的药，而且我自己也在服用。

我从沙发上一跃而起，竖起耳朵仔细听着。随后我拿来电脑，找出这项研究一探究竟。令人哭笑不得的是，它出自约翰斯·霍普金斯。[1]

天呐，它说的是真的吗？我联系了我的朋友托尼·卡卢（Tony Kalloo），他是约翰斯·霍普金斯的消化科主任，这项研究的新发现和耐信的风险他均已知晓。我对他说，明天一早我要去他的办公室好好聊聊这件事。我挂掉电话，缓缓走到药柜

---

* 艾司奥美拉唑镁肠溶片的商品名之一，由著名制药公司阿斯利康（AstraZeneca）研发。

前面，对着装有耐信药片的橙色塑料瓶凝视良久。就在刚才，我还觉得它是我的朋友呢。**耐信，你就这样背叛了我？**

做完漫长的手术，我有时候觉得烧心。我的初级保健医生得知后就开了耐信处方，我和这种药就此结缘。我在多年以前就知道耐信，还给好几千名术后患者开过。我告诉患者，这种药很安全，多数时间里都能完美地治疗烧心的毛病。

当我自己开始吃耐信，它的确名副其实——药到病除，使我对它奇迹般的疗效深信不疑。我不喜欢每月40美元的自付额，但好在我的保险公司承担了大部分开销，它每个月要支付120美元的药费。新的研究冒出来之前，生活看起来波澜不惊。

就在这项研究登上晚间新闻的次日，我走进卡卢博士的办公室。他来自特立尼达岛，是个快活友好的人，也是一位忠实的朋友。"我和耐信的缘分到头了，"我告诉他，"现在我该用什么来替代它呢？"

他笑得合不拢嘴，不知过了多久才镇静下来，看了我一眼。"马蒂，有个东西叫生活方式调整，"他顿了一下，脸上洋溢着笑容，紧接着不无讽刺地说道，"也许你听说过？"

哎呀，我怎么忘了这个！我暗自想。治疗烧心的自然疗法确实有一种，我在医学院学过以后就把它远远地抛在脑后了。让我看看还能不能回忆起它的内容：（1）不要在睡前吃东西；（2）两餐之间不要吃东西；（3）不要吃加工食品。

要监控并改变自己的饮食习惯，光是想想我就疲倦了。我觉得那些教导我耐信很安全的人背叛了我。我不情愿地同意试试调整生活方式的建议，放弃了睡前吃一碗麦片的习惯，还清理了一直放在我办公桌里的那罐胡椒薄荷肉饼。而且我再也不买加工食品了，转而选择全食*。

效果立竿见影，这一次我的烧心没有用药就好了。我没怎么费力气就成功避免了药物的风险，无需让吃药成为每日计划的一部分，还给自己和所有购买同一项医疗保险计划的人省了一大笔钱。算下来，我自己每年能省480美元，我的保险计划还能省下1440美元。的确，非加工食品的价格高一些，但论净收益我还是赚了，而且我觉得自己的身体状态好极了。我的亲身经历是有力的一课——别用药物医治生活方式问题，这样不仅能改善你的健康，还能节约医疗开支。

可是，我的故事究竟是一桩听听就过去的轶闻，还是一个解决卫生保健成本危机的可行性步骤呢？

想一想这个显而易见的事实：2016年，美国医生创纪录地开出了45亿片药。[2]仅仅10年前，我们开的药量大约只是这个数字的一半。那么，疾病的发病率在过去十年里翻倍了吗？当然没有。这样的翻倍大多意味着，我们可以通过调整生活方式或更加明智的处方来避免用药。据《消费者报告》介绍，如今有超过一半的美国人要靠至少4种药物过活。[3]这似乎还不够刺激，我的团队发表的一项研究显示，典型的老年医保患者日常需要服用12种药。[4]

我从医学院学到了很多东西，但过度治疗不在我们的教学

---

* 一个流行于欧美的饮食概念，指未经深加工、没有添加剂并且尽可能保持自然风味的食物。

大纲上。不论是开处方的医生还是用药的患者，都能为扭转这股危险又昂贵的潮流做出贡献。对于所有来到医生办公室索取抗生素治疗病毒感染的人，或是索要耐信缓解烧心的人，我有个小建议：请别再强求医生开药了。

服用耐信的经历让我领教了用药在我们的文化中有多根深蒂固。日常生活的医疗化简直无处不在，很难躲开。作为一名医生，过往术后给患者开出过量阿片类处方的经历提醒我，医生也可以在这方面做得更好。

在医学院，诸如过度医疗的危害这样的现实问题排在对各种既有知识的死记硬背之后。我们学习拉丁文只是为了获取知识，然而负责设计医学教育繁重课业的因循守旧之辈，遗漏了优秀医生成长路上最重要的一些内容：有效的沟通和自我认知。此外，关于我们的医学教科书和期刊论文中的一切，他们没有告诫我们：由于发表偏倚（只发表有利结果的倾向）的存在和长效研究的不足，药物和医疗操作的风险被低估了。

第二次出发

一个人应该不会在同一个地方跌倒两次，我回到初级保健医生那儿，准备参加每年一度的体检。（老实说，作为一名医生，我真不习惯当患者。医生总有一种怀疑倾向，还喜欢给**自己的**医生提的建议搜罗不寻常的替代方案。）这次就诊时，医生说我的胆固醇高，要开始吃他汀了，这是一种降低胆固醇指标的常用药。我还清楚地记得，耐信的药瓶刚被丢在一旁，所以我不愿意服用他汀类药物。

说实话，我不喜欢服用任何药物，更别提他汀的副作用可是出了名的。可是，我在医院走廊上遇到的每一位心脏科医生都说"他汀能救命"。我读过一些最重要的研究成果，无法否认它带来的生存益处。但是，一位我很尊敬的心脏科医生认为，他汀带来的生存益处局限于一小部分使用者，且这应归功于他汀的抗炎作用，而不是降低胆固醇的作用。逻辑上讲得通，但无论如何，数据清楚地显示他汀能救命。我不情愿地开始每天服药，坚持了三个月。

然而在这之后，我身上主张多元文化的那一部分出来作祟了。我意识到，所有研究的受试者都以盎格鲁人为主，而不是我这样的人。*

这时我想到，我家族的每一个人都很长寿，而家族史是心脏病的首要决定因素。我还知道，我家没人患过心脏相关疾病，也没人有过心脏病发作史。我远在埃及的祖母菲菲差不多有100岁了，她从来没遇到过心脏的问题。我叔叔在开罗做心脏科医生，他还是我们这个大家庭的保健医生。我给他打了个电话，询问我祖母的胆固醇指标是多少。得知我的指标，他说我的祖父母和其他亲戚都一样。

我刚开口说医生建议我服用他汀类药物，就被他打断了："不用，你不需要。"他同时表示，美国医生的超量用药、滥用

---

* 作者有埃及和科普特人的血统。

支架和过度治疗在国际心脏病学界是出了名的。他指出，有一种在美国广为流行的他汀类药物，在英国由于副作用遭到禁用。他批评说，美国人都要给药瓶埋了。

我回到自己的初级保健医生那儿，告诉他我们家没有心脏病家族史，家里每一位年过九旬的亲属都有着和我一样的胆固醇水平。我对他说，如果这样的胆固醇指标对我祖母来说是正常的，那在我身上应该也正常。我很钦佩他谦逊的回应，他感谢我做了这项研究，还说考虑到我的家族史，他不会再建议我服用他汀了。

我的医生还查了几项新的心脏病风险标记物：脂蛋白（a）、载脂蛋白B和超敏C反应蛋白，我的指标水平均正常。最后，我和医生都认为如果我的钙化评分*为0，我就不用吃任何药物了。结果不出所料，我和我的钱包都得救了。

在我每天服用他汀的三个月里，都有谁为此埋单？不只是我自己，还有我的医疗保险公司承保的每一个人。保险公司根据每年赔付的金额确定投保人的保险费，如果我继续服用不必要的耐信和他汀类药物，未来十年转嫁到投保人身上的总支出大约有3万美元。人们总纳闷保险费为什么一直涨，美国的处方药量在过去十年翻了一倍是首要的驱动因素之一。

---

* 指冠状动脉钙化评分，是一种利用CT检查评估冠状动脉钙化程度的方法。一般来说，评分越高健康风险越大，0是最理想的评分。

最后一轮

当我第二年回过头去找医生，我在过去几年吃过两种非必需药物的事已经翻篇。这次，我真有些健康问题求助于他。我动辄要站在手术室里连做6—10小时的胰岛移植手术，结果发展出背部疼痛的毛病。我请两名脊柱外科医生评估了我的疼痛问题，一个人让我做物理治疗，另一个提议动手术。

那段时间前后，美职篮金州勇士队的主教练史蒂夫·科尔（Steve Kerr）出于健康原因，缺席了球队的大部分季后赛。**老天啊！我想，他肯定伤得很重。**好吧，确实如此，但他的问题不是病毒感染或心脏病发作——而是过度医疗，美国特色。

科尔因为慢性疼痛接受了背部手术，行动受到限制。他的话让我脊背发凉。"如果你在听的话，我可以告诉你一定远离背部手术，"科尔说，"我的话是发自内心的。康复、康复、日复一日的康复，千万别有任何人卷进来。"斯坦福的脊柱外科医生罗伯特·阿普特卡尔（Robert Aptekar）博士称科尔的一席话是"金玉良言"。[5]

我又和多位脊柱外科医生谈过背痛的问题，发现他们中竟有那么多人说了与科尔教练一样的话，我还挺惊讶的。幸好我的理疗师妙手回春，使我免去了脊柱外科手术的麻烦，我不需要手术了。

我在本章只讨论了个人经历，然而过度治疗存在于卫生保健的每一个角落。非营利组织华盛顿健康联盟（Washington Health Alliance）的21位华盛顿州执业医师发布了一份内容翔实的报告，该报告发现华盛顿州的卫生保健服务有45%是不必要的。他们发现，华盛顿州有60万名患者接受过他们不需要的医疗服务，一年内花费了约2.82亿美元。[6]雄踞开销榜单前两名的项目分别是频繁的筛查和与诊疗关系不大的检查，例如小手术前例行的非必要实验室检查。

近年来，数不胜数的研究显示医生存在过度检查、过量开药和随意手术的问题。据我观察，如果过去几年的医学期刊有一个共同主题，那就是各类医学建议的大反转。《新英格兰医学杂志》上的多项研究挑战了我们在膝关节置换、阑尾炎和甲状腺手术时机方面的外科教条。这些外科医生作者有不少人指出，我们做手术做得过火了。[7]

即使筛查只是捕捉到了人体指标的正常变化，患者也可能吓着，进而产生心理伤害。我见过饱受焦虑折磨的患者，以为自己随身携带着一颗定时炸弹。他们想尽办法，不想因为罹患癌症而生活在悔恨中。不必要的恐惧使人陷入情绪创伤之中，不利于精神健康。

别忘了账单

谁支付了史蒂夫·科尔教练的手术费？答案是我们所有人。算上治疗并发症的费用，他最近的一次手术大约花了20

多万美元。相比之下，我的物理治疗每次收费85美元。就像我之前服用的那些不必要的药物，他的手术费由保险公司承担，而保险公司设定保险费的依据是它们每年支付的医疗费。

为了让患者回到卫生保健的中心，我们需要一场自下而上的变革。我们必须铲除不适当医疗的问题，它们都是内耗。

医学在解决问题方面拥有一笔丰厚的遗产。现在，医学科学和临床智慧正在应对我们所说的低价值照护：患者获益极少或没有获益，伤害风险却很高的医疗服务。顶级医学期刊之一《美国医学会杂志·内科学》（*JAMA Internal Medicine*）现在有一个常设栏目，栏目名是"宁缺毋滥"。90家医学中心刚刚联合成立了高价值行医学术联盟（High Value Practice Academic Alliance），该组织由我的同事、放射科医生帕姆·约翰逊（Pam Johnson）发起，她决心为自己目睹的各种不必要的CT扫描、超声及核磁共振检查做些事情。[8]非必要医疗问题的严重性被忽视了几十年后，解决该问题的对话终于在全国性的医学会议上流行起来。我相信，我们离找到解决之道不远了。

基层医生群体声势浩大，正为了更合理的美国医疗而撰文发声、奔走呼号。想弄明白医疗成本的驱动因素，医院和保险公司需要与这些医生联手。他们要共同努力，呼吁激励数量的支付模式转而激励质量。

多年来，华盛顿的卫生保健改革一直在问这样一个问题：我们该如何**支付**卫生保健费用？然而现实的问题是：我们该如何**修复**卫生保健体系？解决**过度**医疗大流行（医生认为，21%的医疗供给都是过度医疗）的问题是个可行的方案。[9]个人从医经验告诉我，问题的症结不只是行政浪费，临床浪费也推高了大家的卫生保健成本。

在医学上，过度治疗可不只是个细枝末节的问题，它是我们遭遇的一些重大公共卫生危机的源头。想想抗生素耐药性问题，这是世卫组织的首要公共卫生关切之一。想想阿片类药物危机，这实际上是一场因过量处方而起的公共卫生危机。想想卫生保健成本危机，它的幕后推手是医生眼中那21%的非必要医疗。想想抗菌素耐药性（antimicrobial resistance）*危机，实际上它是医学和动物食品行业滥用抗生素的恶果。这些公共卫生危机都是过度医疗的具体体现。

韩国的甲状腺癌流行

不久前，韩国发现本国正处于一场甲状腺癌流行之中。甲状腺是人颈部的腺体，能分泌调节人体功能的激素。2000年前后，韩国医生发现了数量惊人的甲状腺恶性肿瘤。甲状腺癌的发病率以令人警惕的速度增长，而且逐年上升。从1992—2011年，韩国的甲状腺癌发病率增长了15倍，成为全球甲状腺癌发病率最高的国家。[11]

如果及早发现，甲状腺癌很容易治疗。韩国医疗产业为了

---

* 抗生素耐药性（antibiotic resistance）指病原微生物对抗生素产生耐受的特性，导致抗生素药效降低甚至无效。抗菌素耐药性是一个范围更广的概念，指病原微生物对各类抗菌制剂产生的耐受特性。

应对这场危机火力全开，医院扩大了甲状腺门诊的规模，新聘请了医生，还投资购买了用于切除肿瘤的外科手术机器人。甲状腺手术率飙升了10倍多。2001年，大约4000名韩国患者接受了甲状腺癌手术。到2012年，接受这一手术的韩国患者约有4.4万人。甲状腺癌病例占用了宝贵的资源，甲状腺癌带给韩国的经济负担是过去的7倍，从2000年的2.57亿美元增加到了2010年的17亿美元。韩国的外科医生都成了甲状腺手术的高手。我对韩国的教学视频记忆犹新，只见医生在腋窝切口，切除全部或部分甲状腺，手法干净利落且极具创造力。我们常打趣说，韩国医生的甲状腺微创手术技能冠绝全球，是因为他们的国家没有胖子。

当你几年后重温这一切，你大概认为人人都钦佩韩国医学界在危机中的反应。事实恰恰相反，医学期刊将其描述为一个悲剧性的教训。实际上，"大流行"期间发现的癌症病例约有90%都是过度诊断。《新英格兰医学杂志》刊登的研究发现，1/3的成年人体内躲藏着微小的甲状腺乳头状癌，其中大多数人终身都不会发病。这些肿瘤很常见，而且往往无害，我们最好视其中大部分为正常的"变体"，而不是致命的疾病。

韩国的这场大流行，不是因为危险的甲状腺癌病例增加了。发病率迅速攀升，是因为医学界启动了面向甲状腺无异常人群的全面筛查。筛查找到的不少问题，也许不会制造任何麻烦。但是，这些病例既然浮出了水面，下一步就是治疗。

韩国的癌症流行并不存在，我们能从事后复盘中看出几个很有说服力的迹象。在甲状腺癌病例数激增的同时，死亡病例没有随之增加。2011年，韩国有4万多人确诊甲状腺癌，死亡的不到400人——接近前些年的水平。此外，随着时间推移，外科手术切除的肿瘤小了很多：1999年，肿瘤尺寸的中位数是20毫米；2008年成了9毫米。[12]《英国医学杂志》（*The British Medical Journal*）的一项研究称，9毫米的肿瘤太小了，不论患者还是医生都难以很快觉察到。"临床上不可能查出这么多不到20毫米的肿瘤。"

韩国的一个医生团队率先警告，也许过度诊断才是这场甲状腺癌大爆发的罪魁祸首。[13] 2014年，八位韩国医生发起成立了预防甲状腺癌过度诊断医生联合会（The Physician Coalition for Prevention of Overdiagnosis of Thyroid Cancer）。联合会写给社会大众的一封公开信直指超声筛查可能是甲状腺癌确诊病例急剧增加的元凶。公开信吸引了媒体关注，接下来的一年，韩国的甲状腺癌手术少了35%。[14]

甲状腺癌不仅仅在韩国"流行"。根据国际癌症研究机构和意大利阿维亚诺国家癌症研究所在2016年联合发布的一份报告，高收入国家50%—90%的女性甲状腺癌患者可能遭到过度诊断。[15]韩国是最极端的例子。报告显示，澳大利亚、法国、意大利和美国的女性患者得到的甲状腺癌诊断，有70%—80%是误诊。在一场新闻发布会上，国际癌症研究机构的负责人说："据估计，研究涉及的12个国家有超过50万人遭遇过度诊断，成为甲状腺癌患者。"他表示，过度诊断是一项"严重的公共卫生关切"。

全球公共卫生

过度医疗是现代世界最严峻的公共卫生问题之一。我们不常像思考埃博拉或寨卡病毒那样，去考虑卫生保健适当性的问题。然而，新研究以及我在海外与不少医生的交流似乎显示，受到不必要或低质量医疗伤害的人比埃博拉和寨卡加起来还多。2017年，《柳叶刀》（The Lancet）出了一期以"适度医疗"为题的过度医疗专刊，它给过度医疗的定义是"医疗服务的供给更可能带来伤害而非益处"。[16]

过度医疗是一个连续的整体。它的一端是适用于合适的患者，且有对患者有所助益的检查和治疗；另一端是全然无效甚至危险的服务，绝不应该提供。《柳叶刀》的系列文章援引了世界各地一些过度医疗的例子，例如西班牙26%的非必要膝关节置换手术、瑞士49%的胃镜检查、印度55%的心脏干预和35岁以下女性1/3的子宫切除术，以及中国台湾地区20%的子宫切除术。在泰国，55%的急性腹泻患儿不恰当地接受了抗生素治疗。

去往世界各地的医学交流中，我会请当地医生谈谈非必要医疗造成的负担，他们对我毫无保留。苏丹的一位普通外科医生告诉我，有一位患者的一侧乳房上长了个小包块，连活检都还没有取，另一位外科医生就说她需要切除双侧乳房。更过分的是，医生告诉她必须在24小时内做手术，以防癌症转移。

当然，这个建议纯粹是胡扯。紧迫的时间安排不过是一个小伎俩，为的是操纵患者接受手术，并且避免患者得到其他建议。这样一来，医生就不会丢掉生意了。

北非的一位儿科医生告诉我，有个孩子去做心外科手术，医生手术时只切开了皮肤就立即缝合，然后告诉家长手术大功告成。还有一位外科医生讲，有个医生为患者做结肠手术期间，未经同意就摘除了患者的一颗肾脏，移植给了另一名患者。不适当医疗的丑闻有时候可能是犯罪。

我越来越欣赏埃及的一些外科医生，萨米博士是其中之一。他向我介绍了自己的办法：带着手术标本来到等候室，给患者的家人看。真是难以置信！要是我这么干，患者回到家里大概会恶心得吐出来，然后在所有的在线医疗评价网站上给我打一星。他解释说，在中东地区，有些患者家属为了确认医生做了手术，会要求亲眼看看标本。

澳大利亚悉尼大学的卫生政策教授亚当·埃尔肖（Adam Elshaug）是《柳叶刀》过度医疗专刊的撰稿人之一。在一场与英联邦基金（Commonwealth Fund）的对谈中，他被问及过度医疗问题是否如我们一直以来在引导下所认为的那么严峻。他说："实际情况可能更糟。有证据表明，世界上多种多样的卫生保健体系正变得越来越低效。我们正朝着错误的方向前进。"

应对全球公共卫生挑战的同时，我们要记住当下的问题不仅仅是医疗供给的匮乏。在一些地区，医疗供给过剩也是问题。如果过度治疗是一种疾病，它将是全世界最可怕的公共卫生威胁之一。医疗适当性问题存在于美国，然而在我访问过的一些贫困国家，这一问题可能严重很多倍。医疗适当性危机是全球共同面临的公共卫生难题。

第三部分

重构卫生保健

第十一章 从零开始

走进汽车经销门店的我如鲠在喉，里里外外的体验都让我觉得很跌分。我知道，我不得不与销售人员讨价还价，因为标价绝非**真实**价格。我得忍受荒唐可笑的装腔作势（"让我去看看经理能做些什么"）。即使谈下来一个不错的价格，离开时我还是会觉得哪里有陷阱，身心俱疲。

可是有一天，我在商场闲逛时偶遇一间特斯拉展厅，它引起了我的注意。也许是一台漂亮的电动汽车在LED灯下闪闪发光的场面吸引了我，也许是车辆强劲的音响系统播放的音乐穿过敞开的车门来到我的耳畔，我一时入了迷。我围着一辆车转了一圈，接着坐上了驾驶座。旁边几位年轻的特斯拉销售正在为有意的客户答疑解惑。这里没有压力，没有计谋，体验与一般的汽车销售商提供的截然不同。

我问了几个基础问题，比如这辆车的充电时长和单次充电的续航里程。这间现代化展厅的理念令人印象深刻，震撼之余，我问销售代表能否得到销售佣金，他否认了。我喜欢这样——如释重负，也许他的动机真能与我的相一致。

几个月后，我在圣地亚哥漫步时又看见一辆展出的特斯拉。它不在商场里，而是被陈列在市中心熙熙攘攘的大街一角。特斯拉的销售代表把车停在这里，打开所有车门，放了点带劲的音乐，并怂恿人们坐进车里试试。我又看了看车，体验了驾驶座，还咨询了问题，全过程没有感受到任何需要买车的压力。我了解到，我可以约一次试驾。特斯拉的销售代表将开车来我家，再让我开车兜一圈。这服务棒极了。

试驾后，我就爱上了这辆车平顺的驾驶体验和完备的安全配置，而且车主基本上不用操心维护问题。特斯拉的部件很少，没有燃油发动机，因而没有火花塞、皮带和机油，也不涉及排放监测。我又研究了两周，然后返回商场里的那家特斯拉门店，也就是我第一次见到那辆车的地方。我径直走向上一次帮助过我的销售代表。

"我研究清楚了，现在打算更进一步，买一辆属于自己的特斯拉。"我告诉他。

"太好了！"他站在那儿，对我报以热情的微笑。

他的笑容保持了很久，气氛都有点尴尬了。最后我开口问道："那么，我该如何订车呢？"那一天，我匀出了两个小时用于在门店填写各类文书，我可不想白白浪费时间。

"登录 Tesla.com 就行，"销售代表回答，"您可以在网上购买。"

我回家登录了特斯拉的网站，点选我想要的车型，还增选了几项配置，然后输入信用卡信息支付了订金。不到五分钟我就买到了车，就像买一张机票那么容易。这次经验是一个里程碑，与我过往的购车经历截然不同。讨价还价的日子一去不复返了，我刚刚享受了我能想象的最直截了当、最开诚布公也最以消费者为中心的购车体验。

过去，想买车就得在汽车经销商的地盘上一轮一轮地反复磋商，现在我理解了特斯拉给这个延续百年的体系带来了多么巨大的冲击。提车时，我获得了一小时的用车指导。销售代表给了我一个24小时客服电话，我可以随时联系到他们。我还得知，当车辆需要维修时，如果不是什么复杂问题，机修人员可以上门服务。特斯拉营造了以客户为中心的体验，而没有固守在积习难改的体系中。

难怪特斯拉面向大众市场的纯电动汽车——售价3.5万美元的Model 3——一经发布就立刻拿下50万辆的订单。每天一大早，特斯拉的门店还没有营业，各地的人们就在门外排起长队，只为了预订一款尚未面市的车。它创造了汽车行业的历史。

你见过有人在其他汽车经销商还没开门时就排起长队，只为了买一辆从未见过的车吗？我反正没见过。事实上，我发现在州政治活动中最为慷慨的本地政治献金者之一弗吉尼亚汽车经销商协会（Virginia Automotive Dealers Association），为了阻止特斯拉在里士满开业而起诉了它。[1]与特斯拉的角力正在州议会上演，这只是其中一场战斗。[2]

特斯拉的市值已经超越福特。那你知道特斯拉在广告上花了多少钱吗？一分都没有。它靠着对消费者无微不至的关怀赢得了人心——这个规模足有数十亿美元的产业积习难改，搅局者一般都得动用这一策略。

如果有人重构医疗格局，使之聚焦于患者，将会发生什么？

这恰恰是艾奥拉医疗（Iora Health）正在做的。艾奥拉的创始人兼首席执行官拉舍卡·费尔南多普勒（Rushika Fernandopulle）博士是一位曾在哈佛接受训练的初级保健医生，他对卫生保健产业的一些做法感到不满：以流水线模式接诊情况各异的患者，急于让患者接受一项又一项的检查，接着要保险公司追讨费用。为了进一步了解费尔南多普勒博士的新模式，我在一次会议上与他碰了面。听着他对现代初级保健问题的介绍，我深有共鸣。我告诉他，这就是我选择外科的原因。他咯咯笑个不停。我们都觉得当下的初级保健模式既激怒了患者，又使医生疲惫不堪。工作多年之后，他终于发话："不干了，谢谢。"他放弃了担任哈佛跨学科医疗体系促进项目执行主任的大好前程，冒险开启了新的事业——彻底重构初级保健的模式。

费尔南多普勒和他的同事怀着让人文回归医学的使命开始工作，他们称自己的工作方式为"以人际关系为基础的"照护。他们尝试与护理人员、社会工作者、营养师和其他专家携手，找出与患者建立密切关系的最有效的途径。这一模式的核心要素是时间。艾奥拉给每一位患者留出大把时间，他们希望见到你，代表你与其他医生进行沟通，并教导你改变生活方式，以免产生不必要的药物依赖。他们反对高通量、高收费的卫生保健模式，而是尝试理解患者的社会经济状况——也就是我们所说的"健康的社会决定因素"。他们协调医疗资源，奋力实现最佳的健康产出。他们会视情况做家访，或者约一辆来福车接患者来上专为糖尿病人准备的烹饪课。不论什么事，只要在他们看来是患者恢复或保持健康所需要的，他们都会做，而且一切都不用患者掏腰包。

这是一种对庞大人群照护方式的重新想象。2010年，费尔南多普勒博士开办了第一家诊所。他和他的团队那时还不知道，这次白手起家将实现当今卫生保健领域最激动人心的颠覆性创举之一。

介绍自家的模式时，费尔南多普勒说："我们的优势是完全从零开始。"出生在斯里兰卡的费尔南多普勒用"艾奥拉"一词命名诊所，这是一种原产于斯里兰卡的小型鸟类，以明丽的羽毛和响亮的鸟鸣声闻名于世。

听过费尔南多普勒的阐述，我认为艾奥拉的模式天衣无缝，但它看起来完美得不太现实。艾奥拉的总部位于马萨诸塞州的波士顿，不过它的分支机构已覆盖了约六个州。我请求费尔南多普勒博士允许我去菲尼克斯，前往他们的一家健康中心一探究竟。

几天后，我走进一座一尘不染的建筑——位于印第安学校路的艾奥拉诊所，诊所主管萨拉·卡布（Sarah Cabou）迎接了我。

近朱者赤

早上7点，兼任护士的萨拉·卡布趁每天早晨的小会还没开，将要带领我在这里来一场快速游览。卡布对于在按次付费的传统卫生保健体系中工作感到失望，于是加入了艾奥拉。在以往的工作中，她看到患者使用自己不需要的药物，因为没有人花时间向患者解释说明；她看到患者无法得到迫切需要的照护，因为他们在卫生保健体系中迷失了方向；她还看到集团化医疗一向在小事上精明，在大事上糊涂，难以解决真正致人患病的深层问题。卡布坐拥工商管理硕士和医院管理硕士学位，然而不用接受高等教育也看得出来，初级保健迅速接诊患者并收取费用的模式已经千疮百孔。她发现，由于初级保健体系过于僵化和碎片化，也太难掌握方向，患者纷纷滑入裂隙，同时还承受着巨额成本。

在菲尼克斯，我对艾奥拉的运作模式有了进一步的了解。他们受雇于雇主或保险公司，提供群体医疗服务，例如照护1万名老年人。艾奥拉会为群体中的每一个人安排一位医生和一位健康顾问。

顾问将陪同每一位患者前来就诊，医生离开以后，顾问还要与患者商讨后续计划。健康顾问与患者保持电话联系，帮助协调他们可能需要的其他专科医生。他们能充分了解患者的情况，促进医生与患者的高效沟通。艾奥拉的医生和护士能自由地选择他们认为合理的任何服务方式：家访，送患者看专科医生或参加他们的某项课程。他们留出大量的时间与患者同行，并为此感到自豪。因为这样一来，他们就能理解每一个独立个体的目标、难处以及面临的阻力。艾奥拉的健康顾问让每个人的工作都轻松了不少。

萨拉·卡布还讲了自己加入艾奥拉之前的工作经历。她过去是一家门诊骨髓移植中心的护士主管，那儿的患者时常跌入卫生保健体系的裂缝中。虽然我自己不做这项手术，但我知道骨髓移植对护理协调工作来说是个挑战，而且可能是医学上最严酷的挑战。原因如下：在骨髓移植手术前，患者要接受几周乃至几个月的大剂量化疗，直到骨髓计数低至历史最低水平；接着，手术时机必须恰到好处，患者还需与捐赠者完美匹配。为了做好移植准备，患者要多次咨询肾病医生、心脏科医生、传染病医生以及其他专科医生，因为化疗存在毒副作用。卡布告诉我，她频繁目睹患者癌症复发，原因仅仅是协调工作太过繁琐，没有患者能顾得过来。

此前她也曾与享受医疗补助的患者合作，隔三差五就会遇到患者爽约的情况。原因可能是保险程序过于复杂烦琐，也可能是患者没有交通工具，或到了预约时间仍在住院；还有些患者一开始就不愿意就医，所以主动规避治疗。她觉察到这一体系中的巨大浪费，觉得自己应该为一个更完善的体系工作。有一次，她看到一位医生为了将看诊时间控制在15分钟，在桌上摆了一只煮蛋计时器，这成为压垮她的最后一根稻草。卡布复述了这位医生对患者说的话："我们一直谈到计时器响起来为止。"她说："按次付费的医疗重视数量，不重视质量。"

　　她领我在诊所内四处看了看，这里还设置了一间用于烹饪课和孤寡老人晚间娱乐的公共活动室。我们走进一间现代化的会议室，十名员工在这里建起了自己的小型工作站。开放式办公室的设计让这里看起来更像一家科技创业公司，而不是一家诊所。房间里到处都在进行关于患者的即兴谈话。

　　一路走过来，我突然想到："收费办公室在哪儿？用于理赔的业务区域在哪儿？"

　　听了我的问题，诊所工作人员大笑不止。他们没有收费人员。诊所每年收取一笔总包金额，用于支付患者群体的医疗费用，因此这里没有太多琐碎的文书工作，也无需浪费时间劝诱任何人付钱。**天呐！**我暗自惊奇。**在巴尔的摩，我的行政职员和执业护理师要花费好几个小时与保险公司通电话**。艾奥拉几乎没有在此类事务上浪费时间。

　　"我们不需要开辟一间密室来收费，所以我们利用它举办健康活动。"卡布解释道。富余的空间让他们有条件开设瑜伽或健身课程，以及面向慢性病患者的生活方式管理课程。

　　我无法相信眼前的一切，这真是一家实至名归的**健康**中心。

　　眼看到了上午8点，这是工作人员在开放工作室参加每日晨间小会的时间。墙上挂着的大屏幕环绕着桌子，他们在屋里讨论每一位当天预约就诊的患者，并利用大屏幕回顾患者的数据。诊所的全体职员都参加了集会：健康顾问、执业护理师、一名医生和两名负责接听电话的接待员。会议不是每天都由医生主持，而是大家轮流主持。萨拉说，这样安排是为了促进更具平等主义的文化，让每个人都能自由地对任何患者发表意见。在诊所的接诊安排表上，大部分患者能得到一小时的时间。很明显，这就是他们的正常安排。艾奥拉的工作人员想确保自己有充裕的时间接待每一名患者。

接下来的一小时，我眼中的艾奥拉团队就像一支交响乐团。房间里的每个人几乎也都认识讨论中的每一位患者，并能有所贡献。当有人宣布某一位患者的好消息，每个人都很高兴。讨论疑难病例时，他们会集思广益，找出解决问题的创造性方案，每个人看起来都全情投入。在他们按名单逐个讨论患者情况的同时，我听到有人说"我来给她打个电话提醒她""我去走访她，确保情况一切都好""我会联系她的血液科医生，确保我们意见一致"，还有"我会看看她停药之后情况如何"。

团队还回顾了前一日涉及患者的突出问题。萨拉·卡布将为健康顾问安排后续任务，并要求他们在接下来的环节予以反馈。团队花时间讨论了有过住院或急救史的患者，如果了解到患者住过院，他们会联系相应医院的医生提供患者的医疗信息和社会背景信息。我旁听时，得知一位患者因国际标准化比值水平较高——这提示血液稀释药导致血液被过分稀释了——去过妙佑医疗国际（Mayo Clinic）斯科茨代尔分院。一位健康顾问很快就跟进了患者，对如何恰当地使用血液稀释药物开展评估。接待人员对每一位就诊的患者都有深入的了解。他们定期给每个患者打电话，提醒他们按时赴约，并了解他们有没有交通工具。如果没有，诊所会安排车辆接他们。会议期间，一位接待人员告诉团队，有一位患者疑心较重，存在拒绝就诊的风险。接待人员还提到，她认为另一位患者可能正试图钻制度的空子。

包括前台工作人员在内的每一位晨间讨论参与者都有着不同凡响的表现。从我的行政经理特里什·麦金蒂（Trish McGinty）那儿，我了解到许多关于患者的情况。她知道哪些患者恢复得不错，哪些患者不愿意做手术，以及哪些患者同时面临其他社会问题。特里什在与患者的沟通中搜集来的内部信息是无价的。有一次，她甚至让我警惕一位患者有个易怒的丈夫。尽管我在诊所看到那名女士时，她心情愉悦、充满感激，但我还是很感谢麦金蒂的提醒！

那天早晨，患者陆续来到诊所就诊，来人依次被领进一间宽敞的检查室。那儿有一张圆桌和三把椅子：医生一把，患者一把，患者的健康顾问一把。旁边还有多余的椅子，这是为患者的家人或朋友准备的。医生的每一次接诊都有健康顾问在场，他们写下笔记，持续与患者保持联系，指导患者向着医生建议的目标迈进。患者在检查室就诊时，职工会议室就成了繁忙的指挥中心；那儿就像个开放办公室，每个工作人员都坐在桌边，向萨拉·卡布提出与患者相关的问题或值得注意的情况，她将做出决定或委托医生决策。

我在会议室坐了几个小时，看到健康顾问频繁推门而入，向医生和临床主管通报患者的详细信息。他们将共同解决问题，联系患者并协调医疗资源。

"我爱这份工作，因为我可以做任何事来帮助患者，"一位医生告诉我，"我能叫一辆车把患者送来，安排一次视频聊天，或请一名健康顾问去他们的家。"

有一次，一位采血员（受训负责抽血的医护人员）走进来告诉卡布："这位患者的心脏科医生开了一项我们两周前为患者做过的实验室检查，有必要再重复一次吗？"团队没有让患者再扎一次针，而是将之前的检查结果副本给了那位心脏科医生，医生随后也同意不必重复检查。

有个73岁的患者，是一位给残疾儿童开大巴的司机。他由于充血性心力衰竭反复入院治疗，治疗这种病的药叫作利尿剂，它能通过促进患者排尿来缓解水分积聚的问题。在晨会上，艾奥拉团队得知他因为充血性心力衰竭造成的体液潴留住院，变得警觉起来，有人问："这位患者为什么没有吃药？又为什么如此频繁地返院治疗？"经过进一步了解，他们发现患者不想频繁排尿，是因为他不想把孩子们留在大巴上。患者强调，自己宁愿忍受心力衰竭的痛苦，也不想抛下孩子们哪怕一分钟。

讨论过患者的情况后，艾奥拉团队做出了妥协，为他更换了一种更温和的药物。它能治疗充血性心力衰竭，但能避免患者过于频繁地排尿。他们还修改了患者的服药时间表，这样一来，他就无须在照管孩子们的时候过于频繁地停车去洗手间。这招奏效了。患者得以做自己喜欢的事——接送孩子们——同时让自己的心脏疾病得到合理的治疗，还避免了频繁住院。萨拉·卡布将这一成功归结于他们与患者密切而融洽的关系，这让他们理解了患者的特殊情况。

那天的另一个时间，来了一位上了年纪的新患者，他一直犯头晕。萨拉·培尼亚（Sara Peña）博士没有一上来就给他做脑部核磁共振和其他各种检查，而是发现患者正在服用降压药。与患者交流相当长的时间之后，她了解到，高血压几乎与患者终身如影随形。他的身体已经适应了较高的血压，这能为他的大脑和其他器官输送足够的血液。考虑到他的病史，培尼亚博士调整了他的用药，帮他把血压控制在正常范围的上限而非下限。他的头晕症状消失了，无需进行昂贵的脑部扫描。

"我认为，很多过度治疗源于医生没有时间了解患者有能力做什么，"培尼亚博士解释说，"患者想做什么、患者感觉如何是非常重要的。"

患者喜欢艾奥拉的照护。根据公司评测客户满意度的净推荐值，大部分患者说，他们非常愿意向朋友介绍这家诊所。[3]艾奥拉的评分超过90分，这意味着90%的客人愿意把它推荐给朋友。如此高的分数在卫生保健领域十分罕见。相比之下，联合航空的净推荐值是10，多数初级保健医生的净推荐值在30左右。

也许，患者喜欢艾奥拉的部分原因是这里友善的文化。当我在自己的诊所或路上与患者交谈时，我越发确信，我们生活在一个极度孤独的时代。孤独融入了风土人情。综观职业生涯，我还从未见过这么多患者孤身一人前来就诊。当我问道，谁将在手术期间陪伴他们，或者我后续可以联系谁以确认患者的情况，他们的回答往往是"没有人"。在健身房里，我也经常见到独自来锻炼的人。回到大学时代，我们举重锻炼的间隙都有社交活动和聊天环节。现在，人人都戴着耳机，像僵尸一样走来走去。孤独，成了一个不容忽视的公共卫生问题。在艾奥拉，他们举办游戏之夜和烹饪课程，就是为了营造群居感。"我们看着人们成为朋友，"卡布告诉我，"我们需要这些，因为我们这里有很多孤单的老年人。"

从菲尼克斯的艾奥拉健康中心访问归来，我问费尔南多普勒博士，他是怎样营造出这么棒的组织文化的。

"我们雇佣有同理心的人，传授他们技能。"他说。为了找到具备必要人际交往能力的人，艾奥拉的招聘流程从类似海选的候选人筛选模式开始。"很不幸，卫生保健领域有太多事都是交易性的，"费尔南多普勒说，"然而交易不能为患者提供治疗，交往才可以。"作为一名医生，我认为艾奥拉对待患者的团队协作方式令人耳目一新。以团队为基础的医疗解放了医生，让他们更有效率。结果就是，医生可以照顾更多患者。在艾奥拉，护理人员和健康顾问尽己所能地多承担工作，包括跟进医生制订的治疗方案。我自己就是一位忙得不可开交的医生，我确信医生工作中有许多方面可以由一名行动力强的助手去做。只要态度端正，一位可靠的助手能完成世上的任何工作，不论他们受过何种程度的正规教育。例如，我能训练一位高度专注的本科毕业生来做药物依从性管理，开展营养教学，并跟进各项任务。这种训练有素的助手让医生得以全情投入事关医疗核心的关键决策。难怪在全国1/3的医生出现职业倦怠之时，艾奥拉的职工却有着相当高的职业满意度。在艾奥拉，每个人的热情都显而易见。

　　萨拉·培尼亚说，她喜欢与自己的同事共事，他们相信医学的中心是患者而非生意。她还表示，拥有帮助他人的资源——健康顾问、顺风车、视频聊天——也令她愉悦。只要认为什么事对患者最有利，她就可以去做，她享受这样的自主权。这套体系臻于完善，想加入其中的医疗从业者可能多得让你吃惊。艾奥拉吸引的卫生保健提供者和临床医生都认为治疗疾病就要追本溯源，而且也都敏锐地意识到过度治疗的风险。

　　同时，必须指出艾奥拉的工作人员可不是在一个无需负责任的游乐园里做游戏。他们的表现也要接受卫生保健质量与效能标准指标的评价，例如他们的初级保健接受者有多少人去看了急诊或住了院，还有其他一些指标。他们在工作中积累了"常客"患者——也就是反复来院治疗的患者——的大量数据。

　　艾奥拉没有专挑健康人群作为服务对象。他们的大多数患者还享受着医疗补助计划，2/3的医疗补助受益者至少有三种慢性疾病，27%的患者报告称自己的健康情况一般或糟糕，31%的患者有认知障碍或精神缺陷。[4]对于卫生保健体系来说，这些患者的开销极为庞大。此外，他们很容易遭受并发症的侵袭。

　　培尼亚博士指出，虽然他们的团队为"特定人群"提供照护，但他们会遵循能够适用于人群整体的评价指标。他们深入社区，为从没来过诊所或错过预约时间的患者服务。接待员会联系这些患者，询问是什么原因让他们无法获得医疗服务，并向诊所反馈报告。诊所的每一个人都能向我转述费尔南多普勒博士的一个目标："我们围绕见不到我们的患者展开的讨论，要与围绕见得到我们的患者展开的讨论一样多。"

经过与诊所员工的见面，我了解了艾奥拉模式帮助患者排除健康道路上重重阻碍的具体举措。难道我们当真认为，医生凭借每年几次15分钟的接诊就能管理好患者的多种慢性病吗？如今的卫生保健体系就像打地鼠游戏。艾奥拉的经验表明，提供优质卫生保健的任务，最好由一组深入了解患者工作、社交、饮食、睡眠、压力和运动习惯的医生与非医生工作者共同完成。在与慢性病的深层次因素的角逐中，艾奥拉正运用以人际关系为基础的方法实现超车。它不仅让人文精神回归医学，而且还在节省卫生保健成本。

与艾奥拉医疗团队合作至少三个月后，高血压得到控制的患者人数从59%增加到74%。一项队列研究显示，在18个月期间，艾奥拉的1176名老年医保患者的住院率减半，急诊率下降20%，保险公司的医疗总支出下降12%。自那项研究之后，艾奥拉已经为他们照顾的人群节约了15%的卫生保健支出。老年医保的预算约为1万亿美元，想象一下这个数字减少15%对于美国意味着什么。"我们的目标不是节约钱财，但如果你在做正确的事，它确实能省钱。"费尔南多普勒告诉我。

艾奥拉带来了以患者为中心的卫生保健全新模式，它真的能省钱。艾奥拉向以人际关系为基础的全人医疗*倾注了资源，

----

* 一种新兴的医学观念，强调医疗的对象是患者整体而非疾病或病灶，主张尊重患者及家庭选择，发扬人文精神，充分考虑个体差异。

得到的回报是更大的节省，具体体现在患者用药或前往医院更少了。考虑到急诊或住院的高额开支，设计周全的医疗模式无疑有着强有力的价值主张[*]。这一模式很有效，其他初级保健机构如佛罗里达的陈氏医疗（Chen Med）和伊利诺伊的橡树街健康（Oak Street Health），都运用该模式取得了巨大成功。陈氏医疗不仅从全人医疗的角度提供初级保健服务，还为每一名患者的下游医疗开支承担责任，不论是什么开支。据说他们对专科医生精挑细选，转诊患者时仅考虑强烈尊崇医疗适当性的医生。他们的成功确凿无疑地说明，伟大的医疗保健往往是低成本的医疗保健。这些公司正在共同颠覆卫生保健行业。

　　我对卫生保健未来的乐观态度源自诸多全身心投入这一行的聪明人，就像艾奥拉的创始人费尔南多普勒，他们对于如何挑战现状并让医学重树它神圣的使命有着高明的见解。艾奥拉和其他一心一意让患者站上舞台中心的破局者正成长为卫生保健领域的特斯拉。

---

* 指服务商向潜在客户传递的，关于自身产品或服务独特价值、预期收益的信息。

第十二章　破局

我的朋友迪娜来到城里，与我共度周末。在这期间，她感觉不大舒服。我送她去了本地的急诊，她的就医经历让我以第一视角看清了患者的遭遇。

"你在保险网络外。"接待员大叫道。她的那般表现，仿佛迪娜是个因为偷巧克力牛奶而被抓住的初中生。

美国法律明文规定，医院必须收治紧急情况下的患者，无论患者的保险状况如何。[1]我要跟这位接待员好好谈谈，于是加入对话。"你们这家医院还能按法律规定为她提供治疗吗？"我问道。

接待员嫌恶地看了我一眼，然后让我们准备迎接账单带来的世界末日。"你的保险可能会被拒绝赔付，在这种情况下，你将全额付账。"她警告说。

我们的卫生保健体系对待"网络外"的普通人，为什么像对待罪犯一样？迪娜身陷痛苦之中，正努力在可怕的处境中生存下来。"网络外"患者都是平凡、勤劳、拥有保险的美国人，他们为自己的病情担惊受怕，他们又不是骗子。

进入急诊室我就告诫迪娜，她将得到一份名声在外的文书，并需要在上面签字。出于某种原因，这份单独的文件实际上混入了两份协议，它要求迪娜用一个签名认可两件事：第一，她同意接受治疗，这没有问题；第二，文件上写着，她同意全额支付任何费用，这可能就是个问题了。联邦法律规定，不论患者是否同意付费，医院都应为情况紧急的患者提供治疗[《紧急医疗和积极劳动法》(The Emergency Medical Treatment and Active Labor Act)]。患者当然应该为治疗支付公平的价格，然而收费十有八九是一场操纵之下的游戏。医院的收费无需以事实为依据，它们不需要披露自己从保险公司收了多少钱。开始治疗之前，患者也不知道预期开销。这与其他消费者购买服务的交易截然不同。

果然，不到15分钟，医院的代表就来到她的诊室，要求她在我预言中那份终将到来的文书上签字。但是，这份文书在iPad上，因而不能修改。我告诉医院的代表，他们必须提供一份纸质文书。与此同时，我从复印机中取出一张纸，让迪娜在上面写了自己同意治疗，并签下了名字。我们外科医生称之为"战场同意书"。

一阵手忙脚乱过后，他们终于打好了纸质文书。不出我所料，其中包含一个条款，要求她在收到任何账单之前就同意付款。她划掉这一条，然后签了字。她接受了一台小手术，很快就康复了，几天后回了家。

迪娜出院几周后，账单如潮水般涌来。加总以后，迪娜的"网络外"账单金额达到6万美元。她联系了医院的收费办公室，请他们帮助自己弄明白账单金额。呼叫中心的工作人员接听了她的电话，然而呼叫中心甚至与医院不在同一个州。她每一次都陷入推诿扯皮，坐席代表只是想方设法把责任推到迪娜的"网络外"身份上，没有提供任何有价值的信息。

迪娜签署了一份授权书，这样我就可以介入此事，帮助她与医院协商。与之前代表我姐姐的朋友希瑟协商时一样，医院仅通过传真收取授权书，我只好开车前往一家UPS门店去发传真。历经各种艰难险阻，包括一笔25美元的详单费用（再次仅支持邮寄纸质支票），我终于通过电话联系到了工作人员。现在，游戏时间到。

他们不知道的是，我对医院能为相同的手术从保险公司收取的金额一清二楚。我借助了一个叫卫生保健蓝皮书的网站（HealthcareBluebook.com），上面列有医院对多项常见手术收取的典型费率。该网站显示，迪娜这台手术的公允价格——也就是医院实际向网络内患者收取的费用——大约是1.2万美元。

医院向迪娜的加价竟达500%，而她的过错就是不在保险网络内。这个身份增加医院的手术成本了吗？绝对没有。我鼓足勇气准备讨价还价一番，好像我回到了心心念念的开罗，来到了熙熙攘攘的埃及集市。

医院要价6万美元，而且必须全额付款，这不合理。

"如果一位享受保险的网络内患者接受同样的手术，你们医院同意接受1.2万美元的费用吗？"我问电话另一头的代表。

那个女人不高兴了。"对于'网络外'患者，我们可以自定收费，"她告诉我，"法律允许我们这样做。"

她可真易怒。不过我早有预料，集市上的埃及小贩也总是在受到冒犯后开始作秀。这是游戏的惯常玩法。

我要求与医院的财务主管谈谈。他们起初不同意，我只好对一位督导人员解释说我是一名医生。一周后，主管打来了电话。

我告诉他，迪娜没有付款的合同义务，因为她划掉了要求她支付任何收费的条款。我补充道，在双方没有订立服务协议的情况下，法律禁止催收机构损害她的信用评级。

接着，医院主管开始了激情表演，提出为迪娜提供财务支持。但请注意，这不是什么慷慨之举。《平价医疗法案》要求医院制定财务支持政策，而且为医院的行为设定规范。法案规定，医院不得以预付费用等手段阻挠患者获取紧急医疗，向符合财务支持资格的患者收取的费用也不得超过拥有保险的一般患者。[2]消费者权利组织社区催化剂（Community Catalyst）称，以上规定可以有多种表述方式。医院必须公示这些政策并广泛宣传，既要线上公开，也要为患者和访客提供纸质版本。

医院主管表现得好像提供财务支持就是帮了迪娜一个大忙，他以为自己是在行善，接着提出了10%的折扣。可他也不想想，账单的加价幅度可是500%。这好比集市上的商人告诉游客，她可以花90美元带走一件标价100美元的小饰品，但那东西实际就值一美元。

他还说，他们可以提供按月还款计划。好大方啊！

我告诉他，只有按照医院对其他患者的收费标准付款，对于迪娜才是公平的：1.2万美元。

"我能接受3万美元。"他说。三言两语之下，他把账单砍了一半。

　　我问主管，网络内的保险公司会为迪娜的账单付多少钱。就像我所预料的，他说他不能披露任何保险公司的折扣率。

　　"瞧，如果迪娜能付3万美元，我就把差额一笔勾销。"他试图谈成这笔买卖。

　　"她能接受1.2万美元。"我回答。

　　"2.5万美元如何？"他仿佛就在埃及的集市上，骆驼围着他打转，金字塔环绕着他。

　　"她接受1.2万美元。"

　　"2万美元怎么样？"

　　"1.2万美元。"

　　"1.9万美元呢？"

　　我说不，谢谢，我们就谈到这里吧。

　　果不其然，医院将迪娜的账单交给了催债人。当催收机构打来电话，我早已让她做好准备，向机构索取一份她有付款义务的书面记录。迪娜删除了协议中要求她按医院要价付款的那部分内容，催债人也没有再打来电话。

　　在没有任何法定付款义务的情况下，我的朋友还是在医院的募捐活动中捐赠了5000美元，这笔钱足以让她的姓名留在医院的捐款墙上。我回医院找到给她做手术的医生，发现医生对账单加价的事一无所知，更不清楚患者因此受到的伤害。迪娜付清了账单中医生应得的那部分，可是得知这一切以后，医生的语气听上去很尴尬。

　　坦率地说，这**的确**令人尴尬。卫生保健不该与美国的其他行业有如此悬殊的差异。试想，你在超市看到一只没有标价的橙子，拿着它去收银台问价。

"这只橙子多少钱？"

"你得买下它才能知道。"收银员说。

你饿了，所以买下了橙子。然而，当你发现收银员从你的信用卡刷了500美元，你反悔了，而收银员不予退款。

如果你在杂货店遇到这种事，你肯定会义愤填膺。然而，我们眼前的卫生保健体系就是这样运转的。在接受治疗、手术或检查之前，你看不到价格。如果你因为创伤或败血症住进重症监护病房，得不到报价还情有可原。但是，美国的大多数卫生保健服务都是可预测的或"可购买的"。就像你来到医院接受膝关节置换手术，植入人工关节之后出院。那么，为什么人们得不到医疗服务的报价？

如果医院能公布常见的非急诊手术的价目表，情况能有何不同？迪娜也许能在确诊的同时得到手术的报价，并在接受该价格的基础上同意付款。也许由于时间还算充裕，迪娜可以看看这台手术在邻近医疗机构的价格。她原本有机会像在生活中的其他地方花钱时那样，选择最经济的价格，并完成一笔建立在充分理解卫生保健成本基础上的公平交易。信息公开也将激励医院在成本和质量上展开竞争，同时降低价格。

迪娜的经历每天都在全国各地反复上演。这样的事也发生在了杰弗里·赖斯（Jeffery Rice）身上，他决心为此做些事情。

卫生保健蓝皮书

成为这场游戏的受害者后，杰弗里创建了卫生保健蓝皮书。经历了迪娜的事，我能看出他的公司所做的工作蕴含着强大的力量。我去了纳什维尔，在一家温馨而又洋溢着南方情调的餐厅见到了他。

杰弗里的故事要从他12岁的儿子伤到脚踝说起，这孩子得接受一台延长跟腱的择期手术。杰弗里可不是一位普普通通的纳什维尔父亲，他是一位同时承担医院管理工作的执业医师。他不仅拥有医学博士学位，还从杜克大学取得了法学学位。

他的儿子需要一台常规手术。杰弗里查到了收费代码，联系到医院询问手术的收费标准。起初，医院说费用是3.7万美元，但他不必担心，因为他的保险将承担大部分费用。

实际情况并非如此。由于免赔额的存在，杰弗里必须先支付5000美元。他对这个体系好奇起来，便询问医院是如何确定价格的。据他了解，其他更复杂的手术收费也没有这么贵。他已经掌握了收费代码，所以他希望医院别再拐弯抹角，而是正面回应为什么手术费这么高。

医院代表慌了，她说稍后再回电。当杰弗里等来回电，医院代表提供了一项可能的网络内折扣，收费也跌到1.5万美元。这位工作人员再次保证，他的保险将支付5000美元免赔额以上的一切费用。

杰弗里说"谢谢",然后联系到儿子的主刀医生:"您还在其他机构开展这项手术吗?"

外科医生在多家医院执业是常有的事,这位医生果然也不例外。医生指导杰弗里前往另一家医疗机构,并保证两边的手术质量是一样的。杰弗里向新的机构询问价格,对方的答复是1500美元。他的儿子在那家机构接受了手术,每个人都满意地离开了。

接下来的几个月,杰弗里翻来覆去地思考着这段经历,难以释怀。一样的手术,他初次得到的报价几乎是最终支付价的25倍。他拥有医学和法学学位,从事过医院管理和保险计划管理工作,连他都难以在这个体系中获取公允的价格,其他人还有机会吗?选购汽车时,你可以通过凯利蓝皮书(Kelley Blue Book)检索到公允价格,但是卫生保健领域没有这样的信息可供参考。

杰弗里决定开办自己的公司,公开常见医疗操作和检查的"公允价格"。卫生保健蓝皮书与自费购买卫生保健服务的雇主合作收集价格信息,对不同患者支付的价格进行评估,并利用这些数据设定公允价格。

与卫生保健蓝皮书合作的雇主会向自己的员工通报谁是市场上的价格欺诈者,谁是定价合理的卫生保健提供者。杰弗里和他的团队按照加价幅度,对雇主所在区域的各家医学中心和每一位医生进行了分类。他们根据价格和一项综合质量评分,赋予每一家医疗机构绿色、黄色或红色的评级。

卫生保健蓝皮书有一个激励项目，只要雇员选择绿色评级的机构就医，就能得到一张50美元的支票作为奖励。做核磁共振检查的患者如果选择收费400美元的机构，而放弃前往要价1500美元的影像中心，也能得到一张支票。患者仍然牢牢掌握着选择的自由，不过做出明智决定的人将获得回报。这个商业模式堪称天才：如果患者放弃乱收费的医院，转而选择合理收费的医院，雇主将节约2万美元，何不将节约下的钱分享出来呢？这一模式让患者和为他们支付医疗费的雇主结成统一战线，而且不会给患者随心所欲地选择就诊机构造成阻碍。对于既想选择定价合理的医疗服务，又不愿意牺牲质量的患者，卫生保健蓝皮书成功破解了团结他们的密码。

让患者货比三家之后再理智决策，是卫生保健领域的里程碑。兰德公司（RAND）的一项大型研究发现，如果患者不承担医疗服务费用，又能在低价服务和高价服务之间选择，他们会选择价格更高的。他们认为价格越高，质量就越好。这样的联系可能存在于其他行业，然而对于美国卫生保健领域的许多治疗项目，它并不适用。

雇主欢迎卫生保健蓝皮书，也乐意为这项服务付费。因为他们也有机会像给儿子选择手术医院的杰弗里一样，省下3.7万美元和1500美元的差额。现在，超过4500名雇主签约加入了该项目，且数量还在增加。卫生保健蓝皮书能帮助你的员工更轻松地获取医疗操作的公允价格，并找到价格公道、距离最近的卫生保健提供者。对医疗服务精挑细选的患者将严重地撼动美国医疗行业。

立法曙光

一天，我接到一位佛罗里达州议员打来的电话。他读过我的上一本书，那本书写的是医学中的责任。他想请我与他们的议员聊一聊透明度对医学转型的潜在影响，这些人都有兴趣推动卫生保健领域的价格公开。那次电话让我跑了三趟位于塔拉哈西的州议会大厦，在那儿，我遇到了若泽·奥利瓦（José Oliva）众议员、众议院发言人理查德·科科伦（Richard Corcoran）、罗布·布拉德利（Rob Bradley）参议员和诸多两党成员。不像我此前交往过的其他政治领袖，这些议员都由衷希望利用阳光作为消毒剂，以透明度打破卫生保健领域的金钱游戏。"高额账单让一些人的生活发生剧变，我们正是从他们那里听到了消息。"克里斯·斯普罗尔斯（Chris Sprowls）众议员告诉我。

最终，在里克·斯科特（Rick Scott）州长的大力支持下，这些民选领导人通过了一部具有里程碑意义的法律。它要求医院公开它们为医疗操作实际收取的平均金额，而不仅仅是它们索要的价格。此举改变了游戏规则，因为其他试图推动价格透明的努力仅要求医院公开定价，没有要求它们公开秘密收取的折后价。如今，人们可以在佛罗里达医疗价格指南（FloridaHealthPriceFinder.com）上查询价格。假如你要做膝关节置换手术，浏览该网站后你就能发现，这项手术在佛罗里达州及全国范围内的平均费用大约是3.5万美元。该网站暂时还没有公布医疗机构层面的数据，但这些数据很快就要来了。佛罗里达所做的工作很了不起。

在这项新法案的一场听证会上，佛罗里达的卫生保健游说者力劝州议员仅将医院要价——也就是标价——予以公开，这远高于保险公司支付给他们的价格，他们不想把真实收费公之于众。

斯普罗尔斯说，这样做纯属"把风马牛不相及的两件事混为一谈"。"标价和折后价连同类概念都算不上，收费大师的价格是凭空想象的数字，几乎没有人按那个数付钱。"他和同事能认识到这个深藏在卫生保健成本危机黑暗中心的差异，对此我很是佩服。我们在卫生保健上砸了那么多钱，足以承担每一名美国公民的医疗费用。"浪费使整个体系不堪重负。"斯普罗尔斯补充道。

单凭价格透明度，我们无法解决掠夺性筛查和非必要医疗造成的一切问题。但是，这项策略能给卫生保健体系省下多达千亿美元的金钱，这些钱眼看就要在卫生保健的游戏中烧光耗尽。汤姆·科伯恩（Tom Coburn）参议员也是一位医生，用他的话说，重塑价格透明度正是修复卫生保健的第一步，因为价格透明度是质量透明度的先导。我们需要看到价格，这样一来，患者和医疗保险计划才能确定哪些医疗机构正在高效运转，哪些只是一门心思追求利润最大化。这是常识。

希望为解决卫生保健危机做出贡献的人应该与他们的州议员共同努力，推动出台与佛罗里达相同的价格透明度法律。新罕布什尔这样做了，他们认识到仅要求医院公开标价是徒劳的，转而规定医院公开实收金额。总部位于纽约的公平健康组织（FAIR Health）是一家非营利组织，也致力于推动卫生保健透明定价。

　　从华盛顿哥伦比亚特区、俄克拉荷马、怀俄明和佛罗里达一路走来的见闻，以及拜访卫生保健弄潮儿的经历，让我越发确信美国企业和家庭渴望以诚信的价格得到诚实的医疗。几个世纪以来，医生一直深受患者信赖，但如今这种信赖遭到了威胁。杰弗里·赖斯博士和现任佛罗里达州众议院发言人的若泽·奥利瓦，让我对美国卫生保健依然乐观。我有个心愿，愿这些破局者和其他有识之士能推动市场趋于理性和高效，不再充斥着不透明和掠夺性。

第十三章 买保险

豪车司机驾驶闪闪发亮的黑色奥迪A8L，前往北卡罗来纳州一家小规模木材生产商的办公室。他在院子里停下车，又绕到车的一侧打开后门，衣冠楚楚的戴维·孔托尔诺（David Contorno）下了车。他不是华尔街的银行家或翻云覆雨的大律师，而是木材公司的医疗保险经纪人。

孔托尔诺让他的司机在车边上等候。他进入办公区域，然后昂首阔步地走向会议室，脸上洋溢着无懈可击的微笑，一路上不断与人握手致意。

孔托尔诺要来这里完成一项他早就驾轻就熟的工作：解释医疗保险费用节节攀升的原因，顺便让客户续保。尽管他的头衔是独立经纪人，然而像大部分经纪人一样，他每续保一单或拓展一位新客户，就能从医疗保险公司得到上万美元的回扣。也许正是这个原因让他调整了销售策略，狡黠地诱导木材生产商以更高的费率续保。他能劝诱雇主选择对他来说回报最高的保险选项，对于这门艺术他烂熟于心。至于其他选项，如购买保险计划或时下流行的雇主自行承保员工医疗费，他只字未提。对于孔托尔诺来说，让企业直接续保相对容易，他的银行账户也体现了这一点。

　　宣讲会上，木材公司的一位女士为上涨的医疗保险费犯愁了。她问了几个问题，稍稍抱怨了几句。孔托尔诺对这样的反应再熟悉不过，他深谙"价签休克"的管理之道，把她的怒火引向医院成本、技术、制药公司，就连人们锻炼不足也成了靶子。这是他一贯的手法。孔托尔诺，一位富有同情心的聆听者，是紧随目标调转炮口的行家里手。

　　正当孔托尔诺一边责怪外部因素，一边向听众保证与当前的医疗保险公司续约就是最佳选择，有一位老者在房间一角安静地坐着。他穿着像他的皮肤一样饱经风霜的工作服，浑身上下散发着伐木场经理的权威。会议尾声，当孔托尔诺邀请大家提问，老人发声了。"少给我放空炮，"他爆发了，"我妻子连多发性硬化症的药都负担不起，而你是坐着豪车来的！我们在挣扎，可你们这些人靠盘剥我们发了家。"

　　尽管老人提出抗议，木材公司还是签了续保合同，孔托尔诺得以全身而退。不过，坐回到豪车上的他感觉到一丝愧疚。他知道，自己凭借这一单就能获得丰厚的回扣。此外，他还能得到相当于木材公司每月保险费4%的可观报酬，这是业内惯例。孔托尔诺刚刚大赚了一笔，然而他是怀着极度矛盾的心情离开的。他忍不住想起老人的责骂，还有老人那艰难求生的妻子。这次经历让孔托尔诺陷入良心危机，他自此改变了。第二天，他就让自己的经纪公司换了一种销售医疗保险的新方式，这种方式从反常的保险公司佣金和回扣中解放了他和他的同事。

在随后的客户见面会上，孔托尔诺不再顺着保险公司的利益说话，而是畅所欲言。他不再考虑对自己回报最大的保险选项，而是从雇主的角度推荐最优解。这让他如释重负。"这种感觉太好了。"谈起自己的经历时，他这样对我说。他还补充道，他发现购买最优医疗保险计划的客户节省了数百万美元。

格里·伍德汽车集团（Gerry Wood Auto Group）是他的客户之一。格里从1994年开始做汽车销售生意，他在北卡罗来纳的小企业从一家经销商发展到三家，分别销售本田、起亚和克莱斯勒。现在，公司拥有175名全职员工。我给格里打了电话，询问他为公司购买医疗保险的经过。

"我的生意长期受制于卫生保健支出，"格里告诉我，"这是我们最大的单项支出。"

以前，格里随便找了一位自称"独立保险顾问"的经纪人购买保险。后来他才得知，就像大多数经纪人，管理这位经纪人所售产品的保险公司向他付了钱。

格里收到一封保险公司的来信，对方称保险费率将又一次大幅上涨，这成为格里联系孔托尔诺的导火索。如今的孔托尔诺正在与客户坦诚相待的征途上一往无前，他不再靠佣金和回扣取酬，而是转向以绩效为基础的咨询模式。孔托尔诺与格里坐下来，毫无倾向性地提供了每一个选项，接着推荐了对员工最有利的一个。

过去，为了员工的医疗保障，格里每年要向联合健康保险支付65万美元。孔托尔诺建议他终止合同，转而出47.5万美元设立一个为员工提供自我保险的基金。孔托尔诺添了一项高额医疗费用险，这样一来格里就不用承担任何10万美元以上的单笔费用了。孔托尔诺从20家跨州销售"止损再保险"的公司中挑选出一家，为格里提供了高额医疗费用险。不同于传统医疗保险公司寥寥无几的选项，"止损再保险"市场竞争激烈，竞争让费用维持在较低水平。

格里告诉我，新的员工福利体系对选择医生没有限制，而且在过去三年里为他的公司节约了超过50万美元。他用这笔钱进行了再投资，翻新了机修车间，还改善了员工的退休待遇。

然而，孔托尔诺竭诚为客户的最大利益奔走是有代价的。他建议雇主改换门庭，选择价值更优的保险计划之后不过几个月，就收到北卡罗来纳州蓝十字蓝盾公司（Blue Cross Blue Shield of North Carolina）的一封无礼来信。公司实际上把他拉进了黑名单，信里写道，他们将取消与他的合作，不再与他开展业务或向他支付佣金。

孔托尔诺胆识过人，才华横溢。他有能力招揽足够的业务以维持生计，如今他的公司E-Powered Benefits扩张到了全国各地。这家公司的商业模式是收取咨询费，不接受佣金或回扣。现在，它成长迅猛，为美国各地的雇主省下数百万之巨的金钱。

孔托尔诺的故事颇具启发性，不过，我还想更加深入地了解购买、销售和租赁就医服务的人。我选择飞往奥兰多，参加一场医疗保险经纪人会议。

我好像是会上唯一的医生。此外，与别人搭话竟如此容易，我相当惊讶。我只是对遇到的几位经纪人表示，我是一名医生，试图进一步了解美国的医疗保险是如何销售给雇主的。一位名叫菲尔的经纪人提议晚上和我一起喝一杯，顺便聊聊这个话题。在宾馆的酒吧，菲尔和他的经纪人朋友都准备停当了。

"马蒂，卫生保健领域有个肮脏的小秘密，众人讳莫如深，那就是我们经纪人取酬的方式。"菲尔说。他快退休了，所以不忌讳打破守口如瓶的规矩，他说自己实在无法忍受了。"我从事这一行，是因为我觉得指导雇主为员工选择合适的医疗保险是高尚的，然而这一行不是我想象中的样子。"

我在那晚学到的东西，是卫生政策教科书和研究生教育都不教的。我掌握了保险经纪人销售医疗保险和药品福利管理计划并收取回扣的生动细节，与孔托尔诺所述一模一样。我意识到，经纪人往往是领着羊群的牧羊人。他们指导雇主购买的保险计划可能有严重溢价，也可能物超所值。他们能说服雇主更换承保人，能让雇主与当前承保人继续合作，能争取更优的价格，也能帮雇主绕过医疗保险直接采取自我保险模式。经纪人拥有广泛的权力，得到了雇主越发深厚的信赖。然而雇主不知道保险公司是如何利用金钱控制经纪人的。在奥兰多的会议上，保险公司拿一大笔钱诱使经纪人牢牢圈住雇主的故事我听得耳朵都起茧子了。

参加这次会议前，我对医疗保险经纪人的工作了解不多。趁在佛罗里达的热浪里小口抿着果汁朗姆酒的工夫，菲尔和他的同事很快就让我掌握了最新情况。他们悠闲地倚在露台酒吧的扶手椅上，无所顾忌地谈论着这个行当。我身体前倾，边听边记，震惊得眼珠都要掉下来了。

"人们的医疗保险支出过于高昂，经纪人的取酬方式就是原因之一，我无法相信竟没有一个人站出来谈论这件事。"菲尔说。他在做经纪人期间，从保险公司陆续得到几百笔回扣，每一笔从3万到10万美元不等（业内往往称之为"奖金""佣金""持续红利"或"偶然所得"）。

"有的时候，我会在这些金钱的驱使下让雇主购买要价过高的保险计划。"菲尔承认。

不过，孔托尔诺遭到北卡罗来纳州蓝十字蓝盾公司排挤的经历让我明白，医疗保险公司不仅动用"胡萝卜"，还会挥舞"大棒"。经纪人告诉我，只要丢掉一个关键雇主，保险公司就可能剥夺他们的所有业务。这意味着经纪人将失去一份肥差——经纪人能从撮合成交的每一美元保险费中得到1%—5%的佣金。**每一名员工**都为经纪人连年贡献了几百美元的佣金！随着雇主承担越来越高昂的成本，经纪人的收益也水涨船高。有一位经纪人帮雇主变更了医疗保险计划，他对我讲述了保险公司排挤他的经过，后来保险公司不仅对他恶语相向，还要求其他雇主不要与他洽谈业务。这一切的原因，不过是保险公司解除了与他的合作关系。恶意攻击不只是为了报复区区一位经纪人，它还向其他有意推动雇主变更保险计划的经纪人释放了一个响亮而清楚的信号。

利益迷雾

经纪人的服务确实很有意义。他们帮助人们弄懂保险福利的内容，并在眼花缭乱的选项中做出选择。

我享受在奥兰多与保险经纪人开诚布公的对话。他们不是坏人，只是对市场的力量做出了理性的反应。有人告诉我，即使佣金变少或丧失奖金，他们也会为实现客户的最大利益行事，然而这不是常态。不少经纪人曝光了保险公司付酬的不正当手段，因为他们不喜欢这个体系。有的人痛恨佣金和回扣，因为他们从事医疗保险销售是为了帮企业做出合理选择，而不是违心地对雇主狮子大开口。一位经纪人解释道："大家以为我们是独立行事的，有时我自己甚至也这么想。但是，我时常觉得自己是一家保险公司聘用的销售。当你想知道本田车值不值得买，你不会去问福特的销售代表。"

我们大多数人都会以同样的方式回应相似的市场力量。让我们换一个背景来思考这个问题：假设你是一名小学生，你对学校里的每个小朋友说你能在学校食堂设一台冰淇淋自动售货机。神奇的是，有一天机器真出现在那儿了。当他们发现你将从售出的每一个冰淇淋获取5%的回报，他们可能犹豫了。不过，冰淇淋是你带来的，他们也不能抱怨什么。他们不知道的是，你不仅拥有这笔稳定的现金流，时不时还能从冰淇淋供应商那里得到一张百元大钞。

　　每个人都喜爱冰淇淋，你也对这笔收入感到满意。你向镇上的其他四所学校引荐了这家冰淇淋商，让每个月的佣金变成了以前的5倍。只要撮合学校与自动售货机公司签下一次性协议，你就能得到这一切。日子一天天过去，你成了远近闻名的冰淇淋自动售货机业务专家。然而现在，由于冰淇淋商把价格翻了一倍，第一所学校的少数学生有怨言了。他们认为，引入一家竞争企业也许就能吃上更便宜的冰淇淋。但你才是冰淇淋专家，所以他们找到你，提出更换供应商的事。

　　你对你的供应商说其他孩子不乐意了，供应商可不听你的。他们说，如果你引入竞争，他们就取消全部五所学校的佣金，不让你担任经纪人了。理性、经济的反应是什么？

　　你可能会劝说不开心的孩子对现在的供应商忍气吞声，也可能诉诸一些可靠的销售维持策略。也许你会告诉人们，现在的供应商拥有品质更佳的冰淇淋，贵一点是物有所值的；也许你会给他们讲一个噩梦般的故事，有人吃了竞争对手的冰淇淋之后感染了沙门氏菌；也许你会解释说，引进新供应商的开支比继续购买现有的产品还要高。你散布类似流言的意愿与你面前的金钱利益大体相当。如果你的好处只有一美元，你大概会对价高的供应商说拜拜。如果那是1000美元，你就能用这笔钱买些喜欢的小物件了。而如果佣金是1万美元，你到16岁就能攒下买一辆车的钱。也许，你将尽一切努力维持现状。

　　假想中的冰淇淋经纪人就像现实中的医疗保险经纪人，而且卫生保健领域的金钱诱惑更是惊人。我遇到过一些经纪人，他们只要在价格上涨时确保"冰淇淋自动售货机"留在"学校"，就能年入数十万美元。医疗保险公司长期以来给予经纪人如此丰厚的报酬，这笔钱是从哪来的？答案是，保险公司将其计入了保险费，也就是说这笔钱是你出的。

经纪人告诉我，他们从医疗保险公司或药品福利管理人（pharmacy benefit managers, PBMs）那里得到的各类收入可达17种，其中一些收入是雇主一无所知的，规模较小的雇主往往更难获得披露的收入。有时候，保险公司会将回扣发给雇佣经纪人的经纪公司，进而给经纪公司带来维系业务的巨大内部压力。有些经纪商在业务拓展上花光了基础佣金，唯一的利润来源是奖金。

这项制度就好比过去的证券经纪人接获命令，必须不惜采取任何手段将某只股票售出1万股，如果不能达成目标就会面临严重后果。上级的方式是"我不关心你怎么做，你只管去做"，这就埋下了祸患、制造了欺骗。问问富国银行（Wells Fargo）就知道了，企业的内部压力造成工作人员违规操作，未经客户允许就以他们的名义开设虚假账户。这场骗局最终引来1.42亿美元的赔偿，并造成银行信用严重受损。银行的高管声称不知道此事，首席执行官说："我特别希望澄清的一点是，本公司没有什么处心积虑的谋划，或一些人所谓的诡计。"然而银行职员称，公司强迫他们达成不现实的销售目标，[1]为了保住饭碗，他们只好开设虚假账户。[2]可是到头来，他们还是丢了工作。富国银行有5300名为了实现销售目标开立虚假账户的员工遭到解雇。医疗保险行业大鳄在与我的交流中也是这么说的，他们表示不会向经纪人施加压力。可是，经纪人讲的却是另一个故事。

与更多的经纪人聊过之后，我才意识到他们在医疗保险公司的欺凌或奖金诱惑之下，承受着多大的工作压力。拓展三家大客户，可能就意味着每年10万—20万美元的奖金外加高额的保险费佣金，这不假。然而一旦雇主打来电话说"嗨，我想重新考虑医疗保险选项"，堪比中年危机的压力就如约而至了。

雇主为什么不去接受消费者教育，并要求保险公司做到产品信息完全透明呢？好吧，有的雇主这样做了，但那有难度。对比不同医疗保险的福利方案极具挑战，比解读药品福利还要困难十倍——其中的骗术完全不在同一数量级。

作为一名医生，保险业向美国企业兜售医疗保险的生意让我很诧异，我无法相信自己听到的事情。美国的卫生保健服务就是这样销售出去的吗？此前，我甚至对经纪人向雇主兜售卫生保健服务的模式一无所知。从实质上看，他们在兜售求医问药的机会。这门生意竟是如此运作的？

2007年，我们饱受金融危机之苦，部分原因在于人们买卖自己无法理解的产品。尽管连基础资产是什么都没弄清楚，退休金计划还是买入了担保债务凭证（collateralized debt obligations, CDOs）*。市场太过复杂，任何人都难以抽丝剥茧。在了解自己购买的医疗保险产品时，雇主遇到了类似的麻烦。这些产品被设计得复杂难懂，这样一来，雇主就不会费神去了解自己钱款的去向了。

---

* 一类将多种债券、贷款等作为基础资产打包重组后投向市场的金融衍生工具。

　　这与次贷危机有着惊人的相似之处。当时，抵押贷款经纪人让人们陷入难以承受的次级贷款泥淖，还借此赚取了丰厚的奖金。抵押贷款经纪人和医疗保险经纪人都在销售客户无法理解的产品，两者的主要区别在于，政府在全球经济衰退后整顿了抵押贷款经纪业务；而医疗保险经纪业务从未遭到清算。

　　在奥兰多的医疗保险经纪人会议闭幕之后，我飞回了约翰斯·霍普金斯。我询问我们的医生，是否了解我们这些人的服务是怎么卖出去的，他们无一知晓。我问了十个人：听说过医疗保险经纪人这一行吗？所有人都说"没有"，他们当中也没有一个人知道美国的医疗保险是怎么卖出去的。提供卫生保健服务的人和出售卫生保健服务的人严重脱节，我真是目瞪口呆。这让我想起同为外科医生的比尔·弗里斯特参议员（Bill Frist）在我们会面当天说过的话：医生接受的是医学教育，而不是卫生保健教育。我一再发现，他是对的。

布兰登·勒基特

　　随着我结识了全国各地的保险经纪人并开始关注他们的业务，我简直无法相信这门生意竟有这么大的规模。美国近一半企业通过经纪人购买保险，仅巴尔的摩地区就有近1000位经纪人。我注意到，我见过的不少经纪人往往有着出众的营销技巧，有些人是高尔夫球高手，而且人人都格外友善。

　　我一位朋友名叫布兰登·勒基特（Brandon Luckett），我发现他也从事这一行。他是福利咨询公司 Employee One 的执行副总裁。

我驱车前往马里兰州的哥伦比亚市，与他在一家远近闻名的印度餐厅共进午餐。我向布兰登讲述了我了解的情况：好的，坏的，以及这门生意的丑陋一面。听我讲话时，他流露出赞同的神情。在某个地方，他打断了我。

"我们去年没有拿奖金。"谈及公司与承保人的关系，布兰登说道。

"可是，大部分经纪人不是都拿到奖金了吗？"我问他。

"是的，但我们希望自己独树一帜。"

在任何可能的时候，布兰登的收费模式都是以福利管理方案的员工人数为基础，收取一笔固定的服务费。他说传统的佣金模式导致医疗保险开支居高不下，同时补充道，他们不允许经纪人充当雇主决策的强力推手。

他告诉我："我们不玩回扣游戏。"

印度烤鸡和烤饼散发着香气。布兰登告诉我，他一般建议雇主自筹保险金（自我保险）。这意味着支付卫生保健账单的是雇主，而非保险公司。雇主和员工不支付保险费，而是把钱交给为福利管理计划筹资的托管账户。雇主聘请了一家公司管理这些计划，此类公司就是所谓的第三方管理人，也有很多传统保险公司提供管理服务。接下来，布兰登会确保雇主投保了高额医疗费用险，用于偿付巨额账单的支出，这可能是8万或10万美元以上的账单，具体取决于雇主的风险承受能力。布兰登为雇主提供选项和报价，然后听凭雇主挑选，过程简洁明了。总体上看，布兰登仅凭对企业卫生保健付费方式的重构，就能在一年里帮企业省下数百万美元。

多数情况下，避开传统医疗保险转而选用自费的方式，对于雇主来说是最有利可图的。这一举措能节约大量资金，相当于立即给全体员工涨了薪水。然而据他说，雇主往往不情愿做出改变。当天早上，他还会见了一家对是否自费犹豫不决的雇主，尽管该模式能让它省下不少钱，而且员工福利不会打折扣。

我问布兰登，消灭保险公司的秘密回扣是不是一项影响深远却又简便易行的改革手段。"完全正确。"他说。

布兰登说，一小部分经纪人转向了固定收费模式，而且人数正在增加。为了找到其他采取固定佣金模式的经纪公司，我自己做了些研究，并发现了田纳西纳什维尔的伯纳德健康公司（Bernard Health）。我去纳什维尔走了一遭，造访了这家公司，与亚历克斯·托尔伯特（Alex Tolbert）和瑞安·麦考斯特林（Ryan McCostlin）见了面。他们肯定了孔托尔诺和勒基特对我说过的话：不以佣金为基础的商业模式正为他们这样的经纪人带来更多机遇，他们的回报与雇主的最大利益存在一致性。

认证品牌——健康罗塞塔

美国的企业主迎来了降低卫生保健成本的绝佳机会。戴夫·蔡斯（Dave Chase）尝试以信息武装企业主，同时为经纪

行业设立标准。蔡斯建立了一项认证程序，叫作健康罗塞塔
（Health Rosetta）。他崇尚的标准都是经纪行业公平交易的应有
原则，完全透明是其中的基石性承诺之一。雇主应该了解经纪
人、保险公司、药品福利管理人和供应商收取报酬的机制。

　　我在华盛顿哥伦比亚特区的一家餐厅见到了蔡斯，那儿距
离白宫只有几个街区。当时，他满怀激情和道德信念的形象让
我很受触动。作为一名出色的技术管理人员，他曾掌舵微软的
卫生保健业务十几年，积累了大笔财富。他还为医院提供过咨
询服务，供职的公司如今叫埃森哲（Accenture）。从深厚的卫
生保健从业经验中，他很快熟悉了通过经纪人和福利顾问购买
医疗保险的业务。时机成熟后，蔡斯转型为卫生保健行政浪
费问题的专家。他对金钱游戏和中介的了解不逊于任何人。

　　为了打破雇主自我保险的现状，蔡斯成立了健康罗塞塔。
他的使命是教育雇主如何在价值引导下购买医疗保险，而不
受经纪人回扣的摆布。健康罗塞塔作为医疗保险经纪人和福
利顾问的认证程序，借鉴了完全透明的原则。蔡斯要求经纪
人签字接受一套行为准则，并同意使用制式信息披露文书，
该文书将载明他们的各类取酬方式。蔡斯先前的工作吸引了
一批经纪人，孔托尔诺名列其中。孔托尔诺的公司是取得健
康罗塞塔认证的首批经纪商之一，如今，获得认证的公司已
有好几百家。

　　蔡斯在过往的技术工作中很认同"开源"理念，在这一理
念的指导下，他决定公开分享所有资料，包括经纪人行为规范
和信息披露文书。在HealthRosetta.org上，你都能找得到。

大局

有人呼唤通过立法规范医疗保险经纪行业，以此来保护消费者是一个思路。毕竟2008年的崩溃发生后，抵押贷款行业就因更严格的立法而受益匪浅。不过，市场力量也可以成为强有力的变革动因。你的企业再次投保时，可以问问经纪人有没有"健康罗塞塔认证"，或它是否遵守健康罗塞塔网站阐述的完全披露和公平交易原则。你至少应该下载一份健康罗塞塔的信息披露文书，并要求你的经纪人或医疗福利顾问填写。此外，你应该考虑为企业寻找固定收费的经纪人，或要求他们计算佣金时不得以你的支出为基数，而应以你**省下**多少支出为基数。

一些个体户和雇主与保险业的脱钩越发彻底。近年来，基于信仰的共享事工＊逐渐受到欢迎。伊利诺伊的撒玛利亚事工等团体就名副其实地践行了基督教不分彼此、共担重负的观念。它们将成员的资源集中起来，用于为彼此付账。该团体称，它的25万名成员每月共同承担着超过2700万美元的医疗支出。它们能发展壮大，说明它们顺应了人们的需求，也说明靠医疗保险解决问题的老办法不灵了。这些计划的费用通常低于保险，不过，别指望你的医疗保险经纪人告诉你这个低成本

＊ 指基督教信徒从事教会安排的社会服务工作。

的选项。撒玛利亚事工和其他医疗保险合作组织不会付给经纪人一分钱回扣。

2018年，美国雇主花在医疗福利上的钱约有7380亿美元。近年来，这一数字仍以5%的速度逐年上升。[3]根据凯泽家族基金会的数据，一个美国家庭的平均保险费接近2万美元。[4]如果雇主能以更小的代价提供优质的福利，它将节约数十亿美元。

建立在雇主自费基础上的卫生保健模式有一桩怪谈，那就是雇主正在为之买单。公司所有者、高管和人力职员口口声声说，是集体为医疗福利——或大部分医疗福利——付了钱，这并非对当前形势的最准确描述。为了支付医疗福利，雇主动用了劳动者薪酬资金池里的钱。因此，这些分配给持续上升的卫生保健支出的资金，就不能用来给员工涨工资了。也就是说，这笔钱正是从员工的腰包里掏出来的。最近几年，员工工资增长迟缓，这是主要原因之一。

运用透明度和竞争性策略整顿医疗保险销售，并提高美国劳动者待遇的时机已经到来。

第十四章　药品天书

我结束了在密歇根商界领袖员工福利大会的讲演，接着把话筒传给了下一位发言者丹尼·托特（Danny Toth）。托特来自乔治亚的拉格朗日，他彬彬有礼，还有点弱不禁风。这是我第一次见他，不过他的牛仔靴和他端庄的外表、务实的作风释放了一个强烈信号：**我不在乎你怎么想，我将有话直说。**

托特正是这样做的。在听众面前，他叙述了一种听起来像垄断联盟的模式。几乎人人都熟知制药业的少数不法之徒。臭名昭著的"制药兄弟"马丁·施克雷利（Martin Shkreli）大幅提高本公司的药品价格之后，媒体炸开了锅，而他竟在随后到来的审理程序中一直保持着虚伪的笑容。高管哄抬价格这种备受瞩目的案件寥寥无几，托特讲述的黑暗世界远比它庞大。他揭露了药品定价游戏的内部机制，与制药业那些不法分子的所作所为相比，其规模超出100万倍，而且代价更为巨大。

托特详细介绍了一个巨型中介产业是怎样有组织地欺诈美国企业的，其中的中介叫作药品福利管理人，简称PBMs。雇主会直接或通过医疗保险公司聘请药品福利管理人来管理员工的药品福利。然而，托特讲述了合计掌管着2.66亿美国人药品福利的管理人，是怎样以巧妙的骗术一以贯之地愚弄美国企业的。

随着对药品福利管理人的深入了解，我想起这些年来有很多药剂师悄悄向我提出研究建议："你有必要关注药品福利管理人，他们的收入高得吓人。"

价差

要理解药品福利管理人的世界，最重要的术语之一就是价差。价差是药品福利管理人从药房买入药品所支付的价格与他们为同种药品向雇主或医疗保险计划开具的发货单价格的差值。你以为这是一桩简单的交易：药房以10美元的价格售出一种药，所以雇主付出了10美元。然而事情没那么简单。药品福利管理人是中介，所以药房如果对这种药品要价10美元，管理人就可能向雇主索要50美元，然后把多出来的40美元揣进自己的口袋。这40美元就是价差。

我想深挖更多细节，于是询问托特能否与我一聚。我们找到各自合适的时间，在大急流城的一间咖啡馆见了面。我们拉来两把椅子，在一张小桌前坐下。他带着鼓鼓囊囊的公文包，我带了笔记本和钢笔。我率先开口，问他是不是所有的药品福利管理人都能赚到巨额价差。他从公文包里掏出一叠文件，并向我展示了上面骇人听闻的数字。他的一些数据示例显示，雇主付给管理人的费用可达管理人付给药房的费用的5—20倍。

这就是药品福利管理人赖以牟利的价差。

此后几周内，我与行业内部人士谈了话，还得到一份秘密文件，上面载有一家药品福利管理公司向药房支付的价格和向雇主收取的价格之间的价差。我隐去了雇主和管理人的名称，但我可以保证这个例子是真实存在的。

看到下面的分项清单时，我简直难以相信。我也给患者开过清单上的一些药，但我不知道幕后发生了什么。我甚至吃过与榜单上第一行药物相仿的烧心药，看到一行行价差，我的烧心差点复发。

价差

药品福利管理人向雇主收取的费用与他们向药房支付的费用之差

药品名 （商品名示例）	规格/ 毫克	数量	PBM收费/ 美元	PBM付费/ 美元*	价差/ 美元
奥美拉唑 （普利乐）	40	30	70.85	0	70.85
安非他酮缓释片 （载班）	300	30	188.88	0	188.88
依他普仑 （来士普）	10	30	103.47	0	103.47
氯沙坦 （科素亚）	50	90	204.00	25.22	178.78
阿奇霉素 （希舒美）	250	6	46.70	0	46.70
氟西汀 （百忧解）	20	30	126.03	59.50	66.53

（续表）

药品名 （商品名示例）	规格/ 毫克	数量	PBM收费/ 美元	PBM付费/ 美元*	价差/ 美元
酮咯酸 （安贺拉）	10	20	43.14	14.00	29.14
泮托拉唑 （Protonix）	40	30	159.85	0	159.85
美洛昔康 （莫比可）	15	30	145.33	0	145.33
赖诺普利 （捷赐瑞）	30	30	45.21	2.75	42.46
帕罗西汀 （Paxil）	30	90	253.35	35.63	217.72
辛伐他汀 （舒降之）	40	90	442.85	34.94	407.91
巴氯芬 （Gablofen）	10	270	667.17	126.49	549.68
喹硫平 （思瑞康）	200	10	129.37	5.07	124.30
醋酸氟轻松乳膏 （Vanos）	0.1%	240gm	3174.47	997	2177.74
阿托伐他汀 （立普妥）	20	30	173.02	0	173.02

★ 0美元意味着患者的自付额覆盖了药品的所有开支，因此管理人向雇主收了药费，却一分钱都没有付给药房。

面对雇主，药品福利管理人基本上予取予求，而且雇主还真就照单付账。上面的表格显示，药品福利管理人向雇主收取的安非他酮药费是188.88美元，却一分钱都不用付给药房。在该案例中，员工的保险自付额覆盖了药品的所有开支，然而雇主还是被狠狠地宰了一笔。

同样，不论药物是什么、实际成本是多少，药品福利管理人都能随意为患者设定自付额。有一位患者购买一种价值40美元的药，自付额竟有285美元。[1]这并不是一起情节恶劣的刑事诈骗案，它从头到脚都是合法的，当前大部分药品福利管理人的商业模式就是如此。

可是，出钱买药的企业或政府医疗保险计划为什么要隐忍？好吧，假如你是审读药品清单的雇主，清单长达数千行，而且没有"管理人支出金额"这一列，你就看不出价差。在现实世界，企业得到的清单就长这样。

以上清单删去价差信息，往往就是药品福利管理人逐项列算员工用药之后，发送给大多数企业和医疗保险计划的清单了。对于一家典型的中等规模公司而言，成千上万种药物会出现在这份清单上。在处置公司卫生保健福利的人力职员眼中，这份清单大概跟天书没什么区别。

清单的底端，通常标示着雇主欠下药品福利管理人的一大笔钱。它看似透明，因为每一片药的价格都详细地列出来了。然而，"雇主根本看不到价差"。药品福利管理人挖空心思，保守真实价格的秘密。他们利用费用、回扣和折扣组成的重重迷雾，让药品的真正价值变得异常复杂，没有任何人能弄明白。

就算少数几种药的价差被雇主发现了，药物品种成千上万，它们以各不相同的名称流行于市，有着不同的竞品药和非专利药，用药时间与用量也不一样——这些变量的每一种组合都有不同的定价。

一位雇主说："我要来一份员工用药品种及价格清单，打印出来足足有100页，我都不知道从哪里开始看。"他切中要害了，这份清单令人望而生畏。在大部分企业，卫生保健通常是工资后面的第二大支出项。忽然间我明白了为什么当我问及企业的首席执行官遴选药品福利管理人的方式时，他们中有那么多人觉得自己上当受骗了。他们往往回答，现在的药品福利管理人是由企业的医疗保险计划安排的，或是由医疗保险经纪人推荐的，抑或直接选定了药品福利管理领域的三巨头之一。有时候，首席执行官会吹嘘自己的管理人提供了10%或20%的药价折扣，但是多数人都受够了居高不下且逐年攀升的花销。

信息获取

很不幸，企业就算派人直接去药房对比药品福利管理人为某种药品支出的价格也于事无补。由于药品福利管理协议要求药剂师三缄其口，不得披露他们向管理人收取的金额，好奇的首席执行官很可能碰一鼻子灰。

得知许多药剂师受到协议束缚无法开口讲话，我简直不敢相信。我听说有医院鼓励医生多留患者在本院做核磁共振检查，但它们从未利用协议封住医生的嘴——譬如对临床医生能告知患者的内容设限。一些行业准则使医学成为与众不同的崇高职业，而限制从业人员说话的权利则悉数背离了它们。此举违背了我们的信任传统—— 一种根植于悲悯的技艺——也从根基动摇了我们以患者利益最大化为圭臬的承诺。

我的祖父就是药剂师。他那个年代的药剂师不要处方就能给人配药，就像医生一样。他若看到如今的药剂师在集团化医疗的压迫下闭上了嘴，大概会很难过。在与其他药剂师的交谈中，我看清了问题的影响面，也更加坚定地认为我们需要采取行动。我们要在医学的各个角落反抗不允许卫生从业人员发声的行为。外部力量决不能限制他们与患者的对话，这样做大错特错。

一些药剂师告诉我，相比商业利益，他们更看重患者，并违反协议将最优方案告知了患者。这些可敬的药剂师顶着遭到药房解雇的风险，还有些独立药房承受着彻底丢掉大额药品福利管理协议的风险，它们可能就此倒闭。在我看来，这些药剂师和独立药房都是英雄。谢天谢地，一部新的联邦法律在2018年通过了，它终结了禁止药剂师帮助患者寻找更廉价选项的通行做法。

饼干福利管理人

如果药品福利管理人的游戏招惹上另一种影响广泛的商

品——女童子军饼干*，试想一下可能的情况。设想，一位女童子军的父亲找到一家小公司的首席执行官，表示可以为公司的100名员工提供女童子军饼干折扣。面对各式各样的盒装女童子军饼干，忙碌的首席执行官不清楚它们的正常售价。（谁会清楚这个呢？）不过，通过一个人购买全部所需饼干的便利性吸引了他。这位父亲还声称能给公司提供大幅折扣，首席执行官上了勾，同意让他出任本公司员工所需女童子军饼干的独家经理人。

一周后，这位父亲安排了几个小姑娘来公司摆摊。一名员工走过来，要一盒薄荷巧克力饼干——人人都爱这个口味。女孩问他是不是公司员工，他回答"是的"。女孩说他只需付两美元，于是他为这盒饼干掏了两美元的"自付额"，然后狼吞虎咽地吃光了。姑娘们又卖掉了100盒饼干，首席执行官看到享受着美味饼干的员工也很高兴。

一个月后，父亲携账单找到首席执行官，报价是惊人的每盒饼干50美元。扣除"20%的优惠"，一盒饼干的收费约是40美元。忙碌的首席执行官搞不懂怎么会这么贵，不过他还是付了钱，并且为账单上20%的折扣感到满意。

接着，父亲为女孩们卖出的每盒饼干付给她们一美元，因此她们每售出一盒饼干合计能赚3美元（2美元的员工自付额＋饼干经理人的1美元）。一盒饼干的批发价是2.5美元，所以

---

* 美国女童子军每年都通过饼干销售筹资，女童子军饼干的制作和销售主要由女童子军成员完成，有时她们的家人也会给予支持。

女孩们卖一盒饼干能赚50美分。这位父亲"为员工管理饼干福利"，每售出一盒饼干能赚39美元，也即一天赚3900美元。

终于有人告诉首席执行官，一盒女童子军饼干的正常价格是5美元。得知真实价格的他笑容不见了，他被耍得团团转。

很疯狂，对吗？没人能容忍这位牟取暴利的父亲实施的计划。可是，卫生保健的经营模式如出一辙。父亲是药品福利管理人，女童子军是药房。

当然，这个类比有一些不恰当的地方，因为在药品福利管理人的世界，首席执行官想查清数千种药品的市场价实在太困难。别的先不说，由于名称、用量和剂型（胶囊或片剂）不尽相同，药品的价格千变万化。

今天，大约80%的美国人通过药品福利管理人获取药品。[2]支出保险费的美国企业和出钱买药的员工往往对背后的价格欺诈一无所知。当药品价格持续上涨让人们懊恼，他们通常会把矛头对准马丁·施克雷利这些制药业的不法者，尽管价格飙升在多数情况下就发生在他们身边。

这些发现让我忧心忡忡，我打算去一趟杰勒德·安德森（Gerard Anderson）博士的办公室。杰里*是我的同事，他任职于约翰斯·霍普金斯大学公共卫生学院，是美国药品定价领域的顶级权威。他是个很棒的同事，指导过上千名学生，也曾为我这样的教师指点迷津，而且他一贯乐意发表见解。他以标志

---

* 杰里（Jerry）是杰勒德（Gerard）的昵称，前文的杰里·安德森（Jerry Anderson）和此处的杰勒德·安德森（Gerard Anderson）是同一个人。

性的灿烂笑容问候了我，我对他讲了自己正在研究的问题，以及这个问题给我带来了怎样的烦恼。我问他，人们——公众、企业主和政策制定者——对药品福利管理人抬高卫生保健价格的阴暗行为有所意识吗？

"马蒂，他们当然意识不到。药品供应链上的每一方能发这么大一笔财，靠的就是保密。令人难过的是，药品价格节节攀升，患者需要自行承担的费用也越来越多。"杰里解释道。

回扣与药品邮购

如果价差是药品福利管理人的头号诡计，那么紧随其后的就是回扣。它像烟雾弹，掩护着药品福利管理人的世界。制药公司提供药品回扣，然而承担药费的雇主不知道回扣的金额，甚至不知道回扣的存在。药品福利管理人会截下制药业的全部或部分回扣，作为"行政管理工作"的报酬，我们也可以称之为"返还金"。

丹尼·托特在演讲中举出了太多我闻所未闻的小伎俩。它们花样百出，加起来可不是一笔小钱。2018年，《美国医学会杂志》刊载的一项研究显示，顾客为超过1/4的处方多付了钱，平均每份处方超额收费7.69美元，六个月期间的总金额达到1.35亿美元。[3]

贾斯廷·西蒙（Justin Simon）是一位受人尊敬的卫生保健分析师和投资人。我在华盛顿特区与西蒙共进午餐时，他证实了托特说的每一件事。他说，这一问题给全美国的医疗保险计划造成了沉重负担。他还表示，按方配药的药房现在往往归药品福利管理人所有，这是他眼中该领域最大的问题之一。

"药品福利管理人声称，他们提供的药品支出管理服务帮助你节约了钱财，"西蒙说，"可是药房卖出的药品越多，他们赚得也越多，这就存在利益冲突了。"

根本性冲突在于，药品福利管理人一面高喊着要降低你的药品开支，一面却坐拥一间药房，只有你花得够多它才能盈利。这又催生了药品福利管理人的另一个诡计：与患者签署药品邮购配送协议。

它是这样运转的：药品福利管理人在数据中发现你这位患者复购了一种药，他们接下来就会不停地打电话，以更低廉的自付额为诱饵，劝你签约他们的药品邮购项目。但是，一旦上了这条贼船，你就很难下来。突然之间，你得到一大堆不想要或不需要的药品，因为药品福利管理人在你从未要求过的情况下，让你的医生开具续方申请。当医生的办公室接到续方申请，他们通常只会草草签署，我自己就这么做过。

药品福利管理人有一套不一样的话术。他们声称，这样做加强了患者的依从性。那我就不得不问了：送药到患者家里，就意味着患者真的吃了药吗？

托特的透明度策略

如果企业高管怀疑自己的药品福利支出过多，他们能否做些什么？

丹尼·托特就是从这里切入的，他在推行透明度策略上很有一手。我与托特约了晚饭，学会了他的秘密配方。他做过药剂师，还曾经营一家诚信为本的药品福利管理公司多年，与不少药剂师有着密切的关系。为了准确了解药品福利管理人向药房支付的金额，他拿来雇主收到的药品清单仔细解读，接着向雇主展示价差。

托特让雇主历经悲伤的全部五个阶段*之后，给他们提供了一个解决方案。他帮助雇主重新磋商了协议条款，约定药品福利管理人只能按照合理的固定费率取酬，例如每份处方3美元。托特称这笔钱为管理费，据他所说，这笔钱覆盖药品福利管理人的管理成本绰绰有余，还能让他们实现健康的盈利。当雇主抱怨每份处方付给中介4美元太多，托特提醒他们，在先加价再打折的体系下，药品福利管理人凭借一份处方就能赚到50美元以上。

---

* 悲伤的五个阶段理论由美国精神病学家伊丽莎白·屈布勒—罗斯（Elizabeth Kübler-Ross）提出，她指出陷入悲伤的人会依次经历否认、愤怒、协商、沮丧、接受这五个阶段。

如果我们能砍掉价差，成千上万的企业将迎来翻天覆地的变化。近期，《健康事务》杂志刊出的一篇分析称，如果每份处方的一般性报销额能降低1美元，整体医疗支出每年将减少56亿美元。[4]

通过重新协商药品福利管理协议，托特和木脊顾问（Timber Ridge Consultants）的同事帮雇主节省了数百万美元。乔治亚州某市的市政府是上述雇主之一，托特帮他们省了100多万美元。市政府持续增加的赤字已经威胁到他们的债券评级，所以这笔节约下来的资金来得正是时候。托特为他们争取到一纸更有利的药品福利管理协议，节约下来的资金意味着城市债券将保持强势评级。

节省数百万美元的秘诀看上去一点都不难。我问托特，为什么美国企业没有对不合理的药品福利管理费率群起而攻之，转而协商更有利的费率。"因为雇主的医疗保险公司与药品福利管理人有勾结，"他说，"实际上，多数情况下双方背后有着共同的老板。"医疗保险公司指示投保企业选择自家的药品福利管理人，这增加了它们的利润。例如，三大药品福利管理公司之一OptumRx的所有者，是美国第一大医疗保险公司联合健康集团。也许保险公司提供了更低廉的保险费，可它们转过头就通过自家的药品福利管理人赚到了更丰厚的利润。

目前，药品福利管理公司快捷药方（Express Scripts）的所有者是信诺保险公司（Cigna）。在我撰写本书期间，希维斯保健标志公司（CVS Caremark）与安泰保险（Aetna）的合并即将完成。三大药品福利管理公司——OptumRx、快捷药方和希维斯保健标志——一共控制了约85％的美国市场，管理着大多数美国人的药品福利。

可是，自由市场何在？雇主就不能说一句到此为止，然后换一位更划算的药品福利管理人吗？对于不少雇主来说，这不是一件容易的事。如今的药品福利管理人与保险公司高度整合，为了更换管理人而将其剥离出来十分困难。

托特更进一步向我解释了他对抗这个体系的原因。他还是一位社区药剂师的时候，看见穷困潦倒的患者为了凑药费，找遍全身才摸出一点零钱。他相信，如果医生、患者和雇主摸清了药品福利管理人赚取价差、收受回扣的事，他们绝不会答应的。

愚弄政府

托特利用业内人士的专业知识在雇主面前揭发了药品福利管理人的价差，政府也可以利用影响力，帮助使用药品福利管理人的政府医疗保险计划得到这项信息。2018年，俄亥俄州的审计长这样做了。审计长发现，纳税人出钱支付了药品福利管理人的价差，而且短短一年内，俄亥俄州的医疗补助计划在价差上花费了2.24亿美元，这个数字约占医疗补助计划同期药品总支出的10％。[5]

不受保密条款约束的俄亥俄州药剂师协会（Ohio Pharmacists Association）发出了声音。"我们从这份报告看出，这些大规模集团化中介为了操纵处方药市场、隐藏一系列收入来源，布下的局实在是深不见底，"该协会的政府事务主管说，"现在的情况再明显不过，药品福利管理人经营着当代史上最大的骗局，我们所有人都在埋单。"[6]

药剂师协会还指出了价差阴谋中尤其恶毒的一点：在一年期间，价差将逐渐增加，似乎会在药品福利管理人与药剂师结算时达到顶点。也就是说，药品福利管理人不仅向医疗补助计划狮子大开口，还克扣付给药房的钱。他们吃了原告又吃被告，两头增收。

其他州也开始自保，以免遭到药品福利管理人的掠夺。得克萨斯州不允许州医疗补助计划与采取价差定价模式的管理人签订药品福利管理协议，同时还要求对药房中介实施定期审计。

在蒙大拿州，一位名叫玛丽莲·巴特利特（Marilyn Bartlett）的强硬谈判代表接管了州公务员福利计划。在千头万绪的工作中，她格外仔细地审查了"福利计划"的药品福利管理协议。2014年她刚接手时，"福利计划"濒临破产。作为一个明察秋毫的会计师，巴特利特潜心钻研了药品福利管理协议，发现这项拥有3万名成员的"福利计划"正因价差和回扣的诡计流失资金。她甩开了原先的药品福利管理人，新引进了公平对待雇主的纳维图斯健康解决方案公司（Navitus Health Solution）。之后的一年，蒙大拿州公务员福利计划的药品组合与使用量基本没变，然而每份处方省下了大约16美元。这笔省下来的钱，包含200万美元的价差和350万美元的回扣。巴特利特的努力为福利计划节约了资金，还充分体现了雇主在推动变革方面的巨大能量。她说，要确保药品福利管理人没有卷着雇主的钱一走了之，就必须与他们抗争。[7]

俄亥俄州的审计报告让这个行业吃了一惊，但这不过是挠痒痒，因为审计报告仅仅核查了价差，而药品福利管理人有的是狡诈的花招。审计人员说，审查其他策略还有待进一步探索，其中包括托特提及的一些手段。

随着药品福利管理人的金钱游戏大白于天下，要终结这场游戏、让市场回归公平和透明，我们所有人——卫生从业人员、企业高管和消费者——的挺身而出都意义重大。

美国社区药剂师协会（National Community Pharmacists Association）说过，当前透明度不足的问题对患者不利。"要想降低处方药支出，政策制定者必须要求药品福利管理人更加透明。"药剂师协会说。[8]

下次买药的注意事项

你下一次需要购买药品时，可以考虑在保险范围外选购。同时，查询你当前用药的自付额，并看看能不能绕过药品福利管理人以更低的价格买到药品。

《消费者报告》曾组织150多名"神秘买家"，分赴美国六个大都市圈的药房购买常用药。他们发现，药房售出的同样药品价格却大相径庭，竟能相差10倍之多。而且，不使用保险的价格经常比保险支付的价格还低。[9]

在一个案例中，神秘买家联系各家药房，咨询五种常见药物的现货零售总价。在健康货栈网（HealthWarehouse.com）上，这五种药加起来只卖66美元。但是，全国性零售商希维斯和来德爱（Rite Aid）对这些药的收费大约是900美元。这些大型全国连锁声称该价格是优惠前的，然而当神秘买家试图获得优惠，他们发现这不是哪里都有的。有的药房让利不少，有的一分钱也没少收。仅在达拉斯，无商标的度洛西汀——一种抗抑郁药——的价格，在独立药房低至22美元，在沃尔格林药店（Walgreens）则高达251美元。

《消费者报告》建议，购买药品要分三步走：

·利用网络折扣。

《消费者报告》推荐GoodRx、Blink Health和WeRx.org等网站。它们能提供在不同地方购买多种药品的参考价，还有优惠券或代金券供你使用。

·不要总在固定地点买药。

健康货栈网是一家在线药房，上面的一些药品拥有最低廉的价格。在《消费者报告》的分析中，开市客（Costco）和山姆会员商店的价格一直以来也不错。独立药店和杂货类药方的一些药品也有着最具竞争力的价格。

·推动药房兑现网络折扣券。

《消费者报告》派遣的买家发现，药房基本上都会兑现折扣券，但买家必须坚持提出要求。此外，尽管折扣券能带来更优惠的价格，但药房几乎一律是用患者的保险结算处方药的。

药房也可能提供优惠，但除非患者直接开口索取，不然它们就不给。"索要'一切可用的'优惠，"《消费者报告》在它的报告中写道，"然后确保得到最佳的选择。"

企业能做什么

企业高管可以通过丹尼·托特等独立顾问得到药品福利管理协议的额外选项，这些独立顾问不从药品福利管理人或医疗保险公司那里领取回扣；问他们是否遵从健康罗塞塔的伦理准则；争取签订这样的药品福利管理协议——作为企业方，你仅为每一份处方支付2.75—4美元的管理费，具体金额视药品福利管理人付给药房的价格而定；以及，要求回扣和折扣情况完全透明。这不是乱哄哄的马戏表演，而是人命关天的卫生保健，它应当是一个公平市场。

如果药品福利管理人不让药剂师讲实话，或设置了药品邮购的强制性要求，雇主也可以拒绝与他们签约，以此反抗药品福利管理行业。如果药品福利管理人在患者没有提要求的情况下，向医生办公室申请自动续方，雇主也应拒绝与他们签约。对于无良药品福利管理人的阴谋诡计有更深刻认识的雇主，也有能力回馈优秀的药品福利管理人。

如果你是患者，在补充任何药品之前，你都应该利用GoodRx等应用确保自己没有上当受骗。除非你身有残疾，无法前往药店，或确信你对某种药物的医学依赖是长期的，否则就不要邮购药品。在任何可能的情况下，你都应支持独立药店。同时，要求你们地区的国会议员和州立法机构促进药品福利管理价差透明度，要求州政府对政府医疗保险计划的药品福利管理人开展常态化审计。药房的声音可能被掩盖，但你能说话。

第十五章　4K屏幕

电刀是外科手术最常用的器械之一。它既能切开血管，也能封闭血管，管理手术中的出血。每个手术日，我和住院医师就像持笔一样，拿着它操作好几个小时。

有一天，我了解到这种重要的器械又多了一项实用的新功能。一家业内领先的制造商拿出了这一创新，它增加了一个小小的真空孔，这样就可以吸走烧灼组织时产生的有毒烟雾。**多么棒的主意!** 我心想。人们越发意识到，外科手术中的烟雾很危险，也许其危险程度堪比吸二手烟。当我听闻写作《当呼吸化为空气》(*When Breath Becomes Air*)一书的年轻外科医生从来不吸烟，却被肺癌夺去了生命，我就意识到这个风险了。我对一位同事说："我们也引进它吧!"几个月后，我们就用上了新式电刀。

在一次全国外科医生会议上，我与另一位医生提起使用新电刀的良好体验，还鼓动他也引进这种器械。然而，他所在的医院有一套器械准入的新流程。他翻了个白眼，说道："没有那么容易。"接着，他详细介绍了他们医院针对一切手术室新增采购项目的行政审批程序，可谓烦琐不堪。他不光要说服管理层，还必须对拟引进的任何新产品开展正式的试验。垂头丧气的他十分清楚，以一项短期试验来观察外科手术烟雾是否会引发肺癌是不可能的，更别提验证病毒能否在手术烟雾中发生气溶胶传播了。

经过对采购流程的深入研究，我笃定为医院买东西的人非但没去过手术室，甚至可能都没住在医院所在的城市，全美国都一样。现在，大部分医学中心通过集团采购组织（group purchasing organizations, GPOs）采买装备、物资和药品，不再从生产商那里直采。作为中介，集团采购组织将医学中心所需的医疗物资分门别类，再从生产商处采购。

集团采购组织于1910年出现以来，不断简化着医院各色物资——从厕纸到小瓶装的肾上腺素——的采购方式。集团采购组织的优势显而易见，有了它们，医院就不用费工夫与数百家不同的生产商讨价还价、签订协议，还能因此节省一笔开支。集团采购组织会提供给医院一份目录，上面有成千上万的产品，有时候它们还提供产品使用培训和支持服务。集团采购组织还能凭借大批量采购的议价能力谈判更优的价格，并在目录上列出多种竞品，以此促进竞争、鼓励创新。然而，这些优势赖以存在的经济假设，均遭到了现代集团采购组织商业模式的破坏。

现在，生产商要想让自家产品登上采购目录，就得向集团采购组织支付准入费。对于患者、我这样的科研人员以及公众，这些费用都是隐形的。一家集团采购组织说这些费用完全透明，可是当我提出想查阅一下，却遭到了拒绝。如果集团采购组织邀请一家生产商通过额外付费成为独家供应商，这些费用的问题就更大了。这实质上相当于允许制造商花钱购买市场份额，使医院和患者只能依赖单一生产商的供应链。由于竞争不足，与单一生产商签订协议会产生反常的财务激励，导致生产商也去使用脆弱的供应链。当厂商发生产品问题，需求反而会更大，价格也将更高。

看得更远

为了更深入地理解卫生保健中间层的发展状况，我去波士顿见了威廉，他在一家医疗设备公司担任经理。他带领我走进一间展示中心，在那里，最先进的4K显示器正在播放外科手术视频。真是令人惊叹的图景，我简直不敢相信，我看到了在以前的手术中从来没见过的人体解剖细节。我之前觉得自己正在用的那块高清显示屏就够惊艳了，然而这块屏幕是我在外科生涯中见过的最不可思议的东西。我看见了美丽、开阔、明亮的毛细血管画面，在低分辨率设备上，它们都隐藏在不可见的地方。这样说可能有些大惊小怪，但是当我在患者的身体上开刀，我希望尽可能清晰地观察到每一个结构。"外科医生怎样才能在自己的手术室用上这块屏幕？"我问道。

"以前，我走遍全国，直接向医生推介我们的新产品，"他说，"现在我再也没和医生打过交道。"近年来，医院的决策者从医生转变为管理人员。他告诉我，现在很多时候医生都点头了，医院的采购委员会却说"不行"。

他解释说，很多一心只图划算的采购委员会只会问："老款式'在临床上可接受'吗？"

"临床可接受？"我很不解。我们要得过且过，还是精益求精？借助 4K 屏幕，我能看得清晰许多，这难道没有意义吗？如果你即将接受外科手术，难道你不希望医生拥有尽可能好的视野吗？为此启动一项正式的研究似乎是浪费。毕竟，任何外科医生都能随口告诉你答案——这些屏幕让手术更安全，然而要证实它却需要大量科研投入。

威廉表示，越来越多的采购委员会与使用设备的医生压根不在同一座城市。一切都要经过集团采购组织之手，采购决策者中甚至没有参与手术室巡查、了解手术完成情况的管理人员。他们往往在独立于手术室的建筑里办公，而且距离手术室很远。当威廉向一家医疗集团推介新款 4K 显示器，他前往费城拜会了采购委员会，而该委员会将决定远在菲尼克斯的外科医生能用上多少分辨率的屏幕。

我自己从来没有与采购决策者见过面。我已经在家里观赏了 4K 版的《马达加斯加 2》(*Madagascar 2*)，这些人凭何决定外科医生能不能在手术室用上同样的技术呢？

如果只采购"临床可接受"的设备，那我们的标准就太低了。患者若能看出分辨率的差异，我相信他们对此一定有自己的意见。对我而言十分明确的一点是：我们应该配备对患者最有利的设施。

假如你是一位职业网球运动员，你的经纪人聘请了一位助理来决定哪一款球拍是"实战可接受的",最终你可能得到一支让你略微头痛的威尔胜T-2000。当然,凭它你也能赢,但你可以靠更能提振表现的球拍取得更好的成绩。

采买厕纸时,集团采购这个主意很有价值。但是,在医治患者的前线,医生理应成为决策制定不可或缺的一部分。集团采购不是问题,问题是在集团化采购的匆忙奔走期间,决策者没有认真听取一线医护人员的临床意见。

市场力量

集团采购组织位居幕后,却主宰着卫生保健。如今,只要在美国任意一家医院或门诊中心看病,治疗使用的物资或药品就很可能是集团采购组织采买的。根据美国医院协会(The American Hospital Association)的数据,通过集团采购组织进行采购的美国医院从2000年的68%上升至2014年的98%。美国最大的集团采购组织Vizient公司宣称,自己占有30%的全国医疗物资市场,而美国最大的四家集团采购组织合计控制了90%的市场。[1,2]

集团采购组织像药品福利管理人一样在交易的一团迷雾中运作,这让任何采购方都难以确定所采购产品或服务的价值。在集团采购组织参与医院采购的案例中,医院可能以账单形式直接向患者转嫁高昂的成本。

生产商渴望集团采购组织在目录中列入它们的产品,要是能占据目录上的突出位置就更好了——正如糖果公司希望便利店将自家产品摆放在与视线平齐的高度。生产商想在目录上抢占显眼的位置，集团采购组织则很乐意为此收一笔钱。结局就是生产商只有向集团采购组织付费，才能出现在采购方眼前。生产商如果能付更多的钱，还能成为目录上的独家供应商。这就是花钱买入场券的简单设定，难以置信的是它完全合法。

1972年，国会通过了《反回扣法》（The Anti-Kickback Statute），作为《社会保障法》（The Social Security Act）修正案的一部分。《反回扣法》旨在保护患者和联邦医疗保险计划免遭明显利益冲突的侵害，该法禁止提供产品或服务时给予回扣、贿赂或返点。

然而，经过行业的激烈游说，集团采购组织在1987年取得了反回扣法领域的例外地位，这就是安全港例外。药品福利管理人之所以能从采买药品的制药公司收受回扣，也是拜这项例外所赐。在集团采购组织的世界，这项例外开启了闸门，它们为了推高利润想出的创造性策略奔涌而出。不少集团采购组织开始规定生产商付费后才能登上目录，这些费用随时间的推移持续走高。随着生产商的竞争日趋激烈，占主导地位的集团采购组织却变少了，费用上涨仍在加剧。仅2018年，生产商和制药公司就向集团采购组织支付了几十亿美元的入场费。接着，生产商和制药公司在产品价格中加入这些开支，再将产品卖给医院。

集团采购组织收取的费用直接由其成员医院分享。2017年，美国最大的集团采购组织之一Premier公司收了5.57亿美元的

"管理费"（入场费）。其年报显示，它的成员医院分走了这笔钱的35%。[3]回扣网络中节节攀升的开支完全是由美国纳税人、企业和患者承担的。

随着集团采购组织发展壮大，并赢得越来越多市场份额，它们的地位更加强势。只要市场允许，它们就可以要求生产商和制药公司支付任何费用。在一些情况下，人们发现集团采购组织向生产商索要高达94%的销售返点。[4]这意味着如果医院为一件医疗产品付了100美元，生产商为了保留目录上的醒目位置，就要付94美元给集团采购组织。为了让供应链更加透明，也为了消除本可避免的涨价动因，我们应终结付费入场制，或至少向医院和社会披露它。在变革医疗采购商业模式方面，医院可以拒绝与收取生产商入场费的集团采购组织合作，借此扮演领袖角色。医院应从避免与集团采购组织签订排他协议这一步开始行动，这样一来，它们就可以绕过集团采购组织，从生产商处直接采购。

短缺

几个月前的一天，我坐在办公桌前急匆匆地处理积压着的58465封未读邮件。我读到一封大概两年前发来的参考信息类邮件，用一句"谢谢"打发了。接着，我注意到一封提醒我生理盐水袋严重短缺的新邮件。据报道，由于飓风"玛利亚"破坏了波多黎各的一家工厂，盐水袋供应出现短缺。[5]我很诧异，我们国家怎么对一家工厂依赖成这个样子。盐和水是地球上最常见的两种物质，而现在，我们竟面临短缺？

这不是我头一次收到提示物资严重短缺的邮件。这种事一年会发生十几次，肾上腺素、丙泊酚、肝素和其他问世半个多世纪的药品一夜之间就成了稀土材料。以肝素为例，几乎每台手术都会用它作为抗凝血剂，这种药品曾因掺入一种问题原料，在美国造成超过100人死亡。

有迹象表明，集团采购组织的市场力量可能与物资短缺有关。区区一两家生产商为整个地区或全国的供应链供货是常有的事，医院倘若对如此薄弱的供应链形成依赖，其库存将面临不利影响。

2016年，美国政府问责局的一项研究得出结论称，严重药品短缺与药品供应商减少有很强的关联。[6]除此之外，众议院有一项关于药品短缺的报告重点关注了集团采购组织："集团采购组织的商业架构导致各种非专利药生产商的数量变少了。"[7]

与该领域从业者交流得多了，我认定集团采购组织会给生产商进入市场带来障碍。它们可能会激励少数规模较大的生产商，这加剧了卫生保健行业对小部分药品生产商的依赖。不过，我也找到了"更善良的"集团采购组织，它们不收回扣，宁可在目录上尽可能多列些选项。它们的做法将扫除新产品的准入壁垒，促进良性竞争市场的形成。

我们不论在什么时候遭遇严重短缺，都把它归咎于工厂或风暴。但是，真正的问题在于我们怎么变得对区区几家工厂如此依赖。

飙升的成本

已有独立研究揭示，医院绕过集团采购组织进行采买可能更为有利。2011年的一项研究评估了8100个绕过集团采购组织的医院采购项目，研究发现3/4的交易比集团采购更省钱，平均节省了10%。[8]该研究的作者总结称，集团采购组织的回扣让卫生保健成本每年增加375亿美元，老年医保和医疗补助支付了其中的173亿美元。[9]多出来的成本最终落在了患者和纳税人的身上。[10]

随着医院合并成规模更大的医院集团，它们进一步利用自身购买力周旋于集团采购组织之间，以谈判更有利的协议。多数情况下，集团采购组织报价是谈判的起点。山间健康医院集团（Intermountain Health）和它的一众成员医院正试图通过直接向生产商采买非专利药并对供应链进行垂直整合的方式，在药品采购上彻底绕开集团采购组织。[11]这些努力旨在杜绝入场费和回扣诡计造成的浪费，它们在降低价格、缓解药品严重短缺方面也有潜力。对于亚马逊（Amazon）和其他大型零售商来说，这种直采模式提供了颠覆包括药品市场在内的医院物资市场的重大机遇。

创造者的机会

有时候，集团采购组织的独家供应商协议安排会扼杀医学创新。技术公司迈心诺（Masimo）对此有着切身感受：它开发了一款脉搏血氧饱和度检测仪，却被集团采购组织排除在目录外。当时，牢牢控制着脉搏血氧饱和度检测仪市场的泰科国际公司（Tyco International）为了维护自身的市场统治力，向集团采购组织支付入场费。集团采购组织保持了对泰科国际的忠心，没有引进迈心诺的产品。最后，迈心诺以违反反垄断法为由起诉了集团采购组织并赢得胜利。

尽管参议院反垄断小组委员会已提起多项诉讼，还组织了几次听证会，然而对集团采购组织的揭发还是少之又少。当代集团采购组织的商业模式中固有的利益冲突将持续限制创新、推高价格，并导致最基本的药品和医疗物资发生令人难以接受的短缺。[12]

对集团采购组织的研究中最让我大跌眼镜的一件事是，它们没有销售任何东西。它们只是提供了一份供医院直接从供应商处采购产品的目录，在某种意义上，它们的工作就是起草协议。

经过这些研究，我认为集团采购组织能在医用药品与物资的自由市场上扮演有价值的角色；但是，为了保护市场进入自由原则，我们需要几项重大改革。

首先，1987年的安全港例外将集团采购组织和药品福利管理人置于反回扣法的约束之外，国会应废除这项例外。这一改革将终结造成价格扭曲的不透明驱动力。

第二，一些集团采购组织利用独家供应商协议和入场费游戏，帮助生产商主导市场，医院应避免与它们合作。如果集团采购组织不允许医院在目录外采购产品，医院也应拒绝。更多价格公平的选项将为开放市场保驾护航，这样一来，这些金钱游戏高昂的成本就不会再落到患者身上。集团采购组织本身不是问题，问题在于它们为内幕交易和回扣所支配，而这些成本又被转嫁给了普通的美国人。[13]

是时候对一切医疗回扣说不了。

第十六章　诊断：健康过头

全美国的劳动者大都接触过职业健康产业。有时候，这场面有点别扭：员工来到自己的办公室，发现休息区到处都是医护装束的陌生人。他们身着白袍，挥舞着血压腕带，手持写字夹板，脖子上挂着听诊器。员工来这里应付这支职业健康小队，多是因为老板警告他们，若**不**参加这个项目，他们将付出更高额的保险费——高出数百美元。

员工还能怎么做？况且，不过是去休息室走一遭，这看上去也不太麻烦。休息室一般是他们喝咖啡、吃甜甜圈的地方。而这一次，他们要给公司留下一些血样，再回答几道筛查精神健康的个人问题。

我的朋友蒂娜喜爱小动物，她们公司的健康日活动因而吸引了她。公司的海报上画着可爱的小狗，还许诺活动期间有免费食物可供享用。蒂娜参加了活动，她面前有一碗苹果和两只成年杜宾犬。即便对于她这样的爱狗人士来说，这也太过头了。她从手持写字夹板的人群中逃了出来，试图假装整件事从未发生过。这次会面以"健康"为承诺，然而蒂娜说，这样的经历让她感觉"都不那么健康了"。先引诱后变脸的营销方式给她造成了焦虑和不适。

此类"健康"产业正在高歌猛进。难道更富余的卫生保健供给不总是个好主意吗？很不幸，这些项目抛开最佳医疗实践而诉诸伪科学的事太过频繁。当你的老板决定披上白袍，你就该后退一步并发出质疑了。

"健康"就像教育，听起来是人人都爱的东西。可是，美国对职业"健康"的热爱既昂贵又危险。雇主希望帮助员工保持健康，以节省卫生保健开支，这是件好事。我们都应理智饮食，加强锻炼，戒烟，适量饮酒，减去多余体重——总之，照顾好自己。这一常识已经得到科学的一再证实。

以上这些不是我要谈论的主旨。当前的健康运动是一场行业驱动下的乱局，市值达到60亿美元。凯泽家族基金会于2017年开展的一项调查显示，提供健康项目的小规模雇主数量占总数的一半，大规模雇主则有85%。[1]一大批公司和顾问迫不及待想把触角伸向美国劳动者，他们的发薪日还要指望这些健康项目。但是，这些所谓的专家提出的健康建议并不总是准确的。他们给健康人做疾病筛查，而那些疾病是被筛查者不大会得的，此举时常带来假阳性结果或伤害性医疗操作。他们还强迫员工回答大量侵犯个人隐私的调查问卷。你的雇主有权知道你消费了多少酒、情绪是否低落或者有无怀孕计划吗？在诸多案例中，他们甚至把收集的数据卖了。

坏科学

有一位朋友邀请我去一家公司的健康课堂上坐坐。我可以用寥寥几个字来概括课堂上的讲者提供的信息："避免油腻饮食。"这一主旨存在几个问题：第一，面对房间里20多个无聊得打哈欠的人，健康"顾问"几乎只讲了这一点；第二，它完全没有科学依据，我感到深深的不安。[2]这堂课有**损害**健康的风险，因为它充斥着错误的信息。

健康顾问向我们反复强调要吃低脂食品时，我不禁想知道雇主为这堂课付了多少钱。通常情况下，这意味着每一位员工的年收入都少了几百美元。在你意识到这堂课全然无用之前，它听起来还像是慷慨的企业福利。然而，老板支付的钱是为员工预留的薪水，劳动者的工资原本可以多出几百美元。

在一次制作卡路里列表的练习中，健康顾问随机选中了我。作为回应，忍无可忍的我详细解释了糖是如何发挥激素作用，刺激胰腺分泌足量胰岛素以迅速引导脂肪储存的。我在这场迷你生理学讲座的结尾，推荐了加里·陶布斯（Gary Taubes）的书《好卡路里，坏卡路里》（*Good Calories, Bad Calories*），这本书解释了计算卡路里为什么是错误的。健康顾问笑了，她说了声"谢谢"，然后继续自说自话。

我喜欢健康这个概念，谁不是呢？但是，就像在iTunes上购买歌曲的人们不得不先勾选"我理解上述条款与约定"，该项目的参与者只是按部就班地完成任务而已。

　　健康顾问一再呼吁"避免油腻饮食"，似乎对新的营养科学视而不见，对这门学科领军人物的观点充耳不闻。例如，来自全国领先的营养学院——塔夫茨大学弗里德曼营养学院——的达里乌什·默扎法里恩（Dariush Mozaffarian）博士近期在《美国医学会杂志》刊文称："我们需要认认真真地向公众普及，低脂饮食的观念已经过时，它对健康没有益处。"[3]

　　作为一名消化外科医生和健康食品的倡导者，我清楚地知道关于低脂饮食的宣教是如何建立在医学界令人尴尬的过时理论之上的，这个理论就是脂肪会导致心脏病。2016年，《美国医学会杂志》刊登了一篇划时代的文章，它发现真正的科学实际上遭到了食品工业的打压。[4]

　　许多受人尊敬的医学专家，如我的约翰斯·霍普金斯前同事彼得·阿蒂亚（Peter Attia）博士目前正在修正医学界草率的教学。他和诸多其他脂类学专家都知道，低脂饮食浪潮已对公共卫生造成破坏。这股浪潮由美国心脏协会（The American Heart Association）和食品工业共同提出的一项不科学的议题推动，推广了误导性的食品金字塔。这些体制力量用数十年时间鼓吹成瘾性的高碳水加工食品，因为它们背书的低脂食品需要更多碳水来保持风味。风潮持续了30年，恰巧与我们经历的肥胖大流行重合。

　　一直以来，阿蒂亚博士等医学领军者都在努力让这艘巨舰调转航向，然而挑战是巨大的。尽管科学昌明，但教条依然无处不在。在当今的医院，精疲力竭、睡眠朦胧的患者从手术室出来以后，我们做的头一件事是递上一听高糖碳酸饮料。住院患者菜单倡导低脂饮食，相应选项旁边还画着一颗爱心。医生在电子病历上为患者预订餐食的时候，会有一个复选框提示我们订"心脏病饮食"，此类饮食被医院界定为低脂饮食。

尽管科学证据表明天然油脂不会增加心脏病风险，而过量的糖才是来自膳食的真正健康威胁，我所在的医院还是给每一位心外科出院患者发一份推荐"低脂饮食"的小册子。过去的近半个世纪里，我们一直是这样做的。然而现在，没有其他场合像职业健康项目这样，如此大张旗鼓地鼓吹已遭拆穿的低脂饮食建议。

搜寻疾病

我在旧金山的摩根大通医疗健康大会上遇见了苏珊，她的公司正向雇主推介给员工做基因检测的医疗福利。她兴奋地告诉我，每个人的费用只有100美元。23andMe公司提供一系列基因检测项目，能评估你罹患某些疾病的风险。

"这项检测能告诉我的最实用的健康信息是什么？"我问道。

"嗯，它能评估你罹患阿尔茨海默病的风险。"

"但这种病没有预防性治疗手段，所以我宁愿不知道。"我回答。

"可是，难道你不想知道吗？"

我重申我不想。

苏珊没有提及，她的23andMe公司正打算将基因数据兜售给一家大型制药公司，这在我们的谈话发生几个月后变成了现实。公司澄清称，出售的数据做了匿名处理，不会泄露受检者的身份信息，但我仍对这类买卖高度关切。此例一开，出售个人信息也就不远了，诸多健康公司已然付诸实践。2018年，《大西洋月刊》（The Atlantic）报道，23andMe与英国大型药企葛兰素史克（GlaxoSmithKline）达成一笔3亿美元的交易，可能预示着即将发生的事。[5]

几个月后，我在蒙大拿的一场医疗福利大会上遇到了类似情况。有一位年轻的健康协调员负责对接县政府的员工，协调员对我夸口说该州目前的福利计划包含全套"生物特征筛查"。

生物特征筛查是职业健康项目的中流砥柱。这些项目检查血压、身高和体重，利用血样搜寻疾病的踪迹。据凯泽家族基金会称，一半以上的大规模雇主为员工提供生物特征筛查。

"生物特征筛查是什么？"我故意装糊涂。

她解释说，这是一组收集海量个人健康信息的检查。

"你们建议多大年龄的人做这项检查？"我问道。

她看上去很困惑，仿佛从未有人问过这个问题。但医学指南一般会规定，低于某一特定年龄的患者不应接受筛查试验。年纪较轻的人罹患多种疾病的风险都不大，因此筛查可能弊大于利。

对于患者来说，认识到筛查与医疗产业的联合非常重要。有的医疗提供者把筛查当作招揽业务的手段，就像在华盛顿哥伦比亚特区的教堂里发生的一切。

我们无需猜测哪一项筛查有用，哪一项不利。对于常见的检查，我们可以参考美国预防服务工作组的成果。它是一个由医生和顶尖高校的学者志愿组成的全国性团体，旨在对关于筛查的最佳现存证据加以研究，观察高水平的研究都支持什么样的结论。他们向各领域专家征求意见，但保持自身独立，因此他们的指南值得信赖。当我们不确定健康公司是否带领我们走在正确的道路上，工作组的建议就是可资利用的路线图。健康公司时常提出与工作组的指南背道而驰的建议。

与生物特征筛查一样，基因筛查听起来也很诱人。但是，我们要格外警惕旨在搜寻疾病的检查。接受医学训练时，我听到医生这样为一次性申请全套检查的行为做辩解：有一次，其中一项检查筛出一种罕见病。现实问题是：这些病能治吗？如果无法治疗，筛查将带来严重的焦虑情绪。关于主动搜寻疾病有多危险，我的一位患者就给过我教训。

蒂姆没有哪里不舒服，但他出于筛查目的做了CT扫描——一次钓鱼式探险。扫描显示，他的胰腺有个囊肿。3%的人都长着此类囊肿，而且它们很少制造麻烦。从他的囊肿尺寸和特征来看，处置方案还不明确。蒂姆得到了选项：他可以仅仅继续观察，等一等看囊肿会否成为麻烦；也可以手术切除囊肿。

每个夜晚，蒂姆都辗转反侧，没有及时采取措施的早期胰腺癌患者的故事让他受尽折磨。一想到体内可能藏着一颗"癌症前期"的定时炸弹，他就心烦意乱。承受手术的风险还是置之不理的两难选择让他日渐憔悴，这导致他婚姻关系紧张，同时无法集中精力投入工作。

最终，他不顾我的建议，决心给这些源于不确定的痛苦划上句号。他接受手术切除了囊肿，手术花费了2.5万美元，还导致他缺勤八周。结果显示，蒂姆的囊肿是良性的。作为外科医生，我接受训练是为了摧毁癌症。多年来，我亲眼所见的每一个肿瘤都激发了我的工作热情，如同亲眼见到一个敌人。我的经历让我希望拿出每一种必要的现代医学工具，去发现并摧毁这种疾病。然而，以主动搜寻的方式去摧毁癌症可能伴随着伤害。

蒂姆的遭遇提供了一个绝佳案例，它解释了为什么健康的人不该仅仅为了摸排疾病而接受全身CT扫描。筛查损害了蒂姆的健康。

一厢情愿

就像很多跑偏的领域，健康产业是带着善意的初衷发展起来的。1990年，美国疾病控制与预防中心（Centers for Disease Control and Prevention）发表了著名的《健康人民2000》（*Healthy People 2000*）报告。报告专门建议推动"职业健康促进项目"，以应对糖尿病、肥胖、吸烟和其他问题——这是个崇高的目标。根据该机构后续发布的《健康人民2010》（*Healthy People 2010*）报告，十年之后，职业健康项目的数量翻了一倍有余。这份报告新增了职业健康项目的发展目标，此类项目持续野蛮生长。

哈佛的专家在《健康事务》杂志上发表的一篇吹捧性文章援引了一个可疑的数字，它推动了职业健康产业的井喷。[6]文章声称，健康项目拥有3.27倍的投资回报率。这个数字几乎没有科学依据，但文章的发表时机简直无可挑剔。该研究发表时，正值《平价医疗法案》起草。于是在有关立法的辩论中，这篇文章迅速成为一个被大量援引的信息源。人们事后发现，这项研究的合作者是《平价医疗法案》起草团队的政治顾问。

我在行医生涯中曾多次见证，一个人的观点或估算之所以成为"证据"，不过是因为他们把自己的成果排版成一份美观的PDF文档，并发表在了医学期刊上。《健康事务》的文章就是这样。哈佛研究人员得出的3.27倍投资回报率一经发表，就被援引为"公开发表的科学证据"，我称之为伪科学从众效应。同样这些倡导过低脂饮食，还告诉我们阿片类药物很安全的杂志，如今又以《健康事务》文章里的误导性投资回报率数据造成了卫生保健成本的上涨。

接着，在那场催生了《平价医疗法案》的辩论期间，杂货商西夫韦（Safeway）被树立成了卫生保健乱局中的健康促进典范。2009年，西夫韦的首席执行官在《华尔街日报》(*The Wall Street Journal*)的评论文章《西夫韦如何削减卫生保健成本》中宣布，职业健康为他的公司节省了一大笔钱。很快，这则健康故事进入了总统在国会的讲演，总统说："有个项目帮西夫韦节省了13%的卫生保健支出，劳动者则省下了20%的保险费。"这是个不错的故事，其中只有一个问题：它是假的。

几个月后，就在首席执行官的评论见报之后、《平价医疗法案》通过之前，《华盛顿邮报》(*The Washington Post*)[7]揭露了真相。西夫韦首席执行官援引的所谓节省，是因为他们彻底推翻了原有的企业福利，把更多成本转嫁给员工了。事实上，据《华盛顿邮报》报道，公司的卫生保健成本不降反升。

可是，真相敌不过传奇。苦苦追求理解卫生保健的美国人，对直截了当、人人认同的解决方案无比渴求，于是紧紧抓住西夫韦的故事不放，医学界和卫生保健产业强大的利益相关者就很容易顺水推舟。医学界的"专家"在卫生保健会议上称赞着西夫韦的故事是卫生保健修复之道的重要组成部分，这样的会议我参加过太多次了。这股从众大潮偏离了真正的问题——价格欺诈、中介和过度治疗。事实上，西夫韦的故事在国会山大获全胜。新的《平价医疗法案》加入了"西夫韦修正案"，允许雇主至多动用相当于一位员工30%保险费的钱作为"奖励"，以吸引员工参加健康项目。如果不参加，你将在医疗保险上额外花很多钱。健康项目就是这样在美国猛增起来的。

以往，我就见过对好故事的盲目信任。当我们在霍普金斯着手规划一个旨在减少院内静脉注射（中央导管）严重感染的项目，我们能看出政策领袖对它的执着，仿佛它是卫生保健的大救星。这个项目很有意义，但它不是万灵药。无独有偶，我和同事在医学刊物上发表了第一份外科手术安全清单，[8,9,10]当我和阿图·葛文德（Atul Gawande）博士几年后与世界卫生组织合作推广它，[11]人们很快唱起赞歌。我听说多名以如何修复卫生保健为引子开始演讲的发言者介绍了外科手术安全清单，仿佛它是解决卫生保健问题的良方。这个故事很棒，但是，一切溢美之词的问题是：在当今医学领域可预防的伤害中，安全清单能解决的问题仅占不到1%。我真诚地相信安全清单的价值，但我知道它只是走出了卫生保健修复之路上的一小步。

那么，人们为什么热衷于利用外科手术安全清单减少中央导管感染，还有西夫韦健康模式之类的事？我认为，这是由于医院、保险公司、制药公司以及本书揭露的中介等既得利益者充当了卫生保健成本的真正推手。这一体系中没有什么节约金钱的灵丹妙药，却有太多只手想分得一杯羹。要降低成本，我们必须与强大的利益相关者较量。把卫生保健之困归咎于细菌很轻巧，但感染并不是你去年的保险费上涨15%的原因。

职业健康的倡导者称赞，《平价医疗法案》提供的支持是公共卫生的胜利。很快，降低慢性病发病率和压降卫生保健成本的许诺也得到了称颂。在美国各地，健康公司层出不穷。健康项目开始要求人们填写大量涉及隐私的问卷，由于项目本身利润不多，健康公司就向第三方出售了收集到的员工健康信息。这个商业模式不赖，在开放市场，健康数据令人垂涎。

哪里有科学证据显示，对健康项目的大规模社会投资能让人们更健康？根本无迹可寻，我们掌握的证据无一反映这些项目有效。

塔夫茨医学中心的一支研究团队分析了这些项目的经济影响。他们分析了2000多项经过同行评议的研究，这些研究均运用了试验或准试验方法以探讨医疗、药品和工作效率的直接与间接成本。该团队的结论很不乐观。他们认为，任何关于职业健康项目正面经济影响的证据都是有限的和矛盾的。[12]

2017年，该团队的四名成员在"偶成经济学家"（*Incidental Economist*）博客上发表了一篇博文，对健康项目及其有效性证据进行了深入分析。文章题目不言自明——"职业健康项目可疑的经验和法律基础"。[13]他们宣称，论证这些项目有效性的研究大都存在"严重的方法论短板。有的研究不过是在健康产业的命令之下收集的促销材料，而且毫不含蓄"。

研究团队发现了这种对健康项目"极端的狂热"，但它没有得到证据的支持。他们还表示，有些项目似乎违反了《美国残疾人法案》（The Americans with Disabilities Act），该法案禁止雇主违背员工意愿实施医学检查并收集病史信息。该研究称，一些经济激励没有向员工提供真正"自愿"分享自身医疗信息的选项。"关于健康项目的证据令人不安，"作者们写道，"大部分项目没有助益，有的产生了棘手的法律问题。雇主和政策制定者急需反思他们对健康运动的热情。"

2018年，伊利诺伊职业健康研究项目的科研人员发表了一项大型随机对照试验，该试验以伊利诺伊大学厄巴纳-香槟分校开展的健康项目为研究对象。研究覆盖了近5000名自愿参与健康项目的员工，有的员工受邀接受了生物特征健康筛查和一项在线健康风险评估，还参加了多个健康活动。完成筛查并参加活动的员工将得到报酬。为了研究健康项目对这些员工的行为、健康、效率及医疗开支的影响，科研人员对他们进行了追踪调查。最终的分析显示，参加过项目的人和未参加过项目的人并无差异。用《纽约时报》的话说："结论令人失望，因果效应似乎不存在。"

初次听说职业健康项目时，我挺喜欢这个想法的，乍一看它很有道理。然而，与朋友去过那次健康课堂之后，我发现健康产业再次向美国兜售了花言巧语。它不过是又一个将本该分给美国劳动者的钱转入大企业之手的例证。

健康破局者

阿尔·刘易斯（Al Lewis）从健康产业的积极推动者变成了最严厉的批评者。他浸淫行业多年，但日益看出这一行徒劳无用。于是他选择离开，并自己创办了Quizzify公司。这家位于波士顿的公司面向雇主开展有关过度治疗的教育，并打破健康生活的神话。我去了波士顿，希望与他见一面，他应允了。

刘易斯是个面带微笑的大个子，刚刚在一批听众面前讲完话的他边吃点心边对我解释："这一行的大多数服务都是没有意义的小打小闹。也许我还要补充一句，既昂贵又没有意义。"他的公司利用交互游戏展示的方式，教人们识别包括过度筛查风险在内的常见医疗陷阱。公司还结合明智选择运动的发现，[15]提醒员工对当今医学领域最常见的非必要检查和手术提高警惕。

Quizzify提供一项健康风险测评，但它不询问关于用药、饮酒和烟草使用的个人信息。它的调查询问人们的饮食和锻炼情况，同时提供常见医学检查和治疗的潜在危害方面的教育。这个主意的用意，是帮助员工成为自身健康和卫生保健开支的明智管家。

　　Quizzify制作了趣味性、交互式的在线测验，面向任何希望了解更多健康知识的人提供教育。这些测验体现了刘易斯非同寻常的幽默，还提供了对患者有用的信息。刘易斯称，它们的腔调如同"《危险边缘》（*Jeopardy!*）混入美国喜剧中心频道"。*

　　还有其他一些有价值的健康项目。有的雇主提供健身俱乐部会员资格、定期瑜伽课程、第二医学意见†服务（我推荐Veza Health的服务[16]），以及全天候的临床医师健康问题咨询。沃伦·巴菲特（Warren Buffett）的非营利健康机构美国健康委员会（Wellness Councils of America, Welcoa）提供精准的营养科学教育，并倡导疾病的生活方式疗法。我问该机构的首席执行官里安·皮卡雷拉（Ryan Picarella），为什么他们如此与众不同，他说，这是因为他们紧盯着真正使人们更健康的东西，而不是其他派不上用场的花拳绣腿。

　　一概抛弃职业健康项目解决不了问题。要解决问题，我们就要选择有科学依据、让卫生保健决策更加明智的健康项目。我喜欢Quizzify的方式，因为它寓教于乐。例如一道题目问，

---

* 《危险边缘》是美国哥伦比亚广播公司的益智游戏问答节目，美国喜剧中心频道（Comedy Central）是一个以播出各类喜剧节目为主的电视频道。刘易斯意在说明，Quizzify的测验兼具刺激性和趣味性。

† 指在已有诊断基础上向患者提出的医疗建议，通常适用于重大疾病或人身损害。

CT扫描的辐射与X光扫描相比如何。答案：大部分CT扫描释放的辐射介于X光的100—1000倍之间。这道题的用意不是劝人们拒绝CT扫描，而是为了帮助人们懂得必要时再做检查的道理。CT扫描的作用不是摸排未知问题。

已有一轮更为广泛的努力，致力于为健康行业的个人从业者和组织提供认证，刘易斯的工作只是其中的一部分。认证研究所（The Validation Institute）——英特尔公司（Intel Corporation）和通用电气医疗集团（GE Healthcare）的合资企业——通过评估产出，为职业健康领域的组织机构提供认证。这项努力还教给经纪人和福利顾问评估供应商的技巧，因为在雇主市场上，他们是许多人的沟通桥梁。

位于佛罗里达的美国预防医学（U. S. Preventive Medicine）就是一家因持续降低的卫生保健支出而获得认证研究所认证的公司。[17]认证研究所称，综观美国预防医学公司的全部业务，它减少了哮喘、心血管事件、慢阻肺、糖尿病和其他多种疾病。关于企业合理提供职业健康项目的可能好处，这家公司就是一个闪耀的案例。

第十七章　言词的力量

初中时，老师说我应该学习一门外语。我有三个选择：法语、西班牙语和拉丁语。我问指导老师："我该选哪一门语言？"

"嗯，孩子，你长大以后想做什么？"

"我觉得，我想当医生，但还不大确定。"

"那就学拉丁语吧。"他像个定分止争的法官一样果断做出了裁决。

我从未听说过拉丁语，连世上有什么人讲这门语言都不知道。我在学校里四处找老师寻求建议，他们有着相同的回答："如果你打算当医生，拉丁语对你念医学院大有裨益。"

人人都说，拉丁语有朝一日将在医学院帮到我。所以，即使后来发现世界上没有任何地方的人讲拉丁语，我还是听从了这个建议。老实说，想到进了医学院可以先人一步，我还挺激动的。中学期间，我学习了四年拉丁语，每周五的测验上都要记住20个新单词。

高中毕业四年后，我坐在医学院的阶梯教室里，准备听第一节以拉丁语讲授的解剖课。然而医学院授课不用拉丁语，而是用英语。不出几个月，我就发现我学的拉丁语一点帮助也没有。后来我进入第二学年，一天教授讲到坏死的淋巴结就是内部存在死亡组织的淋巴结。**对啊！**我振奋起来。我意识到"坏死的"这个词的词根"necro"在拉丁语里的意思就是"死去的"。虽然我比别人更快想到了这个词源，然而当我意识到自己花了四年时间学拉丁语，好处就是在医学院认识这一个词，我还是感到失落。我大可以直接记住这个词啊！直到今天，我的大脑对这个词的反应速度也会快一些。跟我说："坏死（necrosis）。"同时，我有10%患者讲西班牙语，我无法与他们很好地沟通。学拉丁语真是一笔赔本买卖。

不论什么时候有同事提起患者发生组织坏死，我就会想起学拉丁语的四年时光。随之而来的是一阵愤怒——我花了这么多时间学习不那么重要的东西，代价是没能去学重要得多的东西。

当今的医学教育充斥着类似的脱节。在繁重的学习期间，我不得不记忆一些很容易查到的知识，这样的经历约有十几次。例如，我得记住多发性内分泌腺瘤病的1型和2型，大多数医生永远都不会遇到这种遗传病。我倒是见过两次，每次都能很快查到相关资料以更新相关记忆。可是，为了取得资格认证，所有医生必须一遍又一遍地记忆这些罕见、非紧急的疾病和它们特殊的基因突变。

我们的医学教育体系执着于那些不重要的事情。它注重死记硬背，而不是医治完整的人。例如，它向医学生灌输每个成年女性都要定期做巴氏涂片筛查[*]。但它没有告诉学生，给一名90岁妇女做巴氏涂片筛查是不对的。医疗体系传授操作技术，却没有将护理协调置于优先位置。它给予学生消灭疾病的热情，却没有教导他们谦逊的重要性。

除此之外，医学院校很少触及医疗的生意。在我接受的训练中，没有任何地方讲授定价失败、过度治疗或中介。这些问题就在我们面前，解决方案亟待实践。然而，我们没有讨论它们，而是关心学生有没有记住知识——与我们半个世纪前的所作所为如出一辙。当时，刹那之间就能把信息送上我们指尖的互联网还没出现呢。

患者叫苦不迭，因为诊疗变得过于碎片化也过于仓促，还有收费行为毁掉了他们的生活。在重树医学使命的道路上，医生必须冲锋在最前面。一直以来，最合理的解决方案几乎从未登上医学院的课程大纲。

今日医学教育最大的疏忽也许与这一事实有关：我们在公共卫生领域面临的大多数问题都是咎由自取。尽管医学怀揣着最良善的意愿，但它对疗愈的有限认识造成了我们面临的一些最严峻的卫生保健挑战，包括阿片类药物危机、抗生素耐药性、医疗差错和医疗遗留的经济毒性。我们要聚焦对患者最重要的问题，此事刻不容缓。

---

[*] 即宫颈涂片筛查，用于筛查宫颈癌。

个人主义

卫生保健领域存在一个积重难返的问题，那就是医学教育对个人主义传统的信奉。扶助他人的深沉使命吸引医生加入这一行，可如果医院的某一个科室只有两名医生，他们很可能视彼此为眼中钉。尽管存在不少例外，但如果美国随便哪一家医院拥有两名胸外科医生，其中一人讨厌另一人的可能性很大。

我去过几百家美国医院，遇见的医生更是多得数不清。这种特立独行的现象总让我惊讶不已，甚至规模很小的医生团队都不例外。假设一支医生团队有三个人，以下就是寻常的一幕：一个人批评另外两人不遵循最新的医学成果；另一个人认为自己少接一些电话是天经地义的；第三人想出了一个绝妙的办法，能把有价值的患者都留给自己。

别误会，很多医生就像我和我们外科团队的同事一样相处得十分融洽。我们私交很好，不斤斤计较，还会向彼此的患者伸出援手。不过，也有许多团队在努力对抗可能将内部政治置于患者需求之上的力量。

医生的初心高度利他，最后却对同行如此相轻，怎么会这样？答案在我们教育和塑造年轻医生的方式中。我们让个人凌驾于团队之上，推崇个人权威。我们传授技术技能，却不教行为技能。15年的学医经历让我学到了很多，4年医学预科、5年医学院和公共卫生研究生院、5年外科住院规培和1年专科规培——外科医生通常都要接受这么久的培养。我学到的东西中，后来大约有10%被证伪，80%对于我如何行医无关紧要，如同给一只毛茸茸的狗打肉毒素。

剩下大约10%的内容与我的工作有关联。当然，如果我是个肿瘤科学家，我可能每天都会用到生物化学知识，但这从来都不是我要走的路。我一直都清楚，我想成为一名执业外科医生，去照顾患病的人。

对于我来说，纯粹为了掌握知识而学习永远用不到的东西不是问题，尽管我宁愿再也不学拉丁语。在我15年的学习中，行为技能是一项明显的缺失，它能帮助医生更好地行医。的确，有的人天生擅长团队合作、交流沟通，而且十分谦逊。但是，我们大多数人都是刚刚结束了20—30年的学术竞争后从事这一行的——长久以来，我们都处于倡导独立的文化环境中。

学医期间，我不得不在十几个不同的时间记忆克雷布斯循环*，包括一系列在细胞内发生变化的分子的名称。几乎每年都有一场笔试，考验我能否迅速回忆起克雷布斯循环那些中间分子的名称。当然，我原本可以腾出脑容量来记忆与患者有关的事，而且就算没记住这些分子的名字，我也可以随时查询。在我的临床生涯中，克雷布斯循环不曾以任何方式、形态或形式现身。我本来能把拉丁语学得更好，再来一遍：**坏死**。

---

* 即三羧酸循环，是需氧生物体内普遍存在的代谢途径，主要生理意义是为机体提供能量。其发现者德裔英国生物化学家汉斯·阿道夫·克雷布斯（Hans Adolf Krebs）于1953年获得诺贝尔生理学或医学奖。

医学能促进记忆，这有理有据。没有谷歌和iPad的时候，能记住最多种诊断结果的医生可谓拥有宝贵的技能包。但现在，我们能查到一切。可是，校园里的情况没怎么变，因为医学教育由认证委员会和制度主义者构成的卫道士把持着。

医学教育需要革除冗余。与教会每一名医学生如何给人验光配镜相比，教一教团队合作与沟通能力怎么样？我学习了克雷布斯循环，却没有学习如何有效同护士交流；我学习了前列腺癌的显微形态，却没有学习如何对待外科团队里表现不佳的成员；我为了应付医学院入学考试，学习了亚原子粒子的知识，却从来没有学习过如何向六年级的孩子解释什么是糖尿病。为了弥合教育层面的巨大鸿沟，传统的15年专科医师培养路径有待一次彻底的荡涤。

好在我们从约翰斯·霍普金斯开始了改变，我们给医学课程大纲和住院规培项目增加了团队合作与交流沟通训练的内容。

谦逊

如果你问患者，什么造就了伟大的医生，他们将这样回答你：医生的判断力、技能以及谦逊。我对医学生讲过，了解自身局限极端重要——远比了解克雷布斯循环重要。我们需要知道向其他医生征求意见的时机，这也比知道亚原子粒子更重要。我们还必须在患者不理解我们，或某件事导致患者对我们丧失信任的时候有所意识。

　　看病的时候，患者会问：我需要这份处方吗？我必须做这项检查吗？我需要这台手术吗？他们关心医疗适当性，并希望得到自己需要的诊疗。优秀医生的首要标志，就是在辨别医疗什么时候适当、什么时候不适当方面有多敏锐。

　　一天，我带着我们最优秀的一名外科规培生做手术。我看到他缝合时，因为一针距离上一针太远而垂头丧气。他刚一把针刺入组织就发现了错误，他退回了针，然后完美地缝了下一针。他苛责自己："真是糟透了！我应该对缝合更熟练。"我不得不打断并提醒他，从技术上讲，他是个伟大的外科医生。刚才那稍稍偏离位置的一针不是问题，因为他立刻就发现并改正了。

打破陈规

　　很不幸，大部分医学院坚持要求学生熟记成千上万的细节，弄得他们晕头转向。在现实的行医世界，医生不需要迅速回忆起这些细节。认证委员会设置了大量记忆要求，因而遭到一些医学院校的指责。对于医学院评价标准的老派卫道士，这里有个公开邀请：来医院与我共度一天。医学生不需要背诵考试过后几周就忘掉的东西，没有患者因医生没能很快想起克雷布斯循环而死。如果有一位接受常规治疗的患者遭遇医疗差错，或一位青少年遭到核磁共振中心的漫天要价，失去了上大学的学费，我们可以用他们的证明信取代克雷布斯循环的地位。

医学院应该向当今医学教育领域的创新者学习，托马斯·杰斐逊大学和杰斐逊医疗（Jefferson Health）的首席执行官斯蒂芬·克拉斯科（Stephen Klasko）博士就是其中一位。克拉斯科博士正通过授人以谦逊和悲悯来重新构造医学教育。他的课程向未来的医生传授有效沟通的能力，并培养他们的同理心。课程还包含戴维·纳什（David Nash）博士设计的一套深入剖析医疗金钱游戏的内容。克拉斯科坚信，医学教育要与患者的医疗、社会以及经济需求紧密联系起来——要把患者视为完整的人。

我联系了克拉斯科，想看看他的学校是如何破除医学教育沉疴的。我们谈了医生培养的文化，他的团队对从业多年的往届毕业生开展过一系列简短的访谈，他向我分享了他们的结论。团队成员问受访者，医学教育对于他们的从业准备有多大帮助。毕业生一致认为，他们接受的教育没能帮助他们做好准备。当他们开启执业生涯，他们不具备这一行所需的基本技能，比如有效的沟通能力、如何组织会议或识别职业倦怠。

克拉斯科得到过一笔150万美元的拨款，用于研究让医生不同于其他任何人的因素都有哪些，他的新课程部分倚靠这笔钱。他发现，我们选拔和教育医生的方式如同邪教入会仪式。他找出了四个早已根深蒂固的基本特征：竞争倾向、自治倾向、分层倾向和非创造性倾向。他发现，医学职业能吸引极富创造力的团队合作者，可我们灌输的却是专注、纪律和刻板。

其他职业推崇的一般都是最具创造力的人，而医学褒奖的则是最专注的人。克拉斯科说："我们靠平均学分绩点、医学院入学考试成绩和有机化学选拔人才，不知怎么回事，我们竟因为他们不那么具备同理心而感到诧异。"他决心重新思考医学院选拔学生的方式。"我们决定以自我意识和同情心作为选拔学生的依据。"

为了探索更优越的选拔方式，克拉斯科与两家医疗行业外的公司开展了合作。医学院与西南航空（Southwest Airlines）合作，学习航空公司怎样选拔有能力处理危机的飞行员。他们的另一家合作伙伴是Telios公司，它为谷歌面试候选人。当候选人符合某一项学术要求，这些公司专为考察某几项行为特质而设定的标准就要派上用场了。伟大的飞行员和优秀的飞行员的区别，不在于一个人考出了99%的百分比排名[*]，而另一个人是96%。团队协作能力和沟通技巧才是关键。同样，谷歌对创造性天赋的兴趣远超考试成绩。

在克拉斯科的带领下，托马斯·杰斐逊大学以情绪智力为依据选拔学生，并培养他们做拥有出众临床判断力的高效沟通者。现在，波士顿大学也引进了一种全面的入学考察程序，其他院校逐渐看出了它的优势。

克拉斯科等人正将聚光灯推回到患者身上，借此促进医学文化向好向善。

---

[*] 百分比排名即劣后于目标数据的数据量与总数据量之比，数值越大说明目标数据排名越靠前。例如，一位考生的百分比排名是99%，意味着他的表现优于99%的考生。

"话有三说"

拉丁语没有帮助我做好学医的准备，医学院学习也没有帮助我做好行医的准备。与之相似，我们修复医疗体系的方式忽视了一些关键点。

我们最大的麻烦之一是词汇。面对周遭的问题，我们不是直截了当地称呼它们，而是以代号来描述。我们本该使用以患者为中心的术语，现实恰恰相反，卫生保健采用的术语以商业为中心。

在《灾难性照护：卫生保健是怎样害死我父亲的》（*Catastrophic Care: How Healthcare Killed My Father*）一书中，作者戴维·戈德希尔（David Goldhill）形象地叙述了卫生保健用词构筑虚幻现实的方式。他举出两个说法的不同影响作为例子：一个是专家说"原油成本正在上升"，另一个是消费者说"汽油正在涨价"。前者在你和问题之间制造了距离，后者一语中的。

在官方的医学词典中，以技术语言取代真心话，进而将问题去人格化的措辞比比皆是。我们以前就见识过。银行业告诉我们，市场过于复杂，应该把它留给专家。他们凭借高度技术化的措辞维护这一观念，将华尔街以外的普罗大众排除在对话外。然而2008年的金融崩溃后，这些复杂术语也土崩瓦解了。专家口中的"信用违约互换"实际上是绕过保险要求借入的资金;"债务担保凭证"不过是一组不良贷款。在卫生保健领域,我们也一直做着同样的事。我们需要转变措辞,以更坦诚的用词作为修复卫生保健的开端。

卫生保健专家讲"成本",我们应该谈"价格"。

专家用的术语叫"可预防的不良事件",我们应称之为"治疗出错",恰当的时候直接称其为"错误"也可以。"可预防的不良事件"这个术语洗清了每个人的责任,尽管更平实的语言才能表述患者亲历的真相。

专家大谈医院"收费成本率"的变动幅度,其实你我可能称它为"加成"。我不是在评判一家医院同样的项目比另一家医院费用高的理由,也许前者收费高是因为服务更好。但是,请按它原本的面目称呼它:加成。

专家用"财务支持"这个术语,描述他们在同意患者分期付款的前提下,在加过价的费用之上提供的微不足道的折扣。他们应该把这种行为叫作"掠夺性放贷"。如果一份账单的价格比老年医保为相同项目支付的价格高1000%,那么区区10%的折扣仍是在盘剥患者。让患者按月分期还款,用一生时间来偿还账单,照样是阴险的操纵。

同理,"慈善关怀"应该仅指完全免费的医疗服务,它不是医院索要的费用和它向患者勒索来的费用之差。

专家说"雇主"支付了大部分美国人的卫生保健费用。但是,实际支付费用的是员工,因为支付卫生保健费用的钱来自专为他们的薪酬福利留出的基金。专家告诉我们,是保险公司等付款方为医疗买单,但这笔钱来自像你这样的受益人每月支付的保险费。

同样，时常有人对我们说，老年医保支付了一项医疗操作的费用，但实际付钱的是美国的纳税人。当你查阅自己的工资单，你极有可能发现自己正在用一笔笔收入支付老年医保的"消费"税，更别提你的卫生保健缴款了。这笔钱就在我们的雇主为你的卫生保健付出的费用之内，它原本是付给你的工资。

使用更加通俗的语言更准确地表述专有名词，有助于改变卫生保健对话。人们能更准确地理解现实情况。同时，这样做也可以更有效地吸引人们参与这些重要议题。

我和我的科研同事正试图变革我们在公共对话中使用的术语，这不容易。医学期刊的编辑教训过我好几次，非要我使用语意模糊的措辞，而非简单易懂的英语词汇。但是，要变革卫生保健，我们就要换一套说法来讨论它。

如果有人问，怎样才能参与进来，我鼓励他们与本地医院董事、地方行政人员、州和国家的立法代表讨论这些话题。我自己就是医院董事，知道董事会成员都出身于社区，也很平易近人。我们要与他们探讨这些议题，问一问他们的医院是如何提供慈善关怀的，以及会否起诉患者。

雇主应该认真审核医疗保险和药品福利管理协议，并考虑自我保险或参加保险联营组织。雇主还应引进定价与质量管理工具，引导员工选择高价值医疗。他们以意在颠覆整个医学建制的方式，在医疗福利的重新设计中扮演着领导角色。例如，通用汽车（General Motors）与亨利·福特医疗集团（Henry

Ford Health System）就绕过层层盘剥的中介，直接签订了协议。

　　还有一个例子。得克萨斯州最大的私营公司H-E-B食品杂货连锁超市完全依靠自我保险，为超过10.5万名员工提供医疗保障。同时，它正与新成立的门诊部"品红诊所"（Magenta Clinics）一道重新设计卫生保健。通过为患者选择转诊医生——也就是专科医生，这些诊所打造出一条颠覆医疗市场的路径。价值是由质量和价格定义的，H-E-B这样的大企业可以借助新的质量及适当性评价指标和价格信息，以输送患者的方式回馈高价值医生。在一定范围内，这可能对重新塑造质量优越、定价公允的专科医疗有着强大的影响。当前，我们的卫生保健存在竞争，但它们一向是在错误的层面上开展的。医学中心在停车、广告牌和预约便利方面争得你死我活，但它们应该在价值（质量和价格）层面展开竞争，而不只是追求便利。H-E-B等大型企业是卫生保健领域的亮点，它们准备给卫生保健经营模式带来一场大洗牌。

　　如果再有人说是你的保险公司、雇主或老年医保支付了什么费用，你可能会提醒这个人，真正付钱的是我们所有人。

第十八章　我们能做什么

你都不敢相信别人对我说过什么。

如果你是医生，会有人对你倾诉许多关于自己身体的问题——而且不只是在他们到你的诊室求医之时。这种场合可能是社交集会、晚宴派对、校园活动、孩子的足球赛、乡村音乐会，简直数不胜数。当有人发现我的医生身份，我们突然间就如同回到检查室一般。接下来，我知道他们要分享自己的求医经历了：他们会对我讲自己高中时受的运动伤，介绍自己有没有接种疫苗，向我展示古怪的皮疹，抑或询问我对他们的家人遇到的性健康问题怎么看。结果，这场鸡尾酒会健康咨询让我觉得，有成千上万份游离的精神健康检查表绕着我的大脑打转。事后因为脾脏问题想起某个人的时候，我还感到一丝尴尬。我不时在社交场合看见一个人之后想到：**我认识那个人，嗯没错，就是那个闹肚子的家伙。**

一天晚上，我正在华盛顿特区参加一场癌症募资活动，同桌的一个人提起我是一名外科医生。这句话简直有魔力，坐在我边上的女士激动起来。"啊，你是个医生？"卡伦急切地问道，"我上学时就想当个医生。"她开始列举自己在城里认识的每一位医生。随后，服务员走了过来，为她斟上红酒。

"不用了，谢谢你。"她对服务员说。

卡伦转向我，凑近了一些，好像要告诉我一个秘密。她说自己不能喝酒，因为她正因为慢性鼻窦问题服用抗生素。说这话的时候，她的声音低了八度。接着，她抱怨了药品花费，以及尝试过的各种慢性鼻窦炎治疗手段。我得承认，卡伦喋喋不休地讲这些事的时候，我走神了好几次。可后来，她的话引起了我的注意："我做了球囊手术，做了一切能做的。"

"等一等，"我打断了她，"你做了球囊扩张手术？给我讲讲。"

在"睿智进取"计划的工作中，我们的研究团队以及耳鼻喉专科医生都批评过球囊手术。这项手术的广泛应用引起了专家的消极反应。

结合专家的反应，我决定对这一问题展开进一步的研究。我发起了一次面向耳鼻喉科医生的焦点小组访谈，向他们了解球囊扩张术是怎样发挥作用的。一位专家展示了手术过程：将球囊安置在一根细小导管的尖端并置入患者鼻窦，然后扩张球囊以畅通窦口。耳鼻喉科的医生说，它很少奏效，而且存在普遍滥用。在场的另一位耳鼻喉科医生笑着道出人人开展这种手术的明显原因：它能创造不菲的收入。我能感受到这些医生对几乎不放过每一位患者的同行的强烈失望情绪。

我问他们，有没有确实能因这项手术获益的患者。他们摇了摇头，表示情况恐怕不是这样。"有必要的球囊手术不到5%。"一位医生说。这次会面之后，霍普金斯的一位耳鼻喉科医生把我拉到一旁说："医生正在欺骗患者。"

得知这项手术的泛滥现状，你就明白卡伦为什么能引起我的注意了。现在轮到我向她前倾身体了，我把**自己的**声音压低了八度，请她详细地谈谈此事。"请把每一件事都告诉我。"

她讲述了医生将一根小导管伸进她的鼻子，然后撑开球囊以扩张鼻窦的经过。她特别提到，那位医生非常优秀，得到很多人的推荐，还拥有一间富丽堂皇的办公室。她说，那家诊所的大厅里甚至栽种了棕榈树。

"球囊改善你的鼻窦问题了吗？"

"呃，算不上改善。"她承认。这正如专家预期。

"整台手术持续了多久？"

"大约45分钟。"

"是在手术室里做的，还是在医生的办公室里做的？"

"在医生的办公室。"

"花了多少钱？"我问。

"说起这个，天呐，账单是2.1万美元，"她说，"感谢上帝，我只需要付2500美元，我的保险付了剩下的1.85万美元。"

这台手术没有手术室成本，时长不到一个小时，竟产生了2.1万美元的账单？更何况，它没有效果。我目瞪口呆。

账单的事妥善解决，自己仅承担了总金额的一小部分，卡伦看起来还挺满意。

"你知道在约翰斯·霍普金斯做一台心内直视手术的价格吗？"我问道。她不知道，我告诉她，与她的手术费大抵相同。

　　我说不准球囊手术对卡伦的慢性鼻窦炎算不算对症，但有些情况是明摆着的。第一，我的霍普金斯同事认为这项手术的滥用相当严重；第二，卡伦自述手术没有让她好转；第三，卡伦和她的保险公司都是价格欺诈的受害者。

　　不少人以为保险公司有防范价格欺诈的安全措施，然而在卡伦的案例中，它们并没有。数百万与卡伦相似的病例同样如此，其中的医疗收费过于错综复杂，很难弄清楚。保险公司则以来年保险费的形式，向每一个人转嫁了成本。

　　卡伦的故事命中了当今卫生保健领域的每一个弊病，有许多是我在本书中展开介绍过的。她先是服用了自己的药品福利管理人加过价的药物，又因为一台她不需要的手术而遭受价格欺诈。一直以来，她都对自己遭遇的各种形式的剥削浑然不觉。

　　卡伦的遭遇让我想起一个名叫朗达的女人，她的儿子在运动时受了伤，于是她送儿子去看医生。尽管孩子没有受头部伤，也没有丧失意识，医生还是预约了大脑核磁共振检查。随后，她的儿子做了核磁共振检查，而医院向她收取的费用比同一条街一英里外的另一家核磁共振中心贵12倍。朗达是一位自己工作养家的单身母亲，她的保险免赔额又高达9000美元，于是她只好动用给儿子攒的社区大学学费付清了贵得离谱的核磁共振账单。就像许许多多的美国人，她收到账单后的头几个月没有充裕的现金用于付账，医院不等她最终结清，就将账单交给了催收机构。她当时正要给自己和儿子买下一个小家，由于信用评分受到影响，她最终不得不承担了更高的还贷金额。

医生和医院领导原本全然不知道他们的收费方式有多丑陋，现在他们逐步意识到这个问题，而且正为此采取措施。他们当中有的人要求医院高管和董事承诺绝不起诉低收入患者，并做到公平收费。我的团队与BrokenHealthcare.org合作，持续访问美国医院，礼貌地请它们让自己的收费方式与医院章程和宗旨相契合。面向学生、医护人员和热心公民的民间运动也在各地生根发芽，他们均要求医院对收费公平性进行自查，并拿出挽回公众信任的进一步举措。

医学是如何由一项慈善事业，蜕变成一个让1/5的美国人因医疗债务面临被催收的行业的？医院作为学术天才云集的科学前沿堡垒，却连一台手术的预期开销都不告诉你，我们是如何走到这一步的？为患者解除痛苦是崇高的职业，可它怎么放任收费行为变得如此贪婪，以至于有些医院竟将它们所在镇子上一半的人告上法庭，还扣划了他们的薪水？由于卫生保健成本带来的负担，美国的企业丧失了海外竞争力，我们是如何走到这一步的？星巴克花在卫生保健上的钱比花在咖啡豆上的还多，通用汽车在卫生保健上花的钱比花在钢铁上的还多；过度治疗在一些领域到了泛滥的程度，医疗差错成为美国人死亡的首要原因之一，我们又是如何走到这一步的？

协议条款禁止药剂师将最符合患者利益的信息告诉他们，交易形成了晦暗不明的迷雾，中介在它的掩护之下工作，甚至还有一项赋予中介反回扣法豁免地位的特别法获得通过，我们是如何来到这一时刻的？一台没奏效的小手术就要向卡伦这样的普通人收2.1万美元，同时她还不知道自己已成为这场游戏的受害者。人们对这些金钱游戏太过司空见惯了。

在历史上，医院的建立是为了实现服务社区的利他使命。它们靠慈善捐赠维持运转，对伟大的平等价值观孜孜以求。我任职的医院由约翰斯·霍普金斯先生创办。他在1873年3月10日的一封信中阐述了自己的使命，他说自己将收治"本市及周边地区的贫困患者，不论其性别、年龄或肤色，只要有外科或内科治疗之需求，并有条件为本院所接收……在这座全体种族共同居住的城市，乃至这个全体种族共有的国度，因任何灾祸蒙受苦难的穷人，本院均应免费接诊"。[1]就像大多数美国医院，约翰斯·霍普金斯医院以同情和怜悯的原则为立身之本，也致力于守护这些原则。

约翰斯·霍普金斯医院在头80年里一直**亏本运营**，受托人捐资和医院提取的捐赠基金填补了年度赤字。他们服务社区的承诺坚如磐石，对许多里程碑式病例的治疗分文不取。具有开创意义的颅面手术和头部连体双胞胎分离手术都是**无偿**的，费用全免。

一些卫生保健专家为了改善患者的生活，作出了很大牺牲，他们的精神激励着我。我想起了沃尔特·丹迪（Walter Dandy）博士，他是生活在20世纪初的神经外科先驱。他创办了第一个重症监护病房，操作了第一台脑动脉血管瘤夹闭术。尽管人们觉得他既苛刻又固执，但他又极为慷慨。[2]他经常代贫困患者支付医院开销。有一次，他得知一位母亲付不起带孩子来巴尔的摩看病的火车票后，不但支付了路费，还拒绝收取诊费。被誉为脑血管神经外科之父的丹迪博士，一向不收教师、警察和消防队员的钱。他全身心扑在工作上，是一位忙碌的医生。1921年6月30日，他甚至就当时的医学界致信哈维·库欣（Harvey Cushing）博士，表示自己"对参加各类协会非常反感，因为我觉得它们无助于精进医术，而更像社交场合，我无法为这种事留出时间"。

脊髓灰质炎疫苗的安全性和90％的有效率获得宣布的那天，乔纳斯·索尔克(Jonas Salk）拒绝将其商业化或申请专利。他和疫苗研发者、约翰斯·霍普金斯医生艾伯特·布鲁斯·萨宾（Albert Bruce Sabin）拒绝从自己的发现中攫取金钱。索尔克和萨宾目睹每年多达2万名儿童因脊髓灰质炎瘫痪，其中一些人只能终身在铁肺机器里生活。过去，我们医院就有许多病房收治这些患者。但索尔克和萨宾认为，脊髓灰质炎疫苗是全人类的财产。由于他们的同情心，世界上大多数儿童很快就享受到这项医学突破带来的好处。《福布斯》（Forbes）估计，如果疫苗获得专利，仅索尔克一人的身家就要暴涨70亿美元。索尔克和萨宾忠于他们济世救人的医学使命，他们觉得为了全人类的福祉将疫苗捐赠出去是理所应当的。

本杰明·拉什（Benjamin Rush）博士是个铁匠的儿子，在费城的一个不算宽裕的家庭长大，他牢记着这份乡情。在奉献精神的感召下，他成为一名医生，而且不问贫困患者的支付能力，一律接诊。他为精神疾病患者发声，终其生涯都致力于洗去精神疾病的污名。他站了出来，为无力抗争的人出头。其中包括由于疾病不为社会理解包容，而被锁在精神病院的精神分裂症患者。罹患精神疾病往往意味着患者生活极度贫困，拉什经常无偿为他们诊治。可是，这些都没能阻止他。他被公认为精神病学的前辈，对平等有着执着的追求，甚至还公开呼吁废除奴隶制，宣称它是犯罪。后来，拉什博士成为签署《独立宣言》的五位医生之一。强渡特拉华河时，他伴随乔治·华盛顿左右，并在敌后医治伤兵。他为社会救死扶伤的责任感胜过对其他任何人的效忠。在争取女性平等权利、穷人免费教育和医疗，呼吁修建城市卫生设施、终结童工制，推动普遍的公共教育、监狱改革和废除死刑方面，拉什博士都是最早的行动者之一。他是吸烟最严厉的批评者，发现医生群体中的贪婪无能之辈时，他以直言不讳著称。

在《独立宣言》的所有签署人当中，拉什成为对多元化议题最感兴趣的开国元勋，这源于他的平等观念。[3]他去世后，托马斯·杰斐逊在一封信中写道，他不知道还有谁比拉什"更仁慈、更博学、更具天赋或更真诚"。对比本杰明·拉什和本杰明·富兰克林时，约翰·亚当斯总统说："从对美国的贡献看，拉什比富兰克林大得难以估量。在他们的祖国和全人类的造福者当中，两人都理应居于相当高的地位；但到目前为止，拉什一骑绝尘。"

今日，在我们奋力应对卫生保健议题的同时，医生和其他医疗工作者必须常怀最初吸引我们投身医学的同情心。我们要传承霍普金斯、丹迪、萨宾、索尔克和拉什交给我们的火炬，医学是珍视平等的疗愈职业，他们以自己的言传身教将这一职业的使命馈赠给我们。在任何情况下，他们的使命始终是在人类同胞脆弱之时照顾并支持他们。

诚恳的批评

与我们那些为了赢得公众信赖而夙兴夜寐的先辈怀揣的使命相比，医疗的金钱游戏差了十万八千里。如今，卫生保健成本危机演变成一场规模巨大的指责游戏。人们责备马丁·施克雷利们的狂妄自大和迈蓝制药（Mylan Pharmaceuticals）等公司的小动作。人们还责备中央导管和手术部位感染，毕竟指责细菌很容易，这些靶子不会为自己辩护。问题在于，在卫生保健领域盘根错节的利益相关者制造的重大结构性问题面前，它们都是小巫见大巫。

人们责备医生、医院、付款方、药房、设备生厂商，甚至责备患者自己不小心。然而金钱的游戏固若金汤，它们能产生很稳定的收入来源，所以专家不想就改变商业模式展开讨论。可是，我们每一个身处困局内部的人和各方利益相关者都应该眼光朝里看，去处理发生在自家后院的浪费。

要推动卫生保健价格公平，合乎常识的透明度改革是必需的。看透这一点之后，听说所谓的卫生保健专家因为居高不下的价格相互攻讦，我都被逗乐了。在他们当中，几乎人人都在为卫生保健领域的某个庞大的利益相关方说话，他们不敢对整个体系发出批评的声音。专家生怕惹恼自己的老板，毕竟还得指望老板在某一天提拔自己。他们也不敢得罪利益相关方，否则就会失去发表言论的报酬。但是，对整体生态的批判性观点才是我们迫切所需的。我遇到过许多就卫生保健体系浪费匿名发表看法的人。同时，我也见过许多与利益相关方保持距离的智者。一些勇敢无畏的专家不惧为此发声。面对这个庞大的体系，我们需要更多诚恳的批评之声。

我们正处于美国历史的关键时刻。卫生保健供给可以更民主、更透明，供给方式可以更诚信。

行动倡议

卫生保健也许是当前分歧最大的区域性政治议题。但是，我们所需的很多解决方案不是局部的，它们属于全美国。我们正处于一个关键时刻，卫生保健支出对美国社会构成全方位的威胁，是时候发起合乎常识的改革了。在推动市场和政策领域所急需的改革方面，我们所有人都能贡献力量。正如玛格丽特·米德所说："永远不要怀疑一小群有思想、有信念的公民改变世界的能力；实际上，这是唯一成功改变世界的力量。"

有一件简单的事是你能做的：每次考虑是否接受医疗服务前先询问价格。我在旅途中结识的一位医院管理者告诉我，他的医院制作了一份清楚的分娩价格表，报价区分了不复杂的阴道分娩、剖宫产、无痛分娩，甚至细化到可以带回家的婴儿座椅。此举是里程碑式的。因为人们希望得到公平和透明的分娩服务报价，那家医院决定照办。多数情况下，卫生保健都能像其他任何行业的任何市场那样运转：它能回应顾客的非紧急服务需求，大部分卫生保健服务都是如此。如果每一位食客都问服务员"这是有机食品吗"，餐厅老板就很可能引进有机食材。医院也一样，对于选择去哪儿看病之前能问出好问题的人，它们会有所回应。

作为一个整体，我们应采纳一套基本的患者权利体系，其中包括就可购买医疗服务得到及时报价的权利。价格透明度试验在佛罗里达、新罕布什尔和缅因州如火如荼，法律制定者应予关注。任何自由市场的先决条件都是公开可见的价格信息——不只是漫天要价的收费，而是账单结算后的实际金额。新政策应确保竞争环境的公平，让自由市场重新运作起来，减少浪费，并恢复市场竞争。

已有医生掀起一股高涨的民间风潮，其他医生和医院可以加入他们，共同向着公平有效的卫生保健体系付出努力。全国性的"明智选择"[4]项目、以霍普金斯为大本营的"睿智进取"[5]项目，以及"高价值行医学术联盟"[6]是一些简便易行的代表性参与途径。为成千上万个医疗领域开发行之有效的适当性评价方法，需要来自一线临床医生的宝贵意见。

医院领导应考虑到市场对卫生保健诚信的巨大需要。这种诚信包括提前公开价格，以及畅通账单复议的渠道。美国大众和商业领袖日常渴望这种平铺直叙的交易模式。响应这个要求的医院将在未来的卫生保健竞争格局中独树一帜。市场很快就会给奉行质量与价格透明度的医院带来回报。俄克拉荷马外科中心的基思·史密斯博士和其他自由市场医疗运动领袖已经证明，让医学中心采纳透明度原则不仅可行，而且回报丰厚。

　　下次谈论卫生保健时，请使用以患者为中心的词汇，措辞很重要。实事求是地称呼事物，能让我们不至于轻视眼前的危机。作为美国的一分子，我们要提出"适可而止"。属于透明度的时刻到来了。为了我们的患者，医疗从业者应该冲在最前面，这是我们伟大医学遗产的核心。作为出生、疾病与死亡的见证人，我们知道人人生而平等，而且理应得到公平和有尊严的治疗。

致　谢

　　由衷感谢约翰·霍普金斯医院霍尔斯特德外科规培项目的住院医师，你们展示的以患者为中心的照护比我所知的任何人都更出色，我爱你们。感谢我的外科导师约翰·卡梅伦（John Cameron）、安德鲁·沃肖（Andrew Warshaw）、查尔斯·约（Charles Yeo）、罗伯特·希金斯（Robert Higgins）和朱莉·弗赖施拉格（Julie Freischlag）。谢谢我在读书俱乐部的伙伴：彼得·希尔（Peter Hill）、雷东达·米勒（Redonda Miller）、斯蒂芬·西森（Stephen Sisson）、卡伦·戴维斯（Karen Davis）、丹尼尔·布罗特曼（Daniel Brotman）、德布·贝克（Deb Baker）和戴安娜·拉姆齐（Diana Ramsay），你们不可思议的团队协作使我们的工作乐趣满满。

　　感谢玛歌·范霍恩（Margeaux Van Horn）和塔拉·肯尼迪（Tara Kennedy）为本书的付出，谢谢你们配合我疯狂的日程安排。感谢我的编辑马歇尔·艾伦（Marshall Allen），他帮助我谋划这本书，并鼓励我走出去实地考察；还有南希·米勒（Nancy Miller），她坚定不移地推动这项浩大的工程，并使之成为现实。谢谢医疗质量领域的杰出学者唐·贝里克

（Don Berwick）、布赖恩·塞克斯顿、布鲁斯·霍尔（Bruce Hall）、克利福德·高（Clifford Ko）、彼得·普罗诺夫斯特、阿图·葛文德、莫琳·比松尼亚诺（Maureen Bisognano）和艾伯特·吴（Albert Wu），你们让我获益匪浅。我还要特别感谢埃利奥特·费什曼（Elliot Fishman）、帕梅拉·约翰逊（Pamela Johnson）、乔希·沙夫斯坦（Josh Sharfstein）、汤姆·科伯恩、凯蒂·塔伦托（Katy Talento）、约翰·亨特（John Hundt）、辛西娅·费希尔（Cynthia Fisher）、基思·莱默（Keith Lemer）、内森·贝斯（Nathan Bays）、布赖恩·布拉泽（Brian Blase）、祖宾·达马尼亚（Zubin Damania）、彼得·阿蒂亚、温德尔·普赖默斯（Wendell Primus）、卡维塔·帕特尔（Kavita Patel）、迪克·科沃特和贝姬·科沃特（Dick & Becky Cowart）、克莱尔·霍尔托姆（Claire Haltom）、比尔·弗里斯特、吉姆·库珀（Jim Cooper）、安妮·拉蒙特（Annie Lamont）、安杰拉·普罗费塔（Angela Profeta）、丹妮尔·拉维（Danielle Lavey）、凯瑟琳·魏斯曼特尔（Kathryn Weismantel）、露西·刘（Lucy Liu）、瑞安·李（Ryan Lee）、贾森·戴维斯（Jason Davis）、亚当·拉索（Adam Russo）、珀拉·倪（Perla Ni）、苏奇·萨里亚（Suchi Saria）、拉纳利·阿拉巴·萨姆（Lanalee Araba Sam）、尼拉夫·沙阿（Nirav Shah）、克里斯·陈（Chris Chen）、莉迪亚·沃格特（Lydia Vogt）、安德鲁·易卜拉欣（Andrew Ibrahim）、拉里·范霍恩（Larry Van Horn）、戴维·西尔弗斯坦（David Silverstein）、杰弗里·萨克斯（Jeffery Sachs）、罗宾·盖伯德（Robin Gelburd）、迪安·西

科利（Dean Sicoli）和查伦·弗里泽拉（Charlene Frizzera），
谢谢你们的专业知识和道义支持。

注 释

引 言

1. M. H. Katz, D. Grady, and R. F. Redberg, "Undertreatment Improves, but Overtreatment Does Not," *JAMA Internal Medicine* 173, no. 2 (2013): 93.

2. E. S. Huang, "Potential Overtreatment of Older, Complex Adults with Diabetes," *Journal of the American Medical Association* 314, no. 12 (2015): 1280–1281.

3. S. J. Katz, R. Jagsi, and M. Morrow, "Reducing Overtreatment of Cancer with Precision Medicine: Just What the Doctor Ordered," *Journal of the American Medical Association* 319, no. 11 (2018): 1091–1092.

4. S. Wheeler, American Society of Clinical Oncology Quality Care Symposium, October 10, 2018, Phoenix, AZ.

5. A. W. Mathews, "Employer Provided Health Insurance Approaches $20,000 a Year," *Wall Street Journal*, October 3, 2018.

6. N. Sood, A. Ghosh, and J. Escarce, "Health Care Cost Growth and the Economic Performance of U.S. Industries," *HSR: Health Services Research*, June 9, 2009.

第一章　健康义诊

1. "$37 Million Settlement Reached in Unnecessary Heart Stent Case," WJZ CBS Baltimore, April 7, 2014.

2. 指南指出，没有有效证据显示筛查对没有症状的人群有益。*Final Recommendation Statement: Peripheral Arterial Disease (PAD) and CVD in Adults: Risk Assessment with Ankle Brachial Index*. U.S. Preventive Services Task Force, December 2016.

3. A. Andras and B. Ferket, "Screening for Peripheral Arterial Disease," *Cochrane Database of Systematic Reviews*, 2014, issue 4, Art. No.

CD010835, doi: 10.1002/14651858.CD010835.pub2.

4. S. Wheeler, American Society of Clinical Oncology Quality Care Symposium, October 10, 2018, Phoenix, AZ.

5. P. Salminen et al., "Antibiotic Therapy vs Appendectomy for Treatment of Uncomplicated Acute Appendicitis: The APPAC Randomized Clinical Trial," *Journal of the American Medical Association* 313, no. 23 (2015): 2340–2348.

6. J. F. Svensson et al., "Nonoperative Treatment with Antibiotics versus Surgery for Acute Nonperforated Appendicitis in Children: A Pilot Randomized Controlled Trial," *Annals of Surgery* 261, no. 1 (2015): 67–71.

7. H. C. Park et al., "Randomized Clinical Trial of Antibiotic Therapy for Uncomplicated Appendicitis," *British Journal of Surgery* 104, no. 13 (2017): 1785–1790.

8. P. Salminen et al., "Five-Year Follow-up of Antibiotic Therapy for Uncomplicated Acute Appendicitis in the APPAC Randomized Clinical Trial," *Journal of the American Medical Association* 320, no. 12 (2018): 1259–1265.

9. S. Di Saverio et al., "The NOTA Study (Non Operative Treatment for Acute Appendicitis): Prospective Study on the Efficacy and Safety of Antibiotics (Amoxicillin and Clavulanic Acid) for Treating Patients with Right Lower Quadrant Abdominal Pain and Long-term Follow-up of Conservatively Treated Suspected Appendicitis," *Annals of Surgery* 260, no. 1 (2014): 109–117.

10. D. A. Talem, "Shared Decision Making in Uncomplicated Appendicitis: It Is Time to Include Nonoperative Management," *Journal of the American Medical Association* 315, no. 8 (2016): 811–812.

11. 语出《美国医学会杂志》副主编爱德华·利文斯顿（Edward Livingston）博士，转引自 Steven Reinberg, "Appendicitis Can Often Be Treated with Antibiotics," *HealthDay*, June 16, 2015.

12. L. S. Lim et al., "Atherosclerotic Cardiovascular Disease Screening in Adults: American College of Preventive Medicine Position Statement on Preventive Practice," *American Journal of Preventive Medicine* 40, no. 3 (2011): 380–381.

13. W. E. Bruhn et al., "Cardiovascular Screenings at United States Churches"

（即将发表）, Johns Hopkins University.

14. C. W. Hicks et al., "Race and Socioeconomic Disparities Associated with Peripheral Vascular Interventions for Claudication", Johns Hopkins University, 2020.

15. C. W. Hicks et al. "Overuse of Early Peripheral Vascular Interventions for Claudication," *Journal of Vascular Surgery*, 2019.

第二章　　欢迎进入游戏

1. B. D. et al., "Association of Hospital Prices for Coronary Artery Bypass Grafting with Hospital Quality and Reimbursement," *American Journal of Cardiology* 117, no. 7 (2016): 1101–1106.

2. T. Xu et al., "Variation in Emergency Department Excess Charges in the United States," *JAMA Internal Medicine*, May 2017.

3. J. Harris, "I Tried to Find Out How Much My Son's Birth Would Cost. No One Would Tell Me," *Vox*, May 5, 2016.

4. A. W. Mathews, "Behind Your Rising Health-Care Bills: Secret Hospital Deals That Squelch Competition," *Wall Street Journal*, September 22, 2018.

5. NORC at the University of Chicago, "New Survey Reveals 57 Percent of Americans Have Been Surprised by a Medical Bill," *ScienceDaily*, August 30, 2018.

6. 同上。

7. 新墨西哥州保险监管局和新墨西哥大学罗伯特·伍德·约翰逊基金会卫生政策中心共同开展了2017年的这项调查。

8. T. Xu et al., "Variation in Emergency Department Excess Charges in the United States."

9. S. Wheeler, American Society of Clinical Oncology Quality Care Symposium, October 10, 2018, Phoenix, AZ.

10. A. W. Mathews, "Employer Provided Health Insurance Approaches $20,000 a Year," *Wall Street Journal*, October 3, 2018.

11. B. Herman, "Hospital Prices Are All Over the Board," *Axios*, August 30, 2018.

12. J. A. Sakowski et al., "Peering into the Black Box: Billing and Insurance Activities in a Medical Group," *Health Affairs* 28, no. 4 (2009): w544.

13. Xu T. et al., "The Potential Hazards of Hospital Consolidation: Implications for Quality, Access, and Price," *Journal of the American Medical Association* 314, no. 13 (2015): 1337–1338.

14. M. A. Makary and G. Bai, "Revealing the RealPrices Insurers Pay Can Save Health Care," STAT News, May 2, 2019.

15. A. W. Mathews, "Behind Your Rising Health-Care Bills: Secret Hospital Deals That Squelch Competition."

16. A. Mehta et al., "The Impact of Price Transparency for Surgical Services," *American Surgeon* 84, no. 4 (2018): 604–608.

17. Federal Trade Commission, "Complying with the Funeral Rule," https://www.ftc.gov/tips-advice/business-center/guidance/complying-funeral-rule.

第三章　　卡尔斯巴德

1. B. DiJulio et al., "Data Note: Americans' Challenges with Health Care Costs," Henry J. Kaiser Family Foundation, March 2, 2017.

2. West Health Institute and the NORC at the University of Chicago Report, "Americans Fear Crippling Medical Bills More than Illness," *HealthDay*, March 2018.

3. United States Federal Reserve Bank Board of Governors, "Report on the Economic Well-Being of U.S. Households in 2017," May 2018.

4. T. Tepper, "Most Americans Don't Have Enough Savings to Cover a $1K Emergency," *Bankrate*, January 18, 2018.

5. United States Department of Labor, Wage and Hour Division, https://www.dol.gov/whd/regs/compliance/whdfs30.htm.

第四章　　两个美国

1. W. E. Bruhn et al., "Characteristics Screenings at United States Churches," Johns Hopkins University, 2019.

2. W. E. Bruhn et al., "Prevalence of Hospitals Garnishing Wages for Unpaid Medical Bills", Johns Hopkins University, 2019.

3. United States Department of Labor: May 2017 National Occupational Employment and Wage Estimates United States.

4. T. Xu et al., "Variation in Emergency Department Excess Charges in the United States," *JAMA Internal Medicine* (May 2017).

5. IRS Revenue Ruling 56-185, 1956-1 C.B. 202.

6. IRS Revenue Ruling 69-545, 1969-2 C.B. 117. 该项标准延续至今。

第五章　　生死时速

1. D. Rosato, "Air Ambulances: Taking Patients for a Ride," *Consumer Reports*, April 6, 2017.

2. K. Reece, "Snake Bite Victim Gets $30K Helicopter Bill," WFAA, ABC channel 8, Dallas, August 11, 2017.

3. G. A. Vercruysse et al., "Overuse of Helicopter Transport in the Minimally Injured: A Health Care System Problem That Should Be Corrected," *Journal of Trauma and Acute Care Surgery* 78, no. 3 (2015): 510–515.

4. Rosato, "Air Ambulances."

5. F. A. Habib et al., "Probable Cause in Helicopter Emergency Medical Services Crashes: What Role Does Ownership Play?" *Journal of Trauma and Acute Care Surgery* 77, no. 6 (2014): 989–993.

第六章　　分娩

1. D. L. Riddle et al., "Use of a Validated Algorithm to Judge the Appropriateness of Total Knee Arthroplasty in the United States: A Multicenter Longitudinal Cohort Study," *Arthritis and Rheumatology* 66, no. 8 (2014): 2134–2143.

第七章　　亲爱的医生

1. American College of Mohs Surgery, "History of Mohs Surgery," https://www.mohscollege.org/about/about-mohs-surgery/history-of-mohs-surgery.

2. L. P. Casalino et al., "US Physician Practices Spend More than $15.4 Billion Annually to Report Quality Measures," *Health Affairs* 35, no.3 (2016): 401–406.

3. J. Albertini et al., "Evaluation of a Peer-to-Peer Data Transparency Intervention for Mohs Micrographic Surgery Overuse," *JAMA Dermatology*, published online May 5, 2019.

4. I. Ayres, S. Raseman, and A. Shih, "Evidence from Two Large Field Experiments That Peer Comparison Feedback Can Reduce Residential Energy Usage," NBER Working Paper No. 15386, September 2009.

5. www.improvingwisely.com.

第八章　　推而广之

1. *Social Science and Medicine* 211 (August 2018).

2. K. Kaczmarski et al., "Surgeon Re-excision Rates after Breast-Conserving Surgery: A Measure of Low-Value Care," *Journal of the American College of Surgeons* 228, no. 4 (2019): 504–512.

3. P. Wang et al., "Same-day Versus Different-day Elective Upper and Lower Endoscopic Procedures by Setting," *JAMA Internal Medicine*, published online May 13, 2019.

4. M. A. Makary et al., "Patient Safety in Surgery," *Annals of Surgery* 243, no. 5 (2006): 628–635.

5. M. A. Makary et al., "Operating Room Briefings: Working on the Same Page," *Joint Commission Journal on Quality and Patient Safety* 32, no. 6 (2006): 351–355.

6. M. A. Makary et al., "Operating Room Teamwork among Physicians and Nurses: Teamwork in the Eye of the Beholder," *Journal of the American College of Surgeons* 202, no. 5 (2006): 746–752.

7. M. A. Makary et al., "Operating Room Briefings and Wrong-site Surgery," *Journal of the American College of Surgeons* 204, no. 2 (2007): 236–243.

8. M. A. Makary et al., "Patient Safety in Surgery," *Annals of Surgery* 243 (2006): 628–635.

9. WHO Guidelines for Safe Surgery 2009: Safe Surgery Saves Lives. Available online at http://apps.who.int/iris/bitstream/hand le/10665/44185/9789241598552_eng.pdf;jsessionid=4C0514716CEEBE8 D819E2BFB223E7638?sequence=1.

10. American Society for Gastrointestinal Endoscopy, "Understanding Polyps and Their Treatment," https://www.asge.org/home/for-patients/patient-information/understanding -polyps.

11. J. A. Sparano et al., "Adjuvant Chemotherapy Guided by a 21-Gene Expression Assay in Breast Cancer," *New England Journal of Medicine* 379, no. 2 (2018): 111.

第九章　　"糖果"

1. J. Katz, "Drug Deaths in America Are Rising Faster than Ever," *New York Times*, June 5, 2017.

2. H. Hedegaard et al., "Drug Overdose Deaths in the United States, 1999–2016," NCHS Data Brief No. 294, December 21, 2017.

3. Hill et al., "Wide Variation and Excessive Dosage of Opioid Prescriptions for Common General Surgical Procedures," *Annals of Surgery* 256, no. 4 (2017): 709–714.

4. H. Overton et al., "Opioid Prescribing Guidelines for Common Surgical Procedures: An Expert Panel Consensus," *Journal of the American College of Surgeons* 227, no. 4 (2018): 411–418.

5. www.solvethecrisis.org.

6. M. A. Makary, "How Doctors Can Stop the Opioid Crisis at Its Source," *USA Today*, August 4, 2017.

第十章　　过度治疗亲历记

1. B. Lazarus et al., "Proton Pump Inhibitor Use and the Risk of Chronic Kidney Disease," *JAMA Internal Medicine* 176, no. 2 (2016): 238–246.

2. T. Carr, "Too Many Meds? America's Love Affair with Prescription Medication," *Consumer Reports*, August 3, 2017.

3. 同上。

4. M. Ellenbogen et al.,（即将发表）, Johns Hopkins University, 2019.

5. M. Favro, "Doctor Agrees with Steve Kerr's Advice to Avoid Back Surgery," NBC Bay Area, April 24, 2017.

6. Washington Health Alliance, "New Study Finds Hundreds of Thousands of Washington Patients Receive Unnecessary Tests, Procedures, and Treatments," https://wahealthalliance.org/new-study-finds-hundreds-of-thousands-of-washington-patients-receive-unnecessary-tests-procedures-and-treatments/.

7. K. R. Chhabra et al., "Surgical Decision Making: Challenging Dogma and Incorporating Patient Preferences," *Journal of the American Medical Association* 317, no. 4 (2017): 357–358.

8. High Value Practice Academic Alliance, www.hvpaa.org.

9. H. Lyu et al., "Overtreatment in the United States," *PLoS ONE* 12, no. 9 (2017) e0181970.

10. M. A. Makary et al., "A Call for Doctors to Recommend Antibiotic-Free Foods: Agricultural Antibiotics and the Public Health Crisis of Antimicrobial Resistance," *Journal of Antibiotics* 71, no. 8 (2018).

11. H. S. Ahn et al., "Korea's Thyroid-Cancer 'Epidemic'—Screening and Overdiagnosis," *New England Journal of Medicine* 371, no. 19 (2014): 1765.

12. S. Park et al., "Association between Screening and the Thyroid Cancer 'Epidemic' in South Korea: Evidence from a Nationwide Study," *British Medical Journal*, November 30, 2016.

13. 这是达特茅斯卫生政策与临床实践研究所的吉尔伯特·韦尔奇（Gilbert Welch）博士和高丽大学安亨植（Hyeong Sik Ahn）博士在《新英格兰医学杂志》发表的评论。

14. H. S. Ahn et al., "South Korea's Thyroid-Cancer 'Epidemic'—Turning the Tide," *New England Journal of Medicine* 373, no. 24 (2015): 2389.

15. S. Vaccarella et al., "Worldwide Thyroid Cancer Epidemic? The Increasing Impact of Overdiagnosis," *New England Journal of Medicine* 375, no. 7 (2016): 614–617.

16. Right Care series, *The Lancet*: https://www.thelancet.com/series/right-care. S. Brownlee, K. Chalkidou, J. Doust, A. G. Elshaug, P. Glasziou, I. Heath, S. Nagpal, V. Saini, D. Srivastava, K. Chalmers, D. Korenstein, "Evidence for Overuse of Medical Services around the World," *Lancet* 390, no. 10090 (2017): 156–168.

第十一章　从零开始

1. F. Lambert, "Virginia Auto Dealers Are Suing Tesla and the State to Stop the Automaker from Opening a Store," *Electrek*, March 10, 2016.

2. A. Suderman, "Tesla Representative Booted from Auto Dealers' Board," Associated Press, January 24, 2018.

3. Medallia, Net Promoter Score: https://www.medallia.com/net-promoter-score/.

4. Kaiser Family Foundation, "An Overview of Medicare," April 2016, retrieved from http://www.kff.org/medicare/issue-brief/an-overview-of-medicare/.

第十二章　　破局

1. Centers for Medicare and Medicaid Services, "Emergency Medical Treatment and Labor Act," https://www.cms.gov/Regulations-and-Guidance/Legislation/EMTALA/.

2. J. Curtis et al., "What Does the Affordable Care Act Say about Hospital Bills?" Hospital Accountability Project, June 15, 2015, https://www.communitycatalyst.org/resources/publications/document/CC-ACAHospitalBillsReport-F.pdf?1434480883.

第十三章　　买保险

1. C. Isidore and M. Egan, "Wells Fargo under Siege," CNNMoney, September 13, 2016.

2. M. Egan, "Workers Tell Wells Fargo Horror Stories," CNNMoney, September 9, 2016.

3. "Fed Up with Rising Costs, Big US Firms Dig into Health Care," Reuters, June 11, 2018.

4. Employer Health Benefits 2018 Annual Survey, Kaiser Family Foundation, 2018.

第十四章　　药品天书

1. M. Thompson, "Why a Patient Paid a $285 Copay for a $40 Drug," PBS, August 19, 2018.

2. Pharmacy Benefit Managers, "Health Affairs Health Policy Brief," September 14, 2017, doi:10.1377/hpb20171409.000178.

3. K. Van Nuys et al., "Frequency and Magnitude of Co-payments Exceeding Prescription Drug Costs," *Journal of the American Medical Association* 319, no. 10 (2018): 1045–1047.

4. S. Lieberman et al., "A Billion Here, a Billion There: Selectively Disclosing Actual Generic Drug Prices Would Save Real Money," *Health Affairs*, August 8, 2018.

5. Ohio's Medicaid Managed Care Pharmacy Services, Auditor of State Report, August 16, 2018.

6. Ohio Pharmacists Association, "Ohio Auditor Releases Stunning Medicaid PBM Audit Report," https://www.ohiopharmacists.org/aws/OPA/pt/sd/

news_article/184063/_PARENT/layout_interior_details/false.

7. M. Allen, "In Montana, a Tough Negotiator Proved Employers Don't Have to Pay So Much for Health Care," ProPublica, October 2, 2018.

8. S. Lupkin, "Patients Overpay for Prescriptions 23% of the Time, USC Analysis Shows," *Los Angeles Times*, March 14, 2018.

9. L. L. Gill, "Shop Around for Lower Drug Prices." ConsumerReports.org, April 5, 2018.

第十五章　　　4K屏幕

1. W. E. Bruhn et al., "Group Purchasing Organizations, Healthcare Costs, and Drug Shortages," *Journal of the American Medical Association*, November 2018.

2. Healthcare Supply Chain Association, "A Primer on Group Purchasing Organizations," https://c.ymcdn.com/sites/www.supplychainassociation. org/resource/resmgr/research/gpo_primer.pdf, accessed July 2018.

3. Premier Inc. Reports Fiscal 2017 Fourth-Quarter and Full-Year Results, August 21, 2017, 45.

4. M. Blake, "Dirty Medicine," *Washington Monthly*, July/August 2010.

5. U.S. Food and Drug Administration, "Statement from Douglas Throckmorton, M.D., Deputy Center Director for Regulatory Programs in FDA's Center for Drug Evaluation and Research, on the Agency's Response to Ongoing Drug Shortages for Critical Products," published June 2018, accessed July 23, 2018.

6. U.S. Government Accountability Office. "Drug Shortages: Certain Factors Are Strongly Associated with This Persistent Public Health Challenge," https://www.gao.gov/assets/680/678281.pdf, published July 2016, accessed July 19, 2018.

7. Committee on Oversight and Government Reform (2012), "FDA's Contribution to the Drug Shortage Crisis," https://oversight.house.gov/wp-content/uploads/2012/06/6-15-2012-Report-FDAs-Contribution-to-the-Drug-Shortage-Crisis.pdf, accessed July 22, 2018.

8. R. E. Litan et al., "An Empirical Analysis of Aftermarket Transactions by Hospitals," *Journal of Contemporary Health Law and Policy* 28, no. 1 (2011): 34.

9. R. E. Litan and H. J. Singer, "Broken Compensation Structures and Healthcare Costs," *Harvard Business Review*, October 6, 2010.

10. U.S. Government Accountability Office, "Group Purchasing Organizations: Research on Their Pricing Impact on Health Care Providers," published January 29, 2010, publicly released March 1, 2010, https://www.gao.gov/new.items/d10323r.pdf.

11. D. Liljenquist et al., "Addressing Generic-Drug Market Failures—the Case for Establishing a Nonprofit Manufacturer," *New England Journal of Medicine* 78, no. 20 (2018): 1857–1859, doi:10.1056/nejmp1800861.

12. L. A. Johnson, "FDA to More Aggressively Tackle Disruptive Drug Shortages," Associated Press, July 12, 2018.

13. M. Hiltzik, "Supply Middlemen May Leave Hospitals Ailing," *Los Angeles Times*, April 14, 2005, accessed August 2018.

第十六章　　诊断：健康过头

1. G. Claxton et al., "Employer Health Benefits 2017 Annual Survey," Kaiser Family Foundation, 2017.

2. Stern Speakers, "Dr. Peter Attia: Readdressing Dietary Guidelines," YouTube video, 1:19:04. Posted on Jan 28, 2015, https:// www.youtube.com/watch?v=nhzV-J1h0do.

3. D. Mozaffarian et al., "The 2015 US Dietary Guidelines: Lifting the Ban on Total Dietary Fat," *Journal of the American Medical Association* 313, no. 24 (2015): 2421–2422.

4. C. E. Kearns et al., "Sugar Industry and Coronary Heart Disease Research: A Historical Analysis of Internal Industry Documents," *JAMA Internal Medicine* 176, no. 11 (2016): 1680–1685.

5. S. Zhang "Big Pharma Would Like Your DNA: 23andMe's $300 Million Deal with GlaxoSmithKline Is Just the Tip of the Iceberg," *Atlantic*, July 27, 2018.

6. K. Baicker et al., "Workplace Wellness Programs Can Generate Savings," *Health Affairs* 29, no. 2 (2010).

7. D. S. Hilzenrath, "Misleading Claims about Safeway Wellness Incentive Shape Health Care Bill," *Washington Post*, January 17, 2010.

8. M. A. Makary et al., "Operating Room Briefings: Working on the Same Page," *Joint Commission Journal on Quality and Patient Safety* 32, no. 6 (2006): 351–355.

9. M. A. Makary et al., "Operating Room Teamwork among Physicians and Nurses: Teamwork in the Eye of the Beholder," *Journal of the American College of Surgeons* 202, no. 5 (2006): 746–752.

10. M. A. Makary et al., "Operating Room Briefings and Wrong-site Surgery," *Journal of the American College of Surgeons* 204, no. 2 (2007): 236–243.

11. WHO Guidelines for Safe Surgery 2009: Safe Surgery Saves Lives, http://apps.who.int/iris/bitstream/handle/10665/44185/9789241598552_eng.pdf?sequence=1.

12. D. Lerner et al., "A Systematic Review of the Evidence Concerning the Economic Impact of Employee-focused Health Promotion and Wellness Programs," *Journal of Occupational and Environmental Medicine* 55, no. 2 (2013): 209–222.

13. A. McIntyre et al., "The Dubious Empirical and Legal Foundations of Wellness Programs," *Health Matrix* 27, no. 1 (2017).

14. A. E. Carroll, "Workplace Wellness Programs Don't Work Well. Why Some Studies Show Otherwise," *New York Times*, August 6, 2018.

15. www.choosingwisely.org.

16. www.vezahealth.com.

17. www.validationinstitute.com.

第十八章　　我们能做什么

1. N. Grauer, Leading the Way: A History of Johns Hopkins Medicine (Baltimore: Johns Hopkins University Press, 2012).

2. N. Grauer, The Special Field: A History of Neurosurgery at Johns Hopkins (Baltimore: Johns Hopkins University Press, 2015).

3. S. Fried, Rush: Revolution, Madness, and the Visionary Doctor Who Became a Founding Father (New York: Crown, 2018).

4. www.choosingwisely.org.

5. www.improvingwisely.org.

6. www.hvpaa.org.

Original title:

Einstein à la plage. La relativité dans un transat, **second edition**

by Marc LACHIÈZE-REY

© DUNOD Editeur, Malakoff, 2017

Simplified Chinese language translation rights arranged through Divas International, Paris

巴黎迪法国际版权代理 (www.divas-books.com)

图书在版编目(CIP)数据

海滩上的爱因斯坦 / (法) 马克·拉谢兹 – 雷伊著；
龚蕾译. —桂林：广西师范大学出版社，2017.11

ISBN 978-7-5598-0385-6

Ⅰ. ①海… Ⅱ. ①马… ②龚… Ⅲ. ①相对论 – 普及
读物 Ⅳ. ① O412.1–49

中国版本图书馆 CIP 数据核字 (2017) 第 245893 号

广西师范大学出版社出版发行

桂林市中华路22号　邮政编码：541001
网址：www.bbtpress.com

出 版 人：张艺兵

全国新华书店经销

发行热线：010–64284815

山东鸿君杰文化发展有限公司印刷

山东省淄博市桓台县　邮政编码：256401

开本：880mm×1230mm　1/32

印张：6.25　字数：100千字

2017年11月第1版 2017年11月第1次印刷

定价：39.00元

如发现印装质量问题，影响阅读，请与印刷厂联系调换。

Marc Lachièze-Rey

EINSTEIN À LA PLAGE

海滩上的爱因斯坦

带上相对论去度假

[法] 马克·拉谢兹 – 雷伊 著

龚蕾 译 张松波 审读

广西师范大学出版社

· 桂林 ·

在爱因斯坦肩上观看宇宙

李然（狐狸先生）

北京大学天文系博士

中科院国家天文台星云计划研究员

阅读科学家的趣闻轶事，并不能帮助我们真正理解科学家。科学家很大程度上被他的科学研究定义。《海滩上的爱因斯坦》这本书不是爱因斯坦的传记，而是对过去一百年建立在爱因斯坦相对论之上的物理世界的梳理。书的题名可能来自牛顿对科学探索的比喻：真理的大海无穷无尽，而科学家只是在海滩上拾贝壳的孩子。爱因斯坦和牛顿并称为有史以来最伟大的两位物理学家，他们恰好也对真理大海中同样的问题感兴趣：那就是引力的秘密。

人类很难天然地感受引力的存在。虽然我们知道自己跳起后总会回到地面，也知道苹果成熟只会从树上落下而不会飞上蓝天，但很少有人能够自发地意识到，这些现象背后的原因是地球的吸引力。更少有人能够自发地意识到，这种吸引力不仅仅根源自大地，而是存在于万物之间。这是因为引力在日常生活中太微弱了。重力是引力在日常生活中几乎唯一的体现。

但在天文尺度上，引力却是最重要的力量。太阳通过引力约束它的行星围绕它运动。然而，直到牛顿发表他著名的万有引力定律前，没有人将"天庭"中的天体运动和人类世界的苹果落地联系在一起。在牛顿之前，开普勒已经给出了对行星运动的精彩描述。利用开普勒的三大定律，天文学家们可以预测行星在未来的运行。但是，开普勒并没有能够像牛顿一样看到行星运动规律之上更本质的规律：任意两个物体之间存在引力，且引力的大小反比于物体距离的平方。牛顿的发现为宇宙中天体的运动定下了普适的规则，一旦设置好天体的位置和初始的速度，天体系统的演化将完全按照万有引力制定好的脚本运行。

牛顿的万有引力定律在太阳系内取得了巨大的成功。然而在整个宇宙尺度上，牛顿的规则却会引入悖论。在牛顿的世界里，宇宙时空是绝对的，万物在宇宙空间中来来去去，犹如旅店的过客。同时，牛顿相信在宇宙尺度上，天体的分布是均匀的。宇宙没有中心。这在今天被称作"宇宙学原理"。然而，牛顿自己的引力定律却无法给出这样的宇宙一个稳定的解。牛顿的宇宙会因为引力而失去平衡。

爱因斯坦的广义相对论优雅地解决了这个问题。在爱因斯坦的理论中，引力本质上是时空的弯曲。爱因斯坦的宇宙空间不是恒常不变的，引力的存在可以弯曲时空。在弯曲时空中的物体会感受到这种扭曲，运动行为因时空扭曲的不同而不同。空间和时间在这个理论中总是联系在一起。一个地方如果引力越强大，时间的膨胀也越厉害。约翰·惠勒曾经这样描述爱因斯坦的理论：物质告诉时空如何弯曲，而时空告诉物体如何运动。

从二十世纪二十年代末开始，物理学家们开始试图站在爱因斯坦的广义相对论之上，建立新的宇宙理论。人们发现爱因斯坦的宇宙可以在保持宇宙学原理的情况下展现不同的形态。根据宇宙中物质组成的不同，宇宙空间可以处处弯曲，像是三维球面，有限而无边，也可能是平直的，无边又无限。宇宙空间有可能像面包一样膨胀，使得其中的星系相互远离对方，也有可能收缩，最终回到极高温度、极高密度的状态。

天文观测的进步使理论家们的预言有机会得到验证。利用当时最好的望远镜，埃德温·哈勃发现几乎所有的星系都在退行，远离银河系，而它们的退行速度正比于它们到银河系的距离。这个规律今天被称作哈勃定律，是广义相对论宇宙学的第一个观测基石。哈勃的发现表明如果爱因斯坦的广义相对论成立，那么我们所在的宇宙空间很可能是处处均匀膨胀的。这种膨胀方式会使得宇宙好像一块被烘焙的葡萄干面包。随着面包的膨胀，葡萄干彼此渐渐远离，开始相距越远的葡萄干，彼此远离的速度也就越快。

宇宙的膨胀同时意味着我们的宇宙可能有一个开端，因为逆着时间的箭头回溯，宇宙的早期必将是高温高密度的状态。今天人们观察到的广袤宇宙空间，完全来自于早期一小块区域的膨胀。宇宙早期一切物质结构都不存在，宇宙中的化学元素，恒星和行星等天体，星系和星系团等结构，都是随着宇宙的膨胀演化而来的。二十世纪四十年代末到五十年代初，俄裔物理学家伽莫夫和他的学生用物理的语言第一次描述了这样的宇宙演化。今天，这一理论被冠以我们熟知的"大爆炸宇宙学"的名称。

今天不同的宇宙观测都支持大爆炸宇宙学理论。其中，1965 年，彭齐亚斯和威尔森发现的"微波背景辐射"是这个理论最坚实的支持。这一辐射处在微波波段。利用射电望远镜，这一辐射在天空各个方向都可以观察到。它的性质完全符合宇宙大爆炸理论对大爆炸的描述，几乎确定无疑就是宇宙大爆炸的余辉。

爱因斯坦是现代宇宙学的第一个推动者。他为今日的宇宙学奠基。但在宇宙学的具体构建过程中，爱因斯坦参与甚少。一个变化的宇宙对爱因斯坦本人来说有点不符合直觉。早期的爱因斯坦甚至曾试图通过在广义相对论方程中加入著名的"宇宙学常数"构造出一个稳定的宇宙模型。另一方面，爱因斯坦也许从未对宇宙具体的命运着迷，他的后半生研究奉献给了"统一场论"，他试图创立统一的理论框架来描述引力和电磁力。爱因斯坦没能在这方面再次做出突破，但他致力的方向仍然是今天物理学家认为最重要的方面。当然，不同于爱因斯坦，今天的理论家意识到更重要的问题不在于广义相对论和电磁学，而是是广义相对论和量子力学之间的结合。

体会宇宙学的研究如何一步步建立在爱因斯坦简洁优雅的理论之上是阅读本书的最大乐趣。全书文理清晰，行文轻盈，以简洁的步调将这一过程展现给读者。我将此书推荐给对宇宙感兴趣的读者。

目录

前言

一位革命性的天才

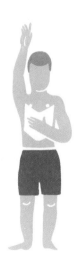

阿尔伯特·爱因斯坦——近一个世纪以来，这个名字已经成为天才的同义词。他促进了物理学在多个领域的发展，被大家一致认为是人类有史以来最伟大的科学家之一。他备受人们钦慕，主要是因为他提出了二十世纪最重要物理学理论中的两个：1905 年的狭义相对论和 1915 年的广义相对论。爱因斯坦彻底打翻了时间、空间和物质之间既定的概念，引起了一场范围极广的革命，这也许是人类科学史甚至思想史上绝无仅有的事情。

　　1879 年 3 月 14 日，爱因斯坦出生于德国的乌尔姆市，童年时的他并没有显得特别出色。在学习语言时，爱因斯坦甚至还遇到过一些困难。随后的学校教育也给他带来了不小的麻烦，尤其因为他藐视校方的权威。这是伴随他一生的一种态度。学校的老师们认为他是一个捣乱且冒失的人……然而，那时的他已经对科学和数学产生兴趣，并且取得了很好的成绩。17岁时，在第二次尝试以后，他终于如愿考入苏黎世联邦理工学院。前一年的首次尝试没有成功是因为基本常识考试没有通过。他反对墨守成规的作风继续受到批评，而在1900年获得毕业文凭的时候，他的成绩也并不是非常出色。

随后的两年时间里，他以自学的方式钻研理论。其间他试图在大学里取得职位却没有成功，最终放弃。1902年，他作为"三级技术专家"进入（瑞士）伯尔尼联邦专利局。他的工作是评估各项专利申请的价值。这使他有业余时间继续自己的研究，以期获得博士学位。对于年轻的爱因斯坦来说，各项条件变得非常有利：他研究伟大的物理学家和哲学家的作品，并与他的朋友们讨论。他也许受到了某些专利申请的影响。

1905年是他的"奇迹年"：尽管还没有拿到博士文凭，他在几个月内连续发表了五篇非常重要的文章。其中两篇形成了狭义相对论的基础，在文中，空间与时间失去了它们直到那时一直拥有的"绝对"性。人们在这些文章中看到了著名的公式 $E=mc^2$。另外一篇文章则被认为是量子力学的起点。

但是直到 1908 年爱因斯坦才获得了伯尔尼大学的一个职位。从那时开始，他的名望在科学界越来越高。他从事教学工作并做了大量讲座，同时尽力扩展狭义相对论的范围。他认为狭义相对论并不完整，因为其中没有包含万有引力。1915 年底，广义相对论终于完成，这一理论以全新的几何方法描述了万有引力，同时融入了 1905 年狭义相对论的成果。爱因斯坦那时是柏林大学的教授，柏林大学在当时被认为是世界上最负盛名的科学机构。1916 年该理论发表，1919 年 5 月 29 日日全食期间的天文观测首次证实了这一理论，它给予了爱因斯坦世界性的荣耀。爱因斯坦成了媒体和公众的宠儿，因为他兼具科学天赋和叛逆思想，风趣又上镜……1921 年访问美国时，爱因斯坦受到了热情的欢迎。

而物理学家们却难以对广义相对论产生兴趣：它是个很费解的理论，尤其是它看上去远离所有的具体应用。但从 1917 年起，爱因斯坦将之用于对宇宙整体的研究，建立了相对论宇宙学（cosmologie relativiste）。比利时物理学家乔治·勒梅特接过了这一学科的大旗，随后它又被许多其他科学家延续。但该学科后来经过了几十年才慢慢发展起来。

其实是从 1960 年代开始，得益于多项天文观测的结果，广义相对论和相对论宇宙学才展现出它们的确切性。爱因斯坦和他的"三阶段相对论革命"有着极大的超前性，这三阶段是：狭义相对论，广义相对论，相对论宇宙学。

然而这还不是全部，因为爱因斯坦还是量子力学的奠基者之一。这个物理理论覆盖了一个不同的领域：物质与辐射之间的相互作用，特别是在无限小的领域；这与广义相对论和相对论宇宙学非常地不同……1905 年该理论首次出现在爱因斯坦发表的一篇文章里，他在其中提出了光量子假说。1921 年爱因斯坦凭借这个贡献获得诺贝尔物理学奖（而他却没有一次因为相对论而获奖！）。

矛盾的是，爱因斯坦随后对于量子力学的发展表现得非常挑剔。自 1920 年到他生命结束的那些年里，他全力研究一个"统一场论"（théorie des champs unifiés），该理论期望能够同时描述万有引力和电磁学。他的尝试均告失败，但自 1950 年代至今，物理学家们仍在继续寻找这样一个统一的理论。例如，他们当前在尝试将万有引力和量子力学在某种"万有理论"中统一。

爱因斯坦生命的最后阶段开始于 1932 年：在希特勒掌权前不久，他离开了德国前往美国定居。他成为普林斯顿大学的教授并利用自己的影响力为和平主义和反纳粹主义服务。1939 年 8 月，他发给富兰克林·罗斯福总统一封著名的信件。他在信中解释了纳粹德国拥有的铀可以让他们造出原子弹。这封信促成美国实施"曼哈顿计划"，该计划以发展核武器为目标。1945 年，爱因斯坦再次给罗斯福写信，以请求对方放弃该武器。战后，他为了世界解除原子武器的事业而积极活动。

1955 年 4 月 18 日，他在普林斯顿因动脉瘤破裂逝世，而当时他仍然在进行一篇讲稿以及统一场论的工作。科学与人道主义伴随着他直到生命的尽头……

狭义相对论挽救了危机中的物理学

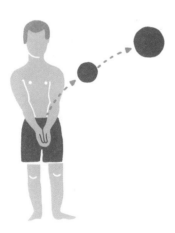

十九世纪的物理学家们遇到了一个关键的问题：为什么光和物质表现得并不相同？阿尔伯特·爱因斯坦的狭义相对论击碎了传统的绝对时间和绝对空间的框架，从而解决了这个谜题……

🦀 **延续与决裂**

在十七世纪的意大利，天才的伽利略发表了一个适用于物质运动的原理，即后来的相对性原理（principe de relativité）。1905 年，年轻的爱因斯坦成功将之扩大到了一个新的领域：电磁波的传播，这既包括可见光，也包括无形的辐射如红外线、紫外线或无线电波。特别是，爱因斯坦赋予了这一相对性原理一个中心角色，这是对伽利略理论的延续。

但同时，他在运动学（cinématique）领域表现出了与伽利略这一文艺复兴时期学者的决裂。与动力学（dynamique）相反，运动学描述了"自由"物体（不受任何相互作用的物体）的运动，而动力学描述了物体在受到外力作用时的运动。爱因斯坦用新的运动学代替了伽利略的运动学。这就出现了一个新的理论，但主要是一种根本的放弃：放弃了独立时间和独立空间的概念，接受了时空的概念，后者是一个整体存在，有着令人惊讶的特性。

新的相对性原理

那么这著名的由伽利略发表又由爱因斯坦扩充的相对性原理到底是什么呢？他们两人都提到了以下内容："相互移动的'观察者'（进行测量的物理学家们）会以完全相同的方式写出物理定律。"

然而，其重要条件是这些观察者必须是惯性的，即他们没有受到任何外力作用而仅仅是因为自身惯性运动。这就排除了例如受到火箭发动机推动的宇航员，或者受到太阳引力吸引的行星……所有惯性观察者相对其他观察者来说都是匀速运动的，即以恒定的速度直线运动——这也是另外一条原理，惯性原理（principe d'inertie）。

一个处于静止状态中的观察者（他不移动）同样也是一个惯性观察者。因此相对性原理直接暗含了这样的意思：物理定律提出的前提就是，它对任何惯性观察者都好像他处于静止状态一样！这就是该原理的"内容精华"，伽利略将之浓缩成了完美的表述"（匀速）运动正如静止"……

这就解释了相对论一词的使用。该原理涉及的所有惯性观察者所扮演的角色都是完全一样的，涉及的定律对于所有人来说都是一样的。在这样的条件下，我们没有办法区分声称自己是静的观察者与声称自己在运动的观察者。换句话说，唯一有意义的运动概念是不同观察者之间的相对运动。人们无法给出"绝对运动"的意义，可能作为参照物的"绝对静止"亦然。

伽利略的相对性原理成了牛顿物理学的基石。它阐述了这两位学者在他们的理论中观察空间和时间的方法。

爱因斯坦成功地将这一原理扩大到了电磁学现象和定

1905，"奇迹年"

1905 年，阿尔伯特·爱因斯坦是伯尔尼联邦专利局的职员。他的工作是评估提交的专利的价值。"如果没有这份工作，"他写道，"[……] 我最终会失去理智。"无论如何，他满足于这一份物质保障，它使爱因斯坦能自由思考并发表五篇后来激起物理学革命的重要文章：对于他来说那一年是真正的奇迹年！

第一篇，《关于光的产生和转变的一个启发性观点》，提出了"光量子"的假说。它后来成为量子力学的基础，并为爱因斯坦带来了 1921 年的诺贝尔奖（奇怪的是这竟然是他一生中唯一的一次）！

随后的两篇，《分子尺度的新测定》和《根据分子运动论研究静止液体中悬浮微粒的运动》，都与他的博士论文有关。他在文中通过悬浮微粒与液体中分子的碰撞解释了液体中悬浮微粒的"布朗运动"（完全无规则）。它们真正确认了原子和分子存在的假说。

第四篇，《论动体的电动力学》与第五篇《物体惯性和能量的关系》，奠定了狭义相对论的基石。最后一篇文章里提出了物理学最著名的方程式：$E=mc^2$。

律中。电磁学统一了电和磁，于 1860 年代由苏格兰物理学家詹姆斯·麦克斯韦提出。爱因斯坦扩展后的相对性原理，将会成为其新理论即狭义相对论的基石。正如其对应的伽利略理论，相对性原理涉及的是身处匀速运动中的惯性观察者，但这次它还考虑到了电磁学的定律。正如爱因斯坦所理解的，这意味着绝对时间和绝对空间概念的失效，它们将被相对时空概念代替！十几年后，爱因斯坦再次将这一原理的有效性扩展到非惯性观察者及非匀速运动。这就成为广义相对论理论的基础（下章详述），该理论处理"变形"时空的几何，这又是一个完整的科目……

❀ 恼人的速度问题

那么爱因斯坦为何要质疑时间的概念呢？

这是由于伽利略运动学所遇到的一个令人惊讶的问题。我们之前提到过，伽利略运动学描述了自由物体的运动，这些物体没有受到任何相互作用的影响。因此这一运动只取决于这些物体的空间和时间特性！这就使得运动学表现为空间和时间的特性及它们之间的关系。

伽利略运动学（或牛顿运动学）有一个显著且众人皆知的特性：在该理论中，物体的速度是简单的叠加。例如你在一列以 v_2 速度前进的火车中以 v_1 的速度向前走，那么相对于铁轨来说，你前进的速度为 v_1+v_2。这个理所当然的（a priori）现象，却成了一个决定性危机的问题核心。

的确，十九世纪的物理学家们慢慢发现光似乎没有遵守这一规则：它本应该与发出它的光源的速度叠加，可它却完全保持着匀速！这似乎是一个明显的谬误，却被阿尔伯特·迈克耳孙和爱德华·莫雷 1887 年的实验残酷地证实（参见后文卡片"没有以太"）。科学界于是被这样说服：光不遵守与物质相同的运动规则。但是，如果说运动学解释了空间与时间最基础的关系，那么如何解释这一不同呢？空间和时间最基础的特性怎么能够因为媒介是光还是物质这种不同而变化呢？这真是一个谜……

然而有些物理学家却从中看到了解决方法。二十世纪初期，乔治·菲茨杰拉德，亨德里克·洛伦兹和昂利·庞加莱分别提出了一个相同的公式，能够解决这个棘手的问题。它修改了速度构成的（运动学）规则：从此再不是简

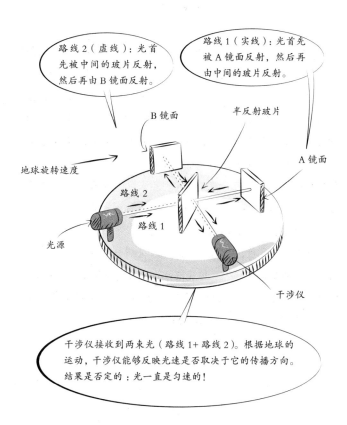

路线 2（虚线）：光首先被中间的玻片反射，然后再由 B 镜面反射。

路线 1（实线）：光首先被 A 镜面反射，然后再由中间的玻片反射。

B 镜面

半反射玻片

A 镜面

地球旋转速度

路线 2

路线 1

光源

干涉仪

干涉仪接收到两束光（路线 1+ 路线 2）。根据地球的运动，干涉仪能够反映光速是否取决于它的传播方向。结果是否定的：光一直是匀速的！

图 1：迈克耳孙和莫雷实验

没有以太

十九世纪，物理学家们认为光要传播，需要一个占据整个空间的介质。他们把这种介质称为"以太"。光似乎是一种类似于波浪的波，而后者是有承载物的，那就是大海，以太之于光所扮演的角色就如大海之于波浪。但根据伽利略和牛顿的运动学，如果光在以太中传播，那么它的速度应该与其光源的速度叠加——如果其光源也在运动中。那么通过测量多个光的（直觉上来说不同的）速度，人们应该可以明显看到地球相对于以太的运动很明显：一束光按照地球的运动轨道传播，另一束从相反的方向或者垂直的方向传播。

1887年，美国物理学家迈克耳孙与莫雷使用了一台干涉仪（由迈克耳孙发明的一种非常精确的仪器）进行了这一实验。结果是否定的：无论光的传播方向为何，它总是有着相同的速度；没有任何"以太风"存在的征兆……

单的叠加，而是这一公式详细表述的新组成方式，而这一公式后来被称为"洛伦兹变换"。其价值在于它同时考虑到了物质和光的运动。

首先，如果相关物体的速度不是很快，那么结果就几乎与传统叠加规则相同。所有的"日常"物体就是如此，对于这些物体，伽利略的公式就已经足够精确。

但是，如果两个速度之一是 c，即光在真空中的速度，那么结果则仍然是 c；这就清楚地表述了光速是永恒不变的。而且这一公式意味着任何有形物体都不能达到 c 这一速度，所以后者成为了绝对极限。

新公式解决了既有问题。但它以一种奇怪的方式"混淆"了时间和空间的坐标。人们似乎很难将其与常见的空间和时间概念统一，而且它一直都十分神秘，直到 1905 年都没有任何说明……爱因斯坦于是明白了，对伽利略和牛顿使用的传统框架，需要提出很深程度的怀疑，特别是要抛弃绝对空间和绝对时间概念。稍晚一些，德国物理学家赫尔曼·闵可夫斯基引进了时空概念。而这一概念后来被当作运动学的变革，以及制定爱因斯坦狭义相对论最合适的框架。

光速前进

1676 年，丹麦天文学家奥勒·罗默通过观察木星的卫星，首次发现光是以有限的速度传播的。当时没有任何迹象表明这一速度有什么特别。变化出现在十九世纪：首先是麦克斯韦了解到光是一种电磁现象。进而实验证明，光速并不与其他速度（例如有形物体的速度）叠加，它的速度总是完全不变的。

爱因斯坦通过他的狭义相对论理论对这一奇怪现象做出了解释：光以这一精确速度（记作 c）传播的事实展示了时空的特性。而其他所有的光都应该以相同的速度 c 传播。物理学家们如今将之看作自然中最基础的常数，与其说它描述了光的特性，不如说是描述了时空的特性。

例如，我们习惯于说速度 c 大约是 300 000 千米 / 秒或 300 000 000 米 / 秒。但相对论将空间和时间放到了相同的次元。我们习惯于用不同度量测量时间（以秒计）和长度（以米计），让我们当这是"历史的偶然"吧！在爱因斯坦理论的框架中，对长度和时间长短使用同一单位是完全合理的。天文学家们也正是用光时或光年来表述距离。在这一使用同一单位的系统中，例如"光秒和秒"，则速度 c 的值简单地为 1。对于物理学家们来说这一使用方式是很方便的（可以避免使用过大的数字），但是对于普通人的日常生活却并非如此。这也是为什么我们会使用米和秒；常数 c 只是这些单位之间的一个"转换因子"。

这些（自 1983 年开始）在定义长度单位时都被考虑到了：根据国际计量局的官方规定，长度的单位是秒，米作为衍生单位，被定义为等于 1/299792458 秒。我们只是需要一点点时间来习惯这个定义。

概念革命

爱因斯坦很明确地感受到，必须放弃牛顿定义的绝对空间和绝对时间的概念。这种在我们的认知中为所有人清楚定义的唯一时间和唯一空间，其实只是骗人的表象：这些概念没有绝对的物理现实。我们之前认为的"时间的流逝"，其实应该由我们每个人自己来看作"固有时间"（temps propre）的流逝，这只对自己一人有效而对任何其他人都无效，它没有绝对性，没有通用性。但是，在地球上，我们每个人的固有时间差别非常小；这就使我们所有地球人可以在我们地球人的层面将它们表述为唯一的时间，这就是我们一般习惯所称的"世界时间"。

这一概念革命是如何与我们的日常视角相统一的呢？一切都只是一个精确性的问题。与时空概念的微妙影响相比，我们"日常"的度量概念是非常有局限性的。经过这一非常细致的界定，由所有人类及其所处环境（地球或太阳系）组成的"系统"，可以被认为是唯一的"物理物体"，它相对于宇宙来说是极其微小的。在这一粗略计算中，共同的固有时间与组成全人类的物体相关联。正是这一物体的固有时间被我们称为"世界时间"。

在日常生活中世界时间运行得非常好，甚至对许多只需要一定精确度的物理测量也是一样。但一旦有更精确的必要，就不能"混合"人类和地球上的物体，当这些是统一且唯一的物理物体；也无法接受有一个共同的时间（无论是不是世界时）对所有人同样流逝。而无论何种精确，当研究的对象是运动极快的物体时，这一假设无论如何都会变得行不通，例如在加速器中的粒子或宇宙辐射（它也是粒子，但由自然的宇宙进程加速）。

地球上流逝的时间，没有什么是"共同时间"，我们日常度量的精确度让我们看不到这一点。但理解以下一点是很重要的：在基础层面，在概念层面，调和自然现象与对所有物体都同样流逝的整体时间概念是不可能的。今天看来整体时间的概念过时了。在关于世界本质的理论或哲学思考范围内，已经没有了它的位置。剩下的只有每个人的固有时间这个概念，但它反映的只是我们感知世界的方式，而非世界自身运行的方式。

但是（幸好），一个绝对框架是存在的，它被完美地定义，其中发生着各种现象：那就是时空。它的几何特性被毫无争议地定义。它构成了所有物理物体、所有观察者，以及所有物理现象的共同框架：我们都（无一例外地）生活在时空里，而不是"空间和时间里"。

爱因斯坦的新理论——狭义相对论——就是在时空里被刻画出来。它的优点就此展现：只要规律是在这一框架中被刻画，它们便"魔法般地"有了更优雅更简单的表述！例如，根据洛伦兹方程式——它完全误导了二十世纪初的物理学家——速度的叠加被简单地诠释为时空中的旋转（就是把在三维空间内的惯常旋转扩展到四维空间）。（通常意义上的）速度变化在时空中仅仅是一个角度而已。运动学——直到那时还被看作时间轴上的变化——成为时空中的几何，即"时间几何"（chronogéométrie）。

让我们想想牛顿的惯性原理吧："自由物体（不受任何外力作用的物体）在空间中保持静止或匀速直线运动的状态。"在狭义相对论中，这一原理变为："自由物体在时空中进行直线运动。"陈述和概念都变得更简单。

可以看到爱因斯坦的理论在表达物理定律时总体来说比较简单。当然，单这一点并不说明它就是正确的。但许多物理学家（包括爱因斯坦）一直认为理论的简单性、浓缩性及统一性，可能是有利的信号。但是人们知道——爱因斯坦也一直重复这一点——最终的标准仍然是实验的检验：一个理论仅仅是优雅或简单并不足以正确地应用于真实的世界。物理学的规则是严格的！从这点看来，狭义相对论完美地通过了所有的检测。

时空：物理学的新框架

从数学的角度来看，时空是一个四维实体。人们可以将之看作平面（二维）或空间（三维）概念的扩展。数学家们将这样的扩展称为"流形"（variété）。这个词使人们可以避开诸如"四维空间"之类的可能引起过多混淆的表述。

时空特性的本质在于它拥有具体的几何特性，相对论（显而易见的）独特之处正来自于此。首先是数学家所说的度量（métrique）——一种让测量得以可能的数学工具。如果我们知道如何在普通的空间（欧几里得空间）里测量角度和长度，那是因为这一空间拥有一个特别的（度量）几何即欧几里得几何。同样，时空几何也使定义（并测量）角度和长度成为可能。事实上，长度一词对于时空并不适用，因为它让我们想到"空间的"长度，即在空间中测量得到的长度。更准确的说法应该是度量区间(intervalle métrique)。在普通空间中，所有的曲线段都有一个长度（通过空间度量被确定）。同样，在时空内所有曲线段都拥有特定值的度量区间。但我们会看到时空接受多种类型的曲线。最有意思的是代表了一段历史、一个过程的曲线。它们被称为"类时的"，而它们的"长度"（更确切地说是度量区间）则代表了这一历史、这一过程的时长；这个时长我们称作"固有时长"，是由经历这一历史的人或物体验、测量的时长。可以看到我们在这里没有涉及任何时间概念，原因后文再述。

如果把普通空间的几何冠以"欧几里得（的）"，那么时空几何应该加上"洛伦兹（的）"或"闵可夫斯基（的）"（洛伦兹和闵可夫斯基都为狭义相对论的提出做出了贡献）。后一种情况下使用"时间几何"一词比"几何"更合适（即应当称作"洛伦兹时间几何"或"闵可夫斯基时间几何"）。

❀ 世界线

时空中的一点就是一个事件。在牛顿物理学中，一个事件同时包括了空间中的一点（位置）和时间中的一点（日期）。物理学主要涉及的是事件（例如微粒之间的碰撞，光子的发射或接收……），但它也关注过程，这里我们称这些过程为"历史"，正如我们前面提到的。所有的物质体（粒子、物体、作为观测者的物理学家……）经历的历史都是由其经历的所有事件连续组成的。人们称它为这个实体的生命线或世界线。一段世界线代表着这一事物的一部分历史。

如果一个事件是时空中的一个点，连续的事件则是在时空中画出的一条曲线——世界线。每一个物质体都由他（或它）的世界线代表，其上的每个点都是这个物质体生活的一个瞬间，他（或它）经历过的一个事件。

并不是所有在时空中画出的曲线都是世界线。世界线是（洛伦兹）时空几何中的一个特定类型：一条"类时"曲线（但注意，这并不是说时间是在时空中被确定的！）。洛伦兹（度量）几何就在这里介入：这种曲线的每一段和它的"度量区间"（即"长度"概念的扩展）相关，这点与普通空间中将长度与曲线段相联系的欧几里得度量几何完全一样。但这里，一段曲线指的是目标对象经过的历史，而相关的"长度"事实上对应的则是该段历史的时长。在这里更应称之为"固有时长"（而不仅仅是时长）以强调这一概念只涉及上述对象，完全不与（我们日常所说的）时间相关。这一固有时长，正是经历这一历史的对象所感觉的、测量的（普通意义上的）时长。

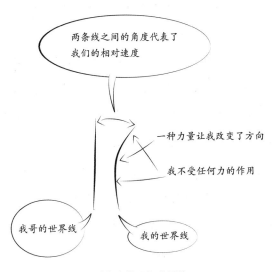

图 2：时空中的两条世界线

所有物质体都由他（或它）的世界线刻画。就动力学问题而言，甚至可以说这个理论将物质体和他（或它）的世界线等同了起来（这在广义相对论中仍然有效）。当实体没有受到任何力的（惯性）作用时，其世界线为直线：这是牛顿惯性原理的相对论版本。在我们忽略其他恒星和行星的万有引力作用的情况下，太阳可以近似看作是一个惯性体，它的世界线则是直线。事实上，在真实的宇宙中，几乎所有物质体都受到其他力的作用，如接触力、万有引力……但我们可以把光子（其路线与光的路线一致）视作是运动中的惯性微粒。

因此，物质体在他（或它）历史过程中经历的固有时长，就是其世界线上代表这一历史的部分的度量区间。将这一固有时长看作时空中曲线的"长度"，人们就可以理解，它仅对位于这一曲线之上的对象有意义，该对象所在的曲线形成了相应的世界线。因此这里涉及的不是（我们日常所说的）时间。也正是出于这个原因，人们为它增加了一个修饰词："固有"。当然，观察者（正如我们每个人）的固有时长可以用于确定自身的历史事件——在他自己的世界线上、在这些事件发生的确切位置。但无论怎样它们都不能用来确定其他地方发生的事件或历史，因为它们在那些地方没有被定义。一个地球人不能用他的固有时间或固有时长去确定在火星上发生的事情。爱因斯坦就这样十分简单地展示了对两个不同对象（除非因测量的精确度有限而混同）是不可能定义出一个共同长度的（更不用说一个共同时间）。

在类时曲线系之外，时空中还存在着"类光"曲线。它们代表的不是物体的路线，而是光束的路线：它们是光子的世界线。它们不是类时曲线，因为类光曲线的度量区间（固有长度）总是为零。在爱因斯坦的理论中，这正是光速恒定这一事实的另一种说法。他对此总结道，"从光子的角度看"，在它被发出的一刻（即便是来自非常遥远的星系）与它被观察到的一刻之间没有任何时间流逝。（在本书中我们暂不说明这第三个称为"类空曲线"曲线系。）

🦀 没有优先的方向

一个不受相互作用的惯性观察者，在时空中画出的是一条直线，这就是说他没有改变过速度。要改变速度，他必须受到力的作用，而这种情况下，他就不再是惯性的了。这时他的世界线会转向：在时空中速度的改变表现为方向的改变，也就是一次旋转。

观察者们以不同的速度移动则表现为不同方向的世界线。这些直线间的角度表明了观察者们的相对速度（见图2）。

相对论原理意味着这些直线的所有方向都是平等的：没有任何一个方向扮演优先的角色。当然，我们渴望让我们的世界线扮演优先角色（当我们使用我们的世界时间时就是如此），但如此一来，这一观点就变成主观的了。它意味着在宇宙中选择一个特殊的对象（在这种情况下就是我们自己）并宣布它处于"绝对静止"的状态，而其他物体则在运动中。这就与相对论原理直接相悖，因为每个物体都有同样的权利宣告自己处于静止状态，同时认为其他所有物体都处于运动中。这种不可能确定一个物体或物理系统为静止的情况说明了时空的一个特性，我们称之为各向同性（isotropie）。

时空的各向同性今天被认为是物理学最坚固的基础之

一——物理学家们有时称之为洛伦兹协变性，因为它代表了时空中旋转的对称性，这一对称性与洛伦兹变换一致。由迈克耳孙和莫雷进行的实验（见第 18 页卡片"没有以太"）的结果可以看作最早的确认之一。假使这没有被证实，则说明在时空中有一个优先的方向，我们就可以将这个方向认为是"时间"。这一现象至少和"空间里存在着一个特别的方向"这样的观点一样奇怪！

🌸 "真正的时间"不存在！

我们经常听说，也经常看到，根据爱因斯坦的相对论，"时间对于所有人来说并不是以同样的方式流逝"。但这正是一种对"相对论"一词的错误解释。正如前文讲述的，时间的概念并不存在。相对论讲述了每个对象（例如一个观察者）的固有时长只对该对象有效。他可以使用这些固有时长来确定自己的固有时间，以便从他选择的任意瞬间，如法国大革命、他的出生时间或其他瞬间，开始测量其固有时长。我的固有时间之于我的流逝方式与任何其他观察者的固有时间之于他们的流逝方式完全相同。但在我的固有时间和其他观察者的固有时间之间没有直接关系，也不可比较。想要将它们进行比较并不比，例如，将巴黎和里昂之间的里程与洛杉矶和旧金山之间的里程相比较，更有意义。

另一方面，我们无法定义任何有意义的整体时间的概念（我们会看到如何在实践中确定这样的概念，它们或多或少类似"整体时间"的概念）。我的固有时间在我所在的地方而非其他任何地方被定义。在某些情况下我可以尝试"扩大其有效性"到其他地点，但即使这是可能的，它仍然是人为、主观且任意的：这一扩大不对应于任何可测量物，不对应于任何我们能够看作物理上的现实之物……这只是给事件任意地贴标签，但它却可能带来了便利；在宇宙学中所说的宇宙时间（temps cosmique）就是一例，它让我们可以标明宇宙发展史中的所有事件，但它们也许并不对应于天体物理进程的时长。

因此，我的固有时间和我的固有时长只对我自己有意义，而我是唯一一个能对其进行测量的人。对于在火星上发生的现象，我没有任何方法测量其固有时长，即便我根据爱因斯坦物理学的知识可以利用其他观测结果将之重现。

总的来说，两个观察者 A 和 B 的固有时间 t（A）和 t（B）之间没有任何共同点：一般来说并不存在任何两者同时被确定的时空区域（除非 A 和 B 相遇），而且也不存在任何将之相比较的方法。但还有需要再次强调的重要一点：在任何情况下，A 眼中 t（A）流逝的方式与 B 眼中 t（B）流逝的方式完全一样：每人的固有时间的流逝是相同的，即便没有任何整体时间被定义。这一想法非常精妙且重要。从来就没有真正的"时间减速"，没有真正的"时长的收缩（或扩张）"。

观察者 A 可以测量与其相关的一段历史（一个进程）的时长 d（A），即其世界线的一部分。观察者 B 无法获取这一时长，无法对其进行测量。但是他可以观察 A 的历史并测量固有时长：不是与他无关的 A 的历史时长，而是他（通过自己，B）对 A 的历史的观察的时长。这一观察事实上属于他自己（B）的历史，而经由手表测量得到的是他的固有时长 d（B）的值。这个数值与 d（A）没有丝毫关系。在天文学中，两者之间的关系决定了所谓的"偏移"

（décalage，大部分情况下即"红移"）。例如让我们想象一次持续一周的超新星爆发。这就是说一个位于超新星旁边的钟表会显示一个固有时长（超新星的固有时长也是钟表的固有时长）$d_{SN}=1$ 周。我们可以观察爆发。在爆发开始时接收到的信号，以及爆发结束时接收到的信号之间，我们会测量到一个固有时间 d_{obs}（这是我们经历的时间，我们的钟表测量的时间）。而这一时长不是一周。这两者的比率确定了它们的偏移（或红移）$z=d_{obs}/d_{SN}-1$。它只在两个固有时长相等的情况下消失，通常情况下都不是这样的（除非是巧合）。

我的固有时间沿着我的世界线流逝。因为我日常环境中的临时测量精确性有限，我会混同我和邻居的世界线。我还可以把我的固有时间的有效性扩展到我所有的临近环境。这正是我们习惯称为"时间"的概念。这个庞大的共享幻象，即这个时间的确存在，确实代表了某种现实，例如它能让我们毫无问题地应用牛顿物理学。但这一情况在宇宙中变成了一个特例！在天文学、电磁学、卫星导航、地球和空间探测器间的通讯、粒子物理学等领域中，我们实在不能再接受整体时间的存在。但是，其中还存在着一

因果关系

由于狭义相对论使时间消失，所以大部分与时间有关的特性也消失就并不令人惊奇了：同时性、先时性、时间顺序上的过去、现在和将来等概念，都结束了。这是多么美好的清理啊……但是有一个比时间更基础的实体继续存在：时空的因果结构。

我们不能再说某件事情于时间顺序上来说是同时、先于或后于另外一件事情。但在确切的数学含义里，我们可以说这两件事情"有或没有因果关系"。如果有，其中一个就是"在因果关系上先于"另一个。但它并不是在时间顺序上先于另一个，因为除了在很有限的局部及完全主观的情况下，时间顺序已经没有意义！

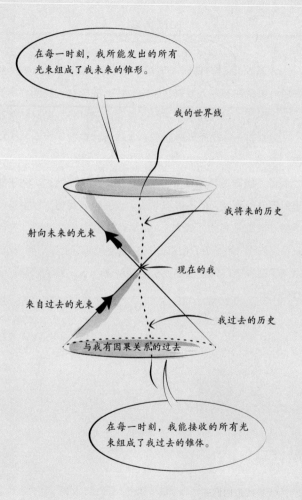

图3：因果关系的过去和未来

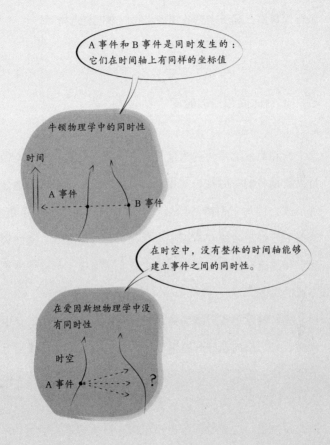

图 4：世界线

两个观察者由他们各自的世界线代表。沿着每条线，他们的"固有时间"在流逝，这一时间对应了他们的世界线在时空中的"长度"，但并不存在任何与两者都相关的"时间"。

个根深蒂固、理所当然的知识，我们难以将之抛弃。

☀ 固有时间和协调时间

当物质以非常快的速度（接近光速）运动时，时空的特性就以我们有时称为"相对论效应"的形态很明显地显现出来。因为它们清楚地展现出"共同时间"并不存在，这些效应经常会使非物理学家迷失。天体物理学、空间物理学和加速粒子物理学（在太空或实验室中）都有许多这方面的实例。

我们就以宇宙射线为例。这些带电高能粒子在太空中传播。当它们的轨迹到达地球时，它们会与位于海拔上万米的地球上层大气中的原子相互作用。有些碰撞能散发出足够的能量从而产生新的粒子。在这些新粒子中，我们可以找到介子，这种粒子与电子相似，但质量是电子的207倍。介子是不稳定的：它们平均只能生存1.5微秒（一秒的百万分之一），随后就会瓦解。

一旦在高空中形成，介子就以接近光速的速度来到地表；其中一部分进入到探测器。一个地面上的观察者（在实验室里的物理学家），在介子进入到一个探测器之前，能够跟踪介子的一段（重建的）"生命"！这段生命（重建出）的流逝有十几微秒。在这个结果中没有任何异常：所谓介子的"一生"（1.5 微秒），是其固有的生命历史的持续，是只能由介子"从它自己的角度"测量（或感受）的。任何观察者都没有办法介入（除非他与介子的轨迹相同）。物理学家所能测量的，正如我们前文提到过的，是他所观察到的介子生命历史在他自己固有时间里的持续。介子与观察者各自感受着他们固有时间的流逝。但这两个时间之间完全没有关系，它们都不构成时间。

🦀 双生子"悖论"

固有时长这一概念引起了许多的辩论。其中非常著名的一个是由法国物理学家保罗·朗之万在 1911 年提出的，就在爱因斯坦的理论发表后几年而已。他提出了一个关于双生子的"思想实验"：双生子中的一个留在地球上，另一个坐着高速宇宙飞船进入太空，然后再回来看望他那从没离开过地球的兄弟……他看到兄弟比自己更老。

这一著名的悖论其实很好解释。的确，兄弟二人各自经历自己的历史，二人互不相同。这两段历史由时空的两条不同曲线段代表（即便它们有着共同的起点和终点）。这两个曲线段的"长度"不同，分别对应双生子各自经历的（感觉的、测量的）固有时长。它们之间完全独立且不等值。

为了回答一个经常被提出的问题，必须了解这两个双生子的情况并不是完全一样：它们之间没有"对称性"。的确，旅行的双生子经历了多次的加速和减速（起飞离开地球时，在太空中掉头回程时，然后在地球降落时）；而留在地球上的双生子则不一样。换句话说，旅行者的历史由一条折线（或曲线）代表，因为在时空中，加速是通过方向的改变来显示的。相反，常驻地球的（惯性）双生子的历史是一条直线。而在旅行者出发和两人重新相见的两个事件点之间，直线与曲线的长度（固有时长）是不同的。

这一结果于1971年得到证实，证实的方式当然更加现实。两台非常精确的原子钟分别被放到两架飞机上绕地

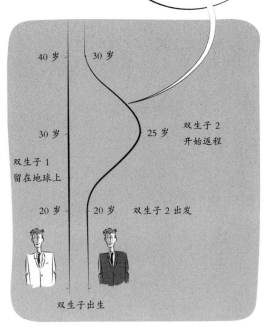

图 5：朗之万的双生子

在两个相同的事件之间，双生子的确经历了两个不同的时长。但如果人们不尝试协调这一情况和一个（整体）时间的存在，这里并没有任何悖论。

球一圈——一架往东另一架往西——还有第三台时钟则被留在地球上用作参考标准。

相对论预计，在飞机起飞及回程之间，这三台时钟应该测量出三个不同的"固有时长"。而事实正是如此，差距为 60 至 273 纳秒（1 纳秒等于十亿分之一秒）。非常微小的数值，但却又一次证实了相对论！

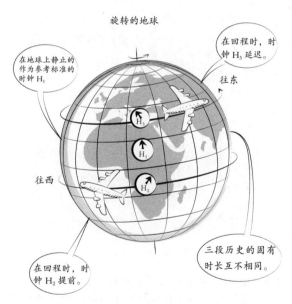

图 6：不同步的时钟

2

广义相对论开创了宇宙几何学

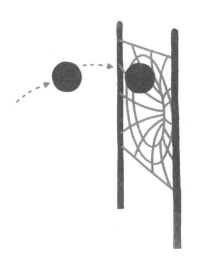

牛顿认为，万有引力是作用在绝对空间和绝对时间里的一种力。在广义相对论中，爱因斯坦将之转变为一种完全的几何特性：时空曲率（la courbure de l'espace-temps）。

　　爱因斯坦知道，自己 1905 年的狭义相对论尽管有很大的价值但仍有不足：它没有解释万有引力的一些现象，例如地球上物体的坠落或行星的运行。爱因斯坦于是专心投入到伟大的牛顿在十七世纪提出的万有引力理论中：它似乎具有普适的效力，但却引发了许多基本问题。

🦀 牛顿眼中的引力

　　牛顿的主要作品，《自然哲学的数学原理》（拉丁语原名 *Philosophiae Naturalis Principia Mathematica*，简称

《原理》）发表于 1687 年。它被认为是现代物理学的基础：牛顿在其中描绘了时间和空间的概念，在随后的两个多世纪里，它们被所有物理学家沿用。书中还有非常重要的一项创新是引进了万有引力，如此称呼是因为它以同样的方式作用于宇宙中所有地点、时间和物体。具体而言，它是说地球上的物体的重力，以及月球、行星、彗星或天空中星辰的运动，都是由这同一个引力造成的：这对于十七世纪的思想来说是一场巨大的革命。

牛顿的万有引力基本原理表明："两个物体之间的相互吸引力，其大小与两物体的质量成正比，与它们距离的平方成反比。"我们可以说牛顿眼中的引力的确"强行"使物体在空间里改变了它们的运动，给了它们一个加速度；没有引力的话，它们完全不会有这个加速度。

在实践中，牛顿的理论运行"非常好"。它既解释了地球上物体的坠落，又解释了行星和卫星的运动，以及为何它们的轨道是椭圆的——就如开普勒发现的那样。"开普勒定律"描述了这些椭圆的特性，而牛顿的理论又对"开普勒定律"做出了解释。牛顿的理论同样也预言了彗星周期性的回归和新行星的存在——如海王星，于 1846 年被法国天文学家奥本·勒维耶发现，其引力影响了天王星的运行。我们没有任何理所当然的理由去怀疑一个如此可信的理论，所有地球和宇宙中的物体似乎都遵循着它！

但是爱因斯坦和许多前人一样，用概念的和哲学的眼光去检验这一理论。事情于是出现了另一种转折，万有引力理论尽管高度有效却出现了许多严重的问题，这引起了人们对其确切性的怀疑。这一"深层次"的检验推动着爱因斯坦投身到一场持续十几年的知识追寻中。

远距离运动和绝对空间的特异性

爱因斯坦对牛顿物理学提出的第一个批评是：引力在其中被看作是一种单纯的"远距离运动"。物体相互影响却没有任何接触，似乎也没有任何媒介来传播这种影响。这看起来太像魔法了！牛顿提到了一个名为"重力以太"的中间环境，它传导这种相互作用，但却无法在此基础上提出令人信服的理论。

另一个严重的批评针对同样神秘的绝对空间概念：它

是牛顿理论的基础之一，可是却无法直接看到、触摸、检验。这足以令人怀疑其真实性……而莱布尼茨，这位牛顿同时代的哲学家和数学家，已经建议使用空间的"相对概念"：与其说空间是一个完全独立于它所容纳的物体的绝对实体，不如说它仅作为一个整体代表了这些物体间的"相互关系"。于是出现了一个有趣的结果：（不包含任何物体的）真空的空间不可能存在！莱布尼茨捍卫的这一独创概念，后来被其他人继承和讨论，特别是哲学家伊曼努尔·康德和哲学家、物理学家恩斯特·马赫。他们的研究对爱因斯坦广义相对论的阐发产生了尤为重大的影响。

❀ 等效原理及其变形

在牛顿理论中还剩下最后一个让爱因斯坦困扰的问题，即所谓的"等效原理"（principe d'équivalence）。伽利略已经注意到了某些方面。牛顿将之纳入了自己的理论，但又一次没有提供证明，也没有用足以让人信服的方式解释它。爱因斯坦后来投入到这一问题的研究并将之作为思考的向导。他不仅在新理论中考虑到了这一问题，还把它（依据其"修订和修正"过的公式）用作自己理论的基础：等效原理成了广义相对论的起点！它的角色变得非常重要，可以预言某些可观察到的效应而不需要进行任何计算；例如我们在下章会提到的光的偏移，就是这一原理的直接表现。

那么这条著名原理描述了什么呢？最初，它的表述更接近一个"自由落体的普遍性原理"，由伽利略提出（但没有解释）：如果我们在同一高度同时放开多个物体，它们会承受相同的加速度并因此同时掉落在地上，无论它们的性质或成分如何。石头、瓶子、锤子或树干，都不重要，它们都会同时到达地面。即使日常经验似乎与该原理相反，那是因为掉落的物体受到了空气的阻力这一"干扰因素"；我们可以在真空中做实验来检验该原理。伽利略能提出这一原理是卓越不凡的，那时他还不能具体观测其有效性（即使传说他在比萨斜塔上进行了实验）。

而牛顿在他的万有引力理论中则展示了这一"自由落体普遍性"是指物体的重力与其质量成正比。更准确地说，（阻止运动开始的）惯性质量与（在引力作用下启动物体的）

引力质量是等值的。正是这两者的相互抵消保障了自由落体普遍性原理的有效性。

爱因斯坦赋予该原理一个根本特性，把它作为广义相对论的出发点。他是这样说明的：就局部（即观察者当下进行测量的环境）而言，我们无法探测到加速效应与重力效应之间的差别；这两种效应变得不可区分……

为了理解这个新公式，我们可以想象一下（并不真的需要！）"爱因斯坦电梯"的情境：一位地球上的观察者处在一部缆绳断掉的电梯里。这部电梯当时正经历着具有恒定加速度的自由落体运动。观察者与电梯以相同的速度坠落：观察者像周围的物体一样在电梯舱内"飘浮"，不再感受到任何力量。对他来说，这一情况与电梯静止在太空中、远离地球且不受任何重力（即任何引力场）作用完全一样。这意味着在电梯舱内部，没有任何因素可以让人知道他是身处地球引力场中加速坠落的自由落体电梯里，还是在没有任何引力的区域中没有重力的静止电梯里！加速效应正好抵消了重力效应。事实上这两种效应的本质是一样的。

爱因斯坦乐意进行这种想象的"思想实验"。他进行

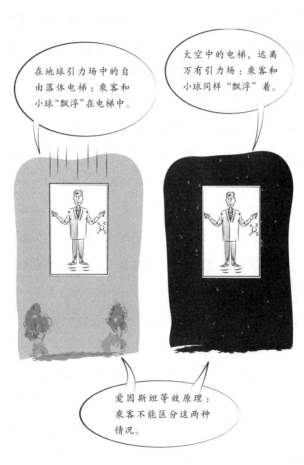

图 7：等效原理

了大量的思考才使自己关于电梯实验的想法成熟（事实上他曾假想的是一位从屋顶上摔落的工人而非坠落的电梯），并称这是"他生命中最优秀的想法"。

今天，我们能够设想出同一过程更真实的情况，比如在旧式美国航天飞机这样的飞船中。当飞船在太空中停止发动机时，宇航员在其中就处于失重状态。一旦发动机重新开启，飞船就会有一个加速度。这样，宇航员就会重新感受到自己的重力，且与该加速度的方向相反。如果该加速度（在数值上）与重力加速度相等，乘客们（在重力不变的情况下）则与飞船起飞之前停留在地球表面时处于完全一样的情况。在飞船上的任何体验都不能让他们知道自己是处于哪种情况中。只有瞟一眼舷窗外的景象他们才能知道自己是在太空中（加速），还是处在地球重力场中。

科幻小说和电影让我们习惯了想象远离地球、在没有任何重力的区域中的太空飞船。因为对于宇航员来说这种情况是不舒服的，所以可以让飞船转动，重建出重力的等效物（一种"人造重力"）。由"离心力"产生的加速度的确可以重新形成同样的情况，即宇航员（及他们的个人物品）承受将他们拉向飞船内壁方向的重力，而内壁则扮演地板的角色。

　　将加速度效应和重力效应划等号，这一爱因斯坦最优秀的想法，就是等效原理的新形式。它最终意味着在存在万有引力的情况下，或当观察者正在加速时，物理原理都是不变的。爱因斯坦于是掌握了一个新的相对性原理，这一原理与只涉及匀速运动的相对性原理相比更"广泛"。

广义相对论的框架

　　让我们总结一下爱因斯坦尝试在他的新理论中归集的条件。首先，他想要扩大狭义相对论的有效领域，纳入尚未涉及的引力现象。其次，他想要解决神秘的以太问题：如何理解在真空中引力能够不借助任何载体在物体间传播？最后，是将等效原理以相对性形式并入其理论。这是多么紧凑的安排呀！而广义相对论真的成功满足了这些条件，而且更出色：它很快就会经受住多个实验的考验，并战胜牛顿物理学，因为牛顿物理学预测出的是有问题的结果。

广义相对论是在保留了狭义相对论的主要成果——取消绝对时间和绝对空间并引入时空概念——的前提下实现的。但它不再是包含了物质的简单而有惰性的"背景"。它成为了一个动力学框架，具有它包含的物质所塑造的特性。

广义相对论的框架仍然是时空。但这一时空的几何形状比狭义相对论运作其中的闵可夫斯基时空要复杂。它仍然是四维空间，但现在有了形状，被数学家们用"弯曲"（courbure）来描述。我们可以把这一弯曲想象作一个面或者一个立体的弯曲的推广。而时空的弯曲与宇宙中的质量（和能量）的分布相符。

广义相对论的基本观点是，引力就是这种时空弯曲：两者就是同一个东西！我们可以认为这一表述代表了爱因斯坦等效原理的最终形式。

牛顿理论是如何表述重力的呢？一个大质量天体 S（太阳）产生引力，远距离作用于天体 T（地球）。这个力给了 T 一个加速度，改变了 T 的运动。而根据新理论，即广义相对论，天体 S 并不产生任何力。但其内容物（形式为质量和能量）起到了改变周围时空的作用，给了它一个弯曲。某个"爱因斯坦方程式"确切解释了这一切。天

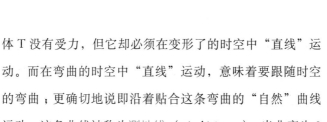

体 T 没有受力，但它却必须在变形了的时空中"直线"运动。而在弯曲的时空中"直线"运动，意味着要跟随时空的弯曲；更确切地说即沿着贴合这条弯曲的"自然"曲线运动。这条曲线被称为测地线（géodésiques）。当曲率为 0 时，它是普通的直线。但在弯曲的时空中直线并不存在！承担直线角色的正是测地线。地球于是沿着被太阳弯曲的时空测地线运动。在做完所有计算后，人们会重新发现地球的椭圆轨道！

这就是广义相对论的主要内容：万有引力的概念被四维空间中的曲线几何代替，而这是由宇宙中天体的整体形成的。但我们说的又是哪一个几何呢？要厘清这一问题，我们需要一些提示和澄清。

欧几里得几何及其他

至今仍在小学、初中和高中传授的几何学真不是昨天才出现的：所有的特性都是希腊数学家欧几里得提出的，而他生活在公元前 300 年左右（没有任何资料可以给出更确切的年份）。正如我们经常称呼的那样，这位"几何学之父"提出了五个公设，这几个（几何）数学断言本身不可证明，但我们可以在它们的基础上推证几何学剩下的一切。它当然就被称为欧几里得几何。

在这些公设中，第五个也就是最后一个公设自欧几里得时代以来就扮演了一个独立的角色。这个"平行公设"提出，给定一条直线，通过此直线外的任何一点，有且只有一条直线与之平行。许多数学家认为该公设可以在前四条公设的基础上被证明；在这种情况下，它就是一条定理且会被从公设的名单上删除。证明的尝试于是开始了……好几个世纪过去人们仍然一无所获！直到十九世纪这一公设被确定为无法被证明。也就是说该公设是可以被驳回并被一种完全相反的表述代替的——"给定一条直线，通过此直线外的任何一点，没有一条直线与之平行"或者"给定一条直线，通过此直线外的任何一点，有多条直线与之平行"。这些新版本的每一个后来都产生了与之对应的新几何学，都与欧几里得几何不同。这种激进的意识成为了非欧几里得几何的出生证，由两条阐述分别产生了椭圆几何（"没有一条直线与之平行"）及双曲几何（"有多条直线与之平行")。

德国数学家卡尔·弗里德里希·高斯，在 1810 年代或 1820 年代成为第一个怀疑这些非欧几里得几何存在的人。俄罗斯人尼古拉·伊万诺维奇·罗巴切夫斯基和匈牙利人鲍耶·亚诺什也同样被看作"非欧几何之父"。接下来人们对之进行了更详细的研究，并由另一位德国人，伯恩哈德·黎曼正式提出，这也是为什么如今人们将之称为黎曼几何（或者对一些人来说是伪黎曼几何）。它们在爱因斯坦的理论中获得了不错的前景，因为与欧几里得几何相反，它们拥有的正是弯曲。而在同一语境下，空间的欧几里得几何及闵可夫斯基的时空几何，两者都没有弯曲。

❀ 时空的弯曲

闵可夫斯基和狭义相对论的（四维）时空曲率为零。这是正常的，因为该理论不考虑引力。而广义相对论就不是这样了：1912 年爱因斯坦就明白了自己的理论需要非欧几何。

众多流形

为了在任意维度中推广空间概念，并引入可能的弯曲，几何学家们使用了"流形"一词。如此，一条线（无论是不是直线）就是一维的流形。一个面（如平面或球面）就是二维的流形。"习惯意义上的空间"（如伽利略和牛顿空间）是三维流形。时空是四维流形。我们也可以在五维、六维……或 n 维（任意整数）中研究几何，这都没有特殊的技术问题，即便我们不能在脑海里把它们想象出来。

我们可以将曲率与每一个流形相对应。在欧几里得流形那里它总是为零（根据定义），但在非欧几何的流形那里它则不再为零。

因此，半径为 r 的普通球面有恒定的正曲率 $1/r^2$。球体的表面没有直线，但测地线沿用了直线的概念，它取两点之间的最短距离。在球面上，测地线是"大圆"（它们与球体有相同的中心并以它为圆心形成一个圆形），它们扮演着直线的角色。因为两个大圆总是在位于直径两端的两点相交，所以"给定直线的平行线"并不存在：球体几何是"椭圆的"。相反，双曲面有着恒定的负弯曲并存在着无数的"给定直线的平行线"；要画出这个双曲几何的图远不简单。

我们在三维流形中得到了其等价物："球面空间"有恒定的正弯曲而"双曲空间"有恒定的负弯曲。

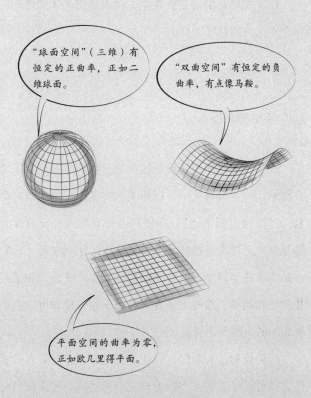

图 8：几何弯曲

广义相对论的时空更复杂。根据周围天体的变化，它每个点的弯曲都不一样。

🦀 宇宙的剖面

时空及其弯曲都不容易被画出。物理学家们为了简化自己的工作，有时会——以想象的方式——将四维时空切割为"三维空间剖面"，即便理论中宣称这并没有很大的物理意义。这有些像将一本书（三维）分割成页（二维）；或是将欧几里得空间看作平面的（无限）叠放。如果时空几何比较规律，没有太多意外，那么这一操作可以提供相对简单的可视化图像。

这种切割是人为的，它让人们能够以不同的方式看待广义相对论：看作一个动力理论。那些剖面被诠释为时间的不同时段的空间版本（当然，时间和时段的概念没有明确的定义，但我们在这里是尝试给出一个直观的图像）。时空于是被解释为三维空间几何的动力演变（请想象一下将一本翻阅中的书看作当前页在时间中的演变）。每个切割的剖面代表了这一演变在某一确切时间的空间情况。与我们将书页标上数字一样，我们可以将空间的不同剖面与不同数字相关联，这个数字于是就成了辨别演变的一个参数。而很自然地，这一参数将会被称为"时间"（例如，在宇宙学中的"宇宙时间"）。这当然是一个粗略的说法，因为这个测位参数（paramètre de repérage）远没有我们惯常所称的"时间"的所有特性。而且我们有无数不同的方式选择它，同样随意，却不会改变任何结果。

因此，与其将时空看作"整体"，不如说我们观察到的是一个空间，而其特性是随着"时间"变化的，这样我们的直觉就得到了更好的满足，与更常用的概念之间进行联系也变得更为简单。但注意，即使它与我们通常所称的"时间"十分相似，请不要忘记这只涉及人为和随意的构建，而不是现实！

永别了，问题

总之，广义相对论确实解决了牛顿理论中遗留的、曾困扰着爱因斯坦的问题。它给出的答案给人以深刻的印象。

首先，它使绝对空间的概念消失了，取而代之的是相对的时空，而时空的所有特性都是由宇宙包含的物质（和能量）决定。

然后，远距离相互作用也不再被提起：天体（如太阳）使周围的时空变形；而这一变形会（以光速）传播开，这就是说时空的各处最终都会变形。这一弯曲的传播被解释成为时空的某种"弹性"。（我们将在第8章看到，人们可以在某些情况下以所谓的"引力波"的形式记录下这一传播过程。）而光速在真空中恒定这一事实，表明这一弹性是恒定的：这两种阐述是等价的。

至此引力有了一个很明确的载体：时空自己的弯曲。弯曲扮演了牛顿引力学中不可捉摸的以太的角色。更甚者，引力与这一弯曲统一：因此，太阳周围沿着轨道运行的行星只是沿着太阳产生的弯曲运动。

最后，直到那时还很神秘的等效原理，却是广义相对论理论的组成部分：不同天体位于相同的地点会经历时空的同一变形；那么也完全自然的，它们会有相同的落体运动。

3

验证爱因斯坦的理论

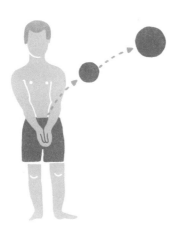

就如在其他科学中一样，物理学中的进步总是在理论和实验（在天文学领域则是对天空现象的观测）的往返交流中形成。如果一个新的理论与已经知晓的大量结果吻合，那么它就有机会被更严肃地对待。当它的预测比其他理论更吻合实验数据，或当它预测了其他任何理论都没有料到的某些结果时，这个理论就变得十分值得关注了。

爱因斯坦理论的三个经典验证

广义相对论的多个预测就是这样得到验证的：或是将之与已经得到的结果相比较，或是进行从未有过的新观测、实验。三个基础验证首先为确认爱因斯坦理论的有效性做出了贡献。这些在 1915 年至 1960 年代之间实现的验证，被认为是物理史上的经典。

水星的轨道

在我们的太阳系里，每颗行星都围绕着太阳沿椭圆轨道运行。但这个椭圆并不是固定的：它慢慢地旋转，由此可知轨道最靠近太阳的一点（近日点）在行星每次公转一周后都会略有移动。这一被称为近日点进动（précession du périhélie）的现象在牛顿理论中得到了完全的解释，该理论将这个现象归因于其他所有行星整体引力的影响。

天文观测确认了牛顿的结论，除了离太阳最近的行星，水星。因仅靠计算发现了海王星而闻名的天文学家勒维耶，在 1840 年代就曾指出观测到的水星进动"过大"：每世纪 574 弧秒（也就是说每世纪 0.16 度，1 弧秒等于 1/3600 度），即每世纪比牛顿理论预计的值多出 43 弧秒。

这一区别微小但却意义重大，它来自哪里呢？因为水星轨道靠近太阳（其近日点离太阳 4600 万千米，而地球的近日点离太阳为 1.47 亿千米），它尤其受太阳引力场影响。从爱因斯坦理论的角度来说，根据广义相对论，水星

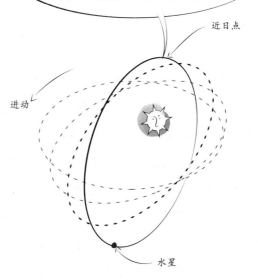

水星遵循的椭圆轨道慢速旋转：近日点（椭圆离太阳最近的点）在每次水星沿轨道绕太阳公转一周后轻微移动。这一近日点进动部分归因于太阳附近时空的弯曲。

近日点

进动

水星

图 9：近日点进动

运行在一个被太阳质量极大弯曲了的时空里；这一弯曲导致了近日点进动明显高于牛顿的预言。令爱因斯坦欣慰的是，他在1915年得到的结论这一次完全符合观测！广义相对论很快便以光彩夺目的姿势通过了这第一个验证。

光的偏折

我们已经说过，广义相对论的弯曲时空中不再有直线。其他线条（测地线）扮演了直线的角色，运动中的天体"自然地"沿着测地线运动。例如，太阳系的所有天体（行星、彗星、小行星……）在太阳周围都绘出了一条测地线——它的宇宙线、类时间线。它们不能绘出真正的直线——很简单，因为直线并不存在。光同样也沿着由大质量天体造成的弯曲行进并绘出特殊的测地线。在狭义相对论没有弯曲的时空中，这曾是"类光"直线。在广义相对论中，与之对等的则是：光沿着被称为"类光测地线"的路线前进。在狭义相对论中，这样的曲线在相对时空几何中长度为零。换句话说，光在其路程中"感受"不到任何（无论是不是固有的）时间。

由遥远的恒星发出的光可能经过离它更近的大质量天体，然后到达地球。于是这一天体形成的弯曲使这光发生转向。结果地球上的观测者会觉得光来自某个位置，但这并不是恒星在天穹中的实际位置。换句话说，恒星在天空中显示的位置是移位了的（见第 154 页"时空中的幻影"）。自 1911 年开始，爱因斯坦发现因为太阳质量而引起的光偏折原则上说应该可以观测到。更确切地说：一颗恒星发出的光近距离经过太阳，在这光到达地球前，该恒星相对于其他在同一时间内被观测到的恒星，视位*应该会发生改变。在其理论还并不完善的时候，爱因斯坦甚至计算了预计中的偏折值……

但这样的观测要如何实现呢？每个人都知道白天是看不见星星的，不能与太阳同时看到。在太阳附近更是难以看到，因为在那里太阳的光最为强烈！唯一的方法是利用日全食：当月亮完全遮住太阳时，天空变得足够昏暗，星

---

* 视位即站在观测者角度观测到的宇宙中物体的位置，由于物理或几何效应，视位和物体的实际位置或几何位置并不相同。例如插入水中的筷子在水面以上看来发生了弯折，筷子插入水中部分的视位和其实际位置并不相同。——编者注，后同。

星们才重新变得可见（但最多持续几分钟）。

1914 年 8 月 21 日，一些德国天文学家曾尝试在俄罗斯的日全食发生时观测光偏折的现象。可惜，沙皇尼古拉二世的军队在他们开始工作之前就将他们逮捕了。一战后，最早明白了爱因斯坦理论的人之一，英国物理学家亚瑟·爱丁顿爵士终于在 1919 年 5 月 29 日的日全食时获得了肯定的结果。必须说，他对此进行了大量投入，组织了两个考察队：一个在非洲海域的普林西比岛，另一个在巴西的索布拉尔。观测到的偏折——1.74 弧秒，相当于一个位于 1 千米外长 1 厘米的物体形成的视角*——毫无疑问地确认了广义相对论。这甚至在几十年里都是对该理论最让人信服的验证。微小的偏折，重要的角色！

---

* 视角是被观测的物体对人眼光心的张角，通常用弧度表示，其大小取决于物体的实际大小和物体到人眼的距离。物体的视角越大，其在视网膜上的成像也越大，其产生的主观感觉也越大。

原子光谱的红移

所有进程，所有现象，所有历史，都可以通过各自的固有时长来刻画。当然我们也可以从外部观察同一个进程；观察者可以测量自观察开始到结束所用的固有时长，但这个测量结果并非这一现象亲历者的固有时长，正如前文所描述的。

在日常生活的情境中，观察一个现象所用的时长等于现象本身的时长。也许我们根本就不会想到要将这两者区分开，而正是这一点使得我们可以定义并使用共同且唯一的时间概念：世界时。如果说事实并非如此（如果相对论效应在我们日常生活这个层次显现），那么我们要想定下约会或者不错过自己的火车就会很困难了！

但事实上，例如对一个快速运动的宇宙飞行器、宇宙射线或扔到加速器中的粒子而言，它们的层次和我们日常生活的层次是不同的。如果观察者（相对于他所观察的系统）快速移动，那么这两种层次则会有很大的不同。观察时长和现象时长之间的比率（小于 1）被认为是偏移（通常伴随光谱偏移，原因会在后文中提到）。

所有这些已经在并不考虑引力作用的狭义相对论中被使用，它在广义相对论中仍然有效。但在有引力时，情况可能会更加复杂。当一个进程所处环境的引力有别于观察者所处环境的引力时，这同样也会造成现象时长与观察时长之间的偏移。两个受到引力场不同强度影响的观察者（例如一个在海平面而另一个在某个山峰上）于是不可能相互校准时钟（假设需要非常精确），即便他们都保持静止！

在地球上和在整个太阳系中，引力都不是很强，因为恒星（太阳）及各行星最终都是不太致密的。这些偏移都很微弱，考虑到我们观察的精确度，这几乎都可以忽略不计：在实际中，观察者通常可以比较各自时钟的节奏，并宣布这两者测量的都是"时间"。

但是让我们来检查一下实际上发生了什么吧，例如位于不同海拔的两个相同的时钟：H_1（低位）和 H_2（高位）。每座钟（根据定义）每秒敲一下。位于 H_2 旁边的观察者测量 H_2 的周期（两下敲击之间的时间）并定义一秒钟。这同一观察者可以观察位于低位的时钟 H_1。要让此事可行，他需要接收一些来自 H_1 敲击时产生的信号（例如灯光信号）。他于是就能测量连续两次信号接收之间的固有

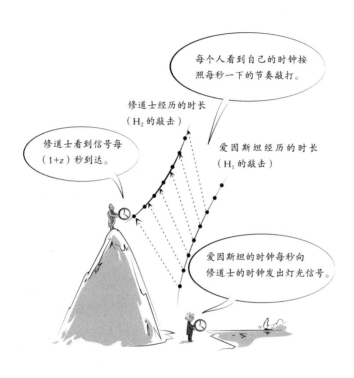

图 10：时间偏移

时长：用 H_2 来测量，这将不是一秒，而是（$1+z$）秒。这两种时长之间的偏移 z 就叫作"爱因斯坦效应"。要强调的是每座时钟都从未停止以各自每秒一下的节奏敲打。与人们有时会在各处读到的描述相反，实际上并不存在时长的"扩张"或"收缩"。

在实践中，这一效应通过特定的原子得到观察和测量，这些原子被视为"特别精确的自然时钟"。事实上，每一种原子类型（氢、氦等）在特定物理条件下会以非常特定的周期（或频率）发出和吸收光。这些可能周期的总体——每个周期对应于原子能发出或吸收的可见光——组成了原子的光谱，这个光谱完全展现了原子的特性：它就像某种"原子身份证"。但振动或辐射的周期，都只是两次连续峰值之间的固有时长。而前文提到的所有关于固有时长的影响则以同样的方式作用于这里的周期，特别是辐射周期。

"原子旁边的"观察者处于与原子一致的固有时间中，测量这些可见光之一的周期。假使原子物理学运作良好，观察者能够测量到原子时间的"标准"值。但如果有同伴从远处观察这同一原子（例如在重力场中的另一个海拔高度），他接收到的信号周期将与发出信号的周期不同（将会是 $1+z$ 的倍数）。偏移 z 被称为"光谱谱线红移"(décalage des raies spectrales)。

1959 年至 1964 年间（即爱因斯坦去世后）人们才成

功测量到这种偏移微妙的影响。最早的实验由美国物理学家罗伯特·庞德（核磁共振的发现者之一）和他的学生格伦·雷布卡在 1959 年进行。实验利用了只有 22.5 米高度差的两点——哈佛大学实验室塔的底端和顶端——之间引力强度的区别。在塔顶，某些铁原子以精确的周期发出高能辐射，由已经校准的探测器在底端接收。物理学家们那时利用非常精巧的实验装置，测量了在地球的引力场中由光的这一微小落差形成的微小偏移。结果：广义相对论的预言精确到 1% 左右，这是一个在高度有限的情况下实现的伟大壮举。

从地球上观察位于太阳表面的原子发出的辐射时，这一效应同样有所表现。与广义相对论相符，测量周期比放射周期长（其值由原子特性决定），人们可以借助原子的固有时间"在原地"测量后者。两者之间的相对差距是非常微小的：仅百万分之一。我们甚至可以通过观察位于其他恒星表面的原子来验证这一效应！结果同样确认了爱因斯坦理论，其精确度达到万分之一（0.01%）。

更近期的一些验证

关于等效原理

等效原理自伽利略以来已经有许多版本。爱因斯坦从中得到启发得出了引力与时空弯曲等效的想法。被称为"弱等效原理"的版本（由伽利略观察到的一切物体自由落体的普遍性）可以通过比较相邻的两个不同材质的物体的加速度来验证。这些验证另外还可以测量重力（记为 G）的普遍恒定性，它在牛顿理论的方程式中出现。

对等效原理最早的、真正精确的验证是由匈牙利物理学家罗兰·厄特沃什在 1885 年至 1890 年间进行的，验证使用了专门为此设计的精巧的秤。厄特沃什观察到两个物体的加速度的差别绝不会超过百万分之一（考虑到测量的精确度）。这些验证在二十世纪初期再次进步：物理学家们在 1910 年左右证明了这些加速度的区别也许不超过亿分之一（$1/10^8$）。在 1980 年代，某些理论提出（在电磁力、强弱核力和引力之外）"第五力量"的存在，它可能改变了结论，但却没有观察到任何变化量。另外，阿波罗计划的宇航员们曾在月球表面的多个地点放置了小反射镜，今天人们通过发射光束到这些反射镜了解到了地球与月球之间的距离，误差仅为 2 厘米。通过紧密跟踪这一距离（也就是月球在地球重力场中的加速度）的变化，我们这次得到的结论精确到了万亿分之一（$1/10^{12}$）！

但科学家们还想做得更好，这得益于位于地球轨道上的卫星。法国的微型卫星计划（MICROSCOPE，是用来观察等效原理、经过轨迹补偿的微型卫星），由法国国家空间研究中心（CNES）展开，于 2016 年 4 月 25 日发射，来精确地验证等效原理，其精确度应该比从地面得到的数据高 100 倍。机载的两个不同材质的大质量物体的运动将会在两年间被研究。而由意大利空间局展开的伽利略计划，则打算用与法国微型卫星计划一样的方法将精确度达到令人难以置信的 $1/10^{17}$！但这个终极验证任务的起飞时间还没有确定。

一个日常验证：GPS 导航系统

在整个地球上，日常习惯使用 GPS（全球定位系统）

的人数量众多。无论是为了找到开车更好的路线，在一个城市里辨认步行的标志，探索无人居住的区域还是在远洋航行，误差都精确到了几米，这是个令人赞叹的工具，许多人都很难离开它。GPS 基于一个在地球轨道上海拔约 2 万千米的卫星群（目前有 30 多个可利用）。这些卫星装备有原子钟，发出的无线电信号有着详细的日期记录。使用者的 GPS 导航仪接收至少 4 个卫星发出的信号并计算它们到达自己所用的时间，于是可以算出自己与每个卫星的距离，随后结合每个卫星的具体位置，得到自己的位置：游戏结束！

按理说没有什么特别复杂的，除了爱因斯坦的相对论提到了一个卫星的固有时间与在地面的设备的固有时间并不相符！人们可以根据卫星的运行进行一次校正（狭义相对论效应）以及根据地球重力场进行另一次校正（广义相对论效应）。这两次校正都非常微弱——以相对值来说约为十亿分之一——但却在 GPS 的良好运行中扮演了重要角色：如果我们忽略它们，在仅仅几分钟之内系统就会失去准确性（多 1 微秒就是 300 米的误差）。每当我们成功使用 GPS 系统时（也就是利用它确实找到了最优路线时），

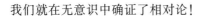

我们就在无意识中确证了相对论！

验证新理论？

广义相对论没有让理论家们停止关于时空和引力的研究。自爱因斯坦的工作以来，有人提出了新的思想来形成超越相对论的理论。它们可能包含更多的维度或拥有新的几何形状。它们的名称都比较特异：弦理论、膜论、量子引力理论……它们现在还都处于发展阶段，但它们的某些预言——与广义相对论预言不同——也许会在接下来的几年内获得验证。

目前，爱因斯坦理论似乎仍然运行良好。三个经典验证已经确认它完美地描述了太阳系中的引力。而没有任何更现代的实验证实它是错误的。但是，在引力场相对较弱的"太阳郊区"，辨别广义相对论和其他理论的预言是很困难的。要做到这些，必须在其他条件下验证它们的预言，例如在脉冲双星的密集引力场中（第7章），或通过引力波的传播（第8章）。结果仍然更倾向于相对论，但理论家们肯定还没得出最后的结论！此事还须继续关注……

4

一门真正的宇宙科学

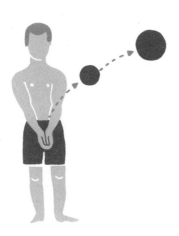

关于宇宙的言论，最初是如神话一般，自牛顿开始则被真正地与物理学联系起来，但却是爱因斯坦的相对论给予了宇宙学独立科学的地位。

人类对于宇宙现象及其形成原因总有着许多问题。在这个意义上，宇宙学——今天定义为研究宇宙整体而不在意其细节（行星、恒星、星系……）——"与世界一样古老"。但从它遥远的开端到我们的时代，宇宙学使用的话语类型与方式已经完全改变！首先是神话性的，然后逐渐被秩序化并用数学方法表达，到最终经历了两次主要的转变，即十七世纪末的牛顿物理学以及二十世纪初的广义相对论。

🦀 对宇宙的古老看法

几乎所有的文明，在不同的时代，都有关于宇宙形成的伟大传说，它们以口口相传的方式一代一代流传下来。这里涉及的就是宇宙起源说（cosmogonies）——来自希腊语 cosmo（世界）和 gon（产生）——它经常将世界的起源与超自然实体和／或神混合。古希腊时期出现了对宇宙抱有秩序化看法的最早的先驱及"现代意义的"宇宙学。公元前几世纪，某些思想家在观察到一些天文现象的规律性后，尝试将他们眼中的世界定义于和谐及有组织的概念之上。毕达哥拉斯及其学生宣称，宇宙由数字支配，通过有节奏的现象及有规律的比例向我们显现。某种意义上，毕达哥拉斯关于宇宙的观点已经开始是数学的了……

约一个世纪以后，大哲学家柏拉图以宇宙（cosmos）一词来指代世界，其意包含了和谐、秩序甚至美：它也是化妆品（cosmétique）一词的词根！他想借此指出世界由一个现实且和谐的秩序支配。他进一步提出，不仅宇宙是有秩序的，在几何学领域人们应该也能够发现和解释支配它的法则。柏拉图这一几何的、和谐的"世界系统"假设给现代研究方法定下了基调：科学同样也从数学和几何学的角度在发展。而我们能够给出的最好的例子当然是广义相对论：柏拉图的时代过去了近 25 个世纪后，爱因斯坦理论完美地包含了这一假设，产生了现在的相对论宇宙学。我们可以说柏拉图远远超越了他的时代。

柏拉图所持的宇宙学是拥有分明的等级体系的地心说（地球是宇宙的中心）。这种学说的根据是天球所拥有的完美和谐的对称形状。肉眼可见的天体（行星和恒星）位于同心圆的"天球层"内，这些"天球层"相互套合，在旋转的同时带动了天体运转。

亚里士多德师从柏拉图超过 20 年，他重拾了柏拉图的等级体系的地心说。他提出了"地球区"与"天体区"之间最根本的区别。首先，月下世界（即地上世界）延伸至月球轨道。这里，一切都在不停变换，都会恶化（用当时的语言来说是"朽坏"）：生物或非生物都会经历出生，生长，衰弱然后死亡。这个世界上存在的一切都被认为是由四种"基本元素"按不同的比例组成：土、水、气、火。至于天上的区域，月球外的世界，则由天和星辰组成。一切都是永恒不变的。它充满了与地上世界四大元素完全不同的一种物质：透明的第五元素（quintessence），它是一种结晶，是组成天球的材料（星辰就固定在天球之上）。所有的运动都自然地沿着圆圈或天球而动。这个世界是封闭且有边界的："固定的星辰"（所有可见的星辰）挂在物质世界最外层的天球上。而神秘的"第一推动者"则是导致天体运动的原因。总的来说，这是一个布置完美的宇宙。

柏拉图和亚里士多德的观念在很长时间内是主流，直到十七世纪人们几乎仍然完全沿用它们。许多天文学家和数学家，例如，公元前四世纪到公元后二世纪这段时间里，尼多斯的欧多克索斯，基齐库斯的卡里普斯及托勒密，先后将之修改完善，且保留了其中的主要思想，主要是圆圈和天球的主导地位。如此以不同的方法重新秩序化，它们经历了古希腊罗马时期及随后的中世纪和文艺复兴时期——多么了不起的传承！

但是，这些概念越来越多地受到许多著名学者的公开批评：他们中有阿拉伯天文学家和数学家，也有基督教会的思想家。十五世纪至十七世纪，许多著名学者如哥白尼、布鲁诺、第谷·布拉赫、开普勒、伽利略及笛卡尔——这还只是最有名的——为这一辩论做出了决定性的贡献。最终，在十七世纪时，一个全新的概念形成了，它出现在爱因斯坦的伟大先驱牛顿 1687 年发表的《自然哲学的数学原理》中。

🦪 牛顿及其普世框架

在《原理》中，牛顿确立了固体的（动力学）运动规律并提出了万有引力（重力）的规则。后者解释了太阳系中行星椭圆轨道的成因，该问题由开普勒指出。更广泛地说，万有引力成为了天体运动的原因。作为巨大的创新，牛顿引入了无限且永恒的几何空间，这成为物理学的整体框架，而所有宇宙现象都是在这个框架内发生。这是"最简单"的空间，是欧几里得几何空间：刚性的，没有任何弯曲（数学家们说它是"平坦的"）且不变（在其中发生的现象完全不会改变它）。第一次，物理学家们有了一个真正精确的框架来描述一切。那时，天文学家们已经发现所有恒星（除了太阳）的距离都应该是料想不到地远，即便我们还无法测量。原来"封闭的世界"（柏拉图或亚里士多德眼中的世界）爆炸开了，取而代之的是这个潜在地是无限的新宇宙框架……（见本书作者著《无限：宇宙的奥秘及界限》[De l'infini...: Mystères et limites de l'Univers]）

牛顿物理学直到十九世纪末都成功经受了许多考验：它解释了行星的轨道，彗星的轨道，它令勒维耶发现了海王星……因为自己的理论，牛顿成为了真正的现代科学奠基人。同时，他使宇宙学成为了一门科学学科，因为物理学终于成为了普世的。但这一宇宙学直到二十世纪都还比较贫乏，因为缺少对宇宙中遥远物体的精确观测，而且也缺少好的"概念框架"（一个包含所有被使用的概念相互之间关系的逻辑清楚的图解）；爱因斯坦理论将会担负起提供这个图解的责任！

爱因斯坦引起的震动

1915年，广义相对论从头到尾改变了人们对万有引力的构想：它不再被看作一种吸引力。正如我们在前文提到的，牛顿的欧几里得空间失去了正确性：从某种意义上说，它与时间"融合"了，以至于物理学的框架变成了因引力而变形的时空。这一概念革命同时也扰乱了宇宙学，因为在宇宙的层面，引力是占主导地位的相互作用：所有其他的相互作用——电磁力的、核的相互作用——都是可以忽略的。例如我们永远不会去尝试测量星系之间的电磁力。

爱因斯坦于 1917 年提出第一个"相对论宇宙学模型"；在把宇宙视为一个整体的层面上，这一模型以拥有整体几何特性的时空为框架，是他理论方程式的一个解。为了建立这个模型，爱因斯坦提出了他当时认为合理的三个必要条件：

第一个条件：在宇宙中物质的分配整体来说是均匀的。几乎所有宇宙学模型都在后来沿用了这一条件，它被称为宇宙学原理（principe cosmologique）。当然，这并不是想象一种完美的均质性：这一均匀性只在巨大的尺度上显现，比星系还要大许多！但作为最基本的方法，宇宙学家对"局部的"特性并不感兴趣：比如遍布宇宙的大质量天体——行星、恒星、星系等——产生的时空弯曲的变化。他们忽略这些局部的变形，有点像地理学家将地球看作"球体"一样，忘记其真实形状的细节：山岭，峡谷和海底。宇宙

爱因斯坦和马赫原理

在针对牛顿的绝对空间和绝对时间概念的众多批评中，奥地利哲学家和物理学家恩斯特·马赫的批评是特别中肯的，也许正是因为他的双重职业。对于马赫来说，绝对空间概念没有任何意义，他由此得出我们不能以绝对的方式讨论加速度（或旋转）。

让我们想象一下飘浮在空间中思考自己是否在自转的宇航员。马赫的观点是说，我们能够设想的可能的旋转仅仅是相对于宇宙中包含的其他天体（恒星、星系……）才成立的。如果宇航员是在一个完全没有物质和能量的宇宙中，这个问题则没有任何意义。

但是，如果他真是在自转，宇航员应该感受到"离心力"将自己的手臂向外拉。根据牛顿的观点，这一离心力是"惯性力"的一种体现，来自相对于绝对空间的运动。但根据马赫的观点，绝对空间并不存在，更应该将这一力量归咎于宇宙中所包含的大质量天体共同积累的影响力！

爱因斯坦引用了这些思想的一大部分，并将之称为"马赫原理"。他将之看作广义相对论和相对论宇宙学创立的决定性元素。他认为，空间（或者说是时空）不能有独立于其所包含的物质和能量之外的绝对存在性。他宣布："如果所有事物意外地从世上消失，那么，对牛顿来说，还会剩下伽利略的惰性空间；但根据我的观念，什么都不会剩下。"即便有了这些言语，他的理论也并没有逐字逐句地遵守马赫原理：广义相对论的方程式允许没有任何内容的宇宙的存在，其形式为基本的几何时空！广义相对论被认为在众多方面都符合马赫思想的精神：时空的确有一个"相对"的特性，因为它受制于宇宙所拥有的质量和能量。

正是马赫原理引导爱因斯坦假设宇宙是封闭的（其体积有限）。如果我们认为惯性特性的确是因为宇宙中包含的质量整体，这样就很难想象，难道惯性是来自延伸至无限的物质吗？如果宇宙是封闭的，就没有这个疑问了。

注意：说宇宙整体上是封闭的并不表示它有边缘和边界。一个想要穿越宇宙（如爱因斯坦模型所描述）的空间旅行者，即便"一直向前"也永远不会到达任何边界。相反，他最终会在围绕宇宙一周以后回到其出发点（这完全是虚构的旅行，因为这当然需要几十亿年的时间）。正如地球上的旅行者（如果他能一直笔直前进而不考虑其他障碍）在绕地球一圈后会回到其出发点一样——地球就是个表面有限但没有任何边界的球体。

的整体曲率是相对论宇宙学家的研究对象：理论上说它既不为零，也不是恒定的。

第二个条件：宇宙整体上是封闭的，也就是说空间的延伸和体积并不是无限的，这来自"马赫原理"。

爱因斯坦为了建立模型所提出的第三个条件：宇宙是静止的，也就是说它不会收缩，也不会扩大，并永远不变。1917 年，爱因斯坦没有想到宇宙可以扩张，因为在当时的观察中还没有任何线索……

但是有点儿问题：广义相对论的方程式似乎与宇宙是静止的这一观点不符合！爱因斯坦于是决定稍微修改其理论，补充引入一个项：宇宙学常数（constante cosmologique，记作 Λ）。在修改过的理论中，宇宙可以"原地不动"。这个新的常数在方程式中找到了合适的位置并在现在的宇宙学中扮演了重要角色（见前文卡片"爱因斯坦和马赫原理"），使爱因斯坦能够按照其所想完成相对论宇宙学模型——今天称为"爱因斯坦模型"。

虽然这一模型很快遭到抛弃——就在人们发现宇宙膨胀之后——但宇宙的概念已经改变。此前宇宙都还只是模糊的概念，如今却成为独立的物理对象！的确，爱因斯坦的理论确立了时空的概念，这是个"灵活的"框架，充满了辐射和物质，拥有定义良好的几何形状。这一形状自此成为宇宙学的主题。它在数学上表现为整体曲率（由方程式给出）和拓扑学（它表明时空的点整体上是以简单或复杂的方式相互连接）。

爱因斯坦模型提出一些年后，人们的确有效测量了时空整体几何形状（或时间几何）的第一个特征量，它就是"宇宙膨胀率"，也叫哈勃常数（constante de Hubble）（见第 96 页"宇宙膨胀的发现"）。能够测量宇宙的某些整体特性这件事——首先就是哈勃常数——终于给予了宇宙学"严肃的观察科学"的地位。

爱因斯坦模型提出十年后，比利时物理学家（及天主教教士）勒梅特发现了广义相对论的其他解，它描述了膨胀中的宇宙：他的工作成为了今天宇宙学的基础。但在这一新解走上历史舞台之前，来自测量星系距离和宇宙膨胀天文观察的两个发现，就与相对论一同颠覆了宇宙的概念，并为形成新的宇宙模型打下了基础。

难以置信的星系距离

如果不能测量宇宙中天体的位置和分布，我们就不会有天体物理学或宇宙学。

在十八世纪，技术的进步使人们可以生产更大型和更大倍数的望远镜。借助它们，天文学家查尔斯·梅西耶和威廉·赫歇尔发现了几百个"星云"并将它们整理分类。这些漫反射形态的奇怪天体既不像行星，又不像恒星。约翰·赫歇尔，威廉·赫歇尔的儿子，于1864年发表了《星云和星团总表》（*General Catalogue of Nebulae and Clusters*），收录了5 000个天体的星空坐标。其中一些是极为神秘的螺旋状结构：这会是非常遥远的、与我们的星系相似的恒星群吗？天文学家汤姆斯·莱特和哲学家康德在此之前已经设想过这样的天体，后者还用极其诗意的名字"宇宙岛"来称呼它们。美国天文学家希伯·柯蒂斯重拾了这一想法并于1914年清楚地阐述了它：螺旋状星云很可能是位于几乎无法想象的遥远地带的星系，所以对于我们的眼睛来说，它们被缩小成了小亮点。同样在1910年代，天文学家们也提出了关于我们自己星系的大量问题。它的结构到底是什么？它有多大？它在宇宙中的什么位置？太阳位于其中的什么位置？这些都引起了大量的讨论，而研究者们并不能达成一致意见……

正是美国人哈勃经历了长时间的种种波折后，最终在 1920 年代解决了争论。他那时在威尔逊山天文台工作（位于美国旧金山区域）。一个 口径达 2.5 米的天文望远镜刚刚开始投入使用。这一工具使得哈勃能够了解到螺旋状星云的确是由恒星组成的。他夜复一夜地仔细观察它们并在某些星云中发现了一种特殊的被称为"造父变星"（céphéides）的恒星。这些造父变星有一个对于观察者来说非常有用的特征：它们的亮度呈周期性变化，其周期直接与最大亮度相关。测量一颗造父变星的"变化周期"（从它亮度开始减弱，到再次达到最大亮度的时间）能够计算它的固有亮度，也就是它发出的总光能。另外我们还可以从地球上观察同一颗恒星的表面亮度。后者当然是由固有亮度决定的，但也是由恒星的远近决定的。最终，对于造父变星的表面亮度和其变化周期（提供其固有亮度）的共同观测能够让我们计算出它的距离——也因此可以计算出它所在星云的距离。

这一精妙的方法虽不直接但却有效，哈勃于 1924 年使用这一方法测量了最耀眼的螺旋状星云的距离，我们在良好的观察条件下用肉眼就可以看到它——仙女座星云，在梅西耶总表中又名 M31。它的距离为令人难以置信的100 万光年（今天该值被重新估算为约 250 万光年），这个数值说明它离我们的星系非常远。宇宙岛的假设就这样精彩地被确认了：螺旋状星云的确是其他的星系，是非常遥远的大型恒星系统。宇宙突然变得比我们想象的广阔得多，它充满了一种气体，其"分子"是与我们银河系相似的星系，让人"宇宙晕眩"的深渊把不同星系分隔了开来！哈勃没有在这一主要发现上止步，他还同样为宇宙膨胀理论做出了重要贡献……

宇宙膨胀的发现

美国天文学家维斯托·斯里弗是第一个观察螺旋状星云快速移动现象的人，甚至在哈勃发现它们的星系本质之前。二十世纪初期，斯里弗在罗威尔天文台（位于美国亚利桑那州）工作。他利用当时新兴的技术光谱学来测量这些星云的旋转速度。光谱学使天体发出的光得以显示光谱，即把光分解为一组波长不同的辐射。例如，玻璃棱镜可以分解太阳的白光，让人观察到它的多色光谱。每个颜色对应其中一个确切的波长；蓝色对应最短的波长，红色对应最长的。彩虹就是由大量扮演了棱镜角色的小雨滴创造出来的。

我们习惯于谈论波长，但须知光是可以传播的波。我们因此也可以谈论光的辐射周期，它等于波长乘以一个常数。

然而我们前面说过当光源相对于观察者移动时，观察到的周期（或波长）与发射周期并不相同。差别通常比较微弱，通过光谱偏移（记为 z）来计算。如果 z 为正数，则接收周期（或波长）高于发射周期，我们则称之为"红移"（英文 redshift），因为红色对应较长的波长。相反，如果 z 为负数，则为"蓝移"（blueshift），因为蓝色对应较短的波长。当辐射处于肉眼不可见的范围内时（例如无线电波或紫外线辐射）习惯上我们仍保留这一命名。

光源光谱偏移的测量因此可以提供光源相对于观察者

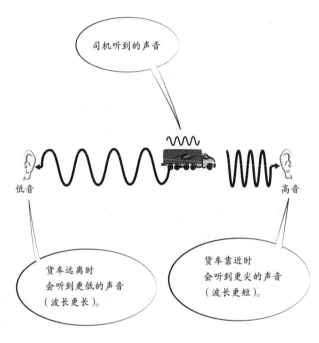

司机听到的声音

低音　　　　　　　　　　　　　　　　高音

货车远离时
会听到更低的声音
（波长更长）。

货车靠近时
会听到更尖的声音
（波长更短）。

图 11：光谱偏移（多普勒-菲佐效应）

的运动速度（至少是观察者视线方向上的径向速度）；当光源远离时它为正数，靠近时为负数。这是我们所说的多普勒-菲佐效应（effet Doppler-Fizeau，参见图 11）。这一效应与我们日常遇到的多普勒声学效应是同类型的。例如，我们觉得当救护车靠近时它的笛声更尖——因为接收到的声波波长比发出的声波波长更短，而当它远离时则更低沉。

让我们回到斯里弗这里，他尝试利用多普勒-菲佐效应来测量螺旋状星云的旋转速度。他观察了星云的不同区域，它们被假定为因旋转而有不同的速度。测量让他得出了一个完全意料之外的结论：几乎所有的星云都存在光谱红移，所以似乎都在远离我们，且速度非常之快：每秒几百千米！这一结论在1914年介绍给了天文学家们，既让人吃惊也令人欣赏（但爱因斯坦却是在很久以后才了解到这些）。

斯里弗从自己的观察中得出了两个革命性的结论。一方面，运动如此快速的星云肯定不会停留在我们的星系内部。他于是得出了哈勃在十年后才确认的事实，指出它们是其他螺旋状星系。另一方面，所观察到的高速及与远离相关的宇宙现象让他了解到一个整体运动的存在，即他所说的膨胀，即便当时仍没有理论框架可以解释这一现象。

在这个令人惊讶的发现之后几年间，天文学家们不断累积红移测量，而得到的数值也越来越高。很明显，一个宏大的宇宙现象正在上演。1922年，英国物理学家爱丁顿将之称为"宇宙学中最神秘的问题之一"。至于哈勃，他在 1929 年又打出了重量级的一拳。根据他自己对星系的速度和距离的测量，他提出了一个著名的经验定律，后来以他的名字命名（即便勒梅特比他早两年发现！）：星系的远离速度与它的距离成比例（即 $v=H_0D$），其系数为常数 H_0，这一系数今天被称为哈勃常数。

但如何理解星系的这一普遍的逃离呢？1920 年代末出现的宇宙模型主要是两种，爱因斯坦的模型，以及由另外一个由荷兰天文学家威廉·德西特提出的模型。但两者中没有任何一种可以解释红移问题：爱因斯坦的模型是静态的，而德西特的模型仅适用于不包含任何物质的宇宙，所以是不现实的。所有人都承认广义相对论提供了一个非常恰当的理论框架，但还没有谁找到爱因斯坦方程的解，可以理解斯里弗的观察和哈勃定律。一个宏大的宇宙现象鲜明地展现出来，但是它的性质却仍然神秘……

5

宇宙的悠长历史

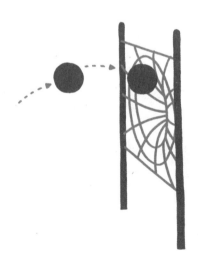

在所有天文学家都承认宇宙膨胀想法的同时，一位比利时物理学家提出了从爱因斯坦相对论方程式中得出的一个假设：宇宙从不停止演变。这个想法最终形成了宇宙大爆炸理论以及本世纪的整个宇宙学。

🦀 奠基者勒梅特

在斯里弗的观察和哈勃定律的发现之后，宇宙学处于一种十分尴尬的境地：科学家们承认宇宙在膨胀，但却无法理解这一整体现象。

然而这种情况并未持续多久，因为一位新的参与者，比利时物理学家勒梅特登上了历史舞台。在研究了剑桥研讨会的文件后，他写信给了自己以前的老师爱丁顿，告诉他自己在 3 年前就已经掌握了这一棘手问题的解决方法！
他的确在 1927 年就刊登了关于广义相对论方程式的一组
解（但不幸的是在一本发行量很少的杂志上），其中一部
分就描述了膨胀的宇宙。在名为《质量恒定而半径增加的
均质宇宙》（*Un univers homogène de masse constante et
de rayon croissant*）的文章中，他展示的解决方案与斯里
弗观察到的光谱偏移现象完全吻合。他甚至提出了哈勃两
年后才提出的定律。

另一位物理学家，苏联人亚历山大·弗里德曼在
1922—1924 年间同样发现了广义相对论方程式的这些新解。
但他只是在数学框架内考虑这些解法，并未将之用于描绘
现实的宇宙。在这一组解（今天被称为"弗里德曼–勒梅特"
解）中，有一些与爱因斯坦之前发现的（静态宇宙）和德
西特之前发现的（无物质宇宙）非现实解相符，它们因此
被认为是特例。但描述了膨胀宇宙的某些新解与观察到的
结论完全相符。

爱丁顿了解勒梅特工作的重要性，于 1931 年就让人
将后者的文章翻译成英语并亲自监督，保障其大量发行。
但历史是残酷的：勒梅特文章中关于星系速度和其距离关

系（常数）的部分没有被翻译。这就解释了为什么勒梅特没能和哈勃一样有名！

但是科学界仍然为这一与观察结果完全符合的理论结论而鼓掌。爱因斯坦自己也最终被说服，他与勒梅特进行了几次交谈，特别是关于"宇宙学常数"，但是他再也没有介入宇宙学的辩论中：他更关注正在形成中的量子力学。正如当时的大部分物理学家一样，他在考虑这一学说的含义及对其可能的解释。这是一些引起了激烈辩论的主题，爱因斯坦投入非常多，而他所持的立场直到今天都还在被人讨论。

一种真正特殊的膨胀

勒梅特的功劳在于成功将理论（广义相对论）和观察进行了逻辑一贯的综合，建立了现代宇宙学的基础。但我们应该如何理解"膨胀"宇宙的概念呢？广义相对论给予了这个词一个特殊的含义：它关乎空间的膨胀，但不是说它在一个空间会占据越来越多位置的更广阔的框架中发生！在空间"之外"的框架是不存在的，空间体积增加，却没有占据其他物体的位置。直觉和想象在这件事中没有任何帮助。但幸运的是，非欧几何的数学框架完美地描述了这一情况：它被理解为时空弯曲的一个体现。

让我们来确定这个术语中的一点。常见的词汇将宇宙膨胀描述为"放大"，描述为随着时间流逝的空间"伸展"；在广义相对论中空间和时间的概念还没有很好的定义（甚至没有定义），所以遇到这些词语时不能看它的字面意思而是应该将它作为以一种直觉的方式来描述一种进程，而这进程已经被很好地定义了（见第 60 页"宇宙的剖面"）。在膨胀中，诸星系和空间是"相关联的"：星系相对于空间来说是静止的，但却随着空间膨胀，结果是星系之间的距离不断增加；我们就说这些星系是在"同移"（comobiles）。这些星系的情况就像烤炉中正被烘烤的糕点面团上的葡萄干，或者像正在充气的气球上的十字标记。这些类比还是有些不准确，因为——请记得——膨胀并不在空间之外的"其他环境"中。

事实上诸星系在空间中的位置并不是固定的。某个星系会被相邻的星系或星团吸引，向着一个特殊的方向有着

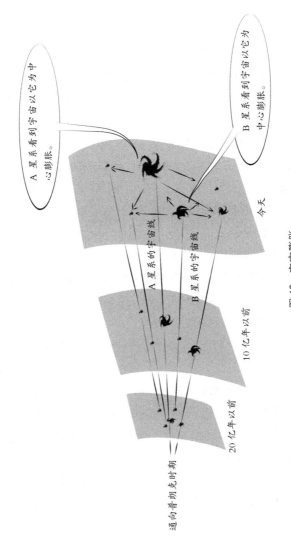

A 星系看到宇宙以它为中心膨胀。

B 星系看到宇宙以它为中心膨胀。

A 星系的宇宙线

B 星系的宇宙线

今天

10 亿年以前

20 亿年以前

通向普朗克时期

图 12：宇宙膨胀

哈勃常数

　　膨胀导致任意两个星系间的距离不断地增加。我们自己的星系当然也不能避免这一现象：所有其他的星系都在远离我们（同样也在远离其他任何星系），它们与我们之间的距离增长也随着它们的远离而越来越快。这一增长构成了膨胀速度，它引起了上章中解释过的光谱偏移。我们必须理解的是宇宙膨胀没有任何中心：当然，所有的星系都离我们的星系越来越远，但它们也同样离任何其他星系越来越远！我们再次看到这一膨胀完全不符合直觉……

　　哈勃定律指出一个星系观察到的远离速度取决于它与我们星系之间的距离，以及作为比例系数的哈勃常数 H_0。这一常数代表了宇宙"目前的膨胀率"。勒梅特和哈勃已经在他们的文章中提出过哈勃常数的估计值，但后来却发现它被高估了 10 倍……天文学家们用了近一个世纪的时间，得益于越来越先进的天文望远镜，使 H_0 的估计值越来越精确，直到今天我们对它的估计值精确到了百分之几。近期的测量——由地球轨道上的天文望远镜实施——给出的 H_0 数值为约 67 千米每秒每百万秒差距（秒差距是天文距离单位，约等于 3.26 光年）。这就是说一个距离我们星系一百万秒差距的星系（即约 326 万光年）因为膨胀正以每秒 67 千米的速度远离。而位于一千万秒差距的星系则以十倍的距离远离，即 670 千米每秒，等等（但是这一规则在极远距离时变得更加复杂）。

固有运动，且与膨胀速度叠加，这使得宇宙学分析更为复杂（参见戈特的《宇宙是一块海绵》［*L'Univers est une éponge*］）。

宇宙大爆炸的基础

1930 年代初期，在发现了广义相对论的新解法以后，勒梅特继续着他宇宙学的工作。他知道宇宙膨胀会引起其内容物的稀释和冷却。那么在遥远的过去它应该有更高的密度和温度。很直观地，如果我们颠倒时间的进程，就应该可以看到所有的星系相互靠近直到最终融合，同样的过程也会发生在分子和原子层面……宇宙中物质的密度于是会变得与原子核的密度一样！勒梅特于是想象当前的宇宙来自某种高密度状态的膨胀-稀释，他将之称为原始原子（atome primitif）并以此为自己的模型命名。

原始原子理论是宇宙大爆炸理论的前身。其中心思想是一个高密度和高热度的原始宇宙，其密度和热度远远高于今天的宇宙，且影响着众多物理进程。"大爆炸"一词

稳恒态宇宙的特殊思想

不愿接受勒梅特原始原子理论的天体物理学家霍伊尔，托马斯·戈尔德和赫尔曼·邦迪于 1948 年提出了一个替代解决方法。他们通过两篇文章（一篇由邦迪和戈尔德撰写，另一篇由霍伊尔撰写），描述了自己的"处于膨胀中却被认为是稳恒态的宇宙"模型，这一用语理所当然地是矛盾的。

这一模型建立在宇宙学原理的延伸之上。这个被广为接受的原理认为在大的层面上，宇宙对于一切事物具有相同的特性，无论观察者身处何处。邦迪、戈尔德和霍伊尔的"完美宇宙学原理"（PCP）走得更远，它增加了一点：观察者不会观察到宇宙整体特性中的任何改变；宇宙（从大层面来说）总是保持着相同的样子，无论处于其演变的任何时候。换句话说，在这个模型里，宇宙没有历史，它总是一样的，它"没有年龄"。

这一思想也许有吸引人的一面：它恢复了"宇宙是永恒的、不变的"这一神话。但它似乎已经提前被击败了，因为它似乎与自 1930 年代初期就已经稳固建立的宇宙膨胀概念不符！天文学家们知道，这一膨胀会引起宇宙物质的稀释和冷却，所以一切都在不停变化。我们怎么能够提出一个与观测结果如此矛盾的理论呢？

但三位研究者正是有一个特殊的观点：物质在持续地产

生出来。如果物质持续产生的速度抵消了由膨胀引起的稀释，其密度就能保持恒定，而宇宙则能保持其原有的整体形态。新的物质会聚集而逐渐形成新的星系。这个假说可能让人觉得大胆、奇怪。但邦迪和戈尔德的计算指出，为了保持恒定宇宙中物质的密度，平均只需要在每十亿年的时间里在每立方米的体积中产生一个原子。如此"合理"的物质产生似乎并不荒谬……而且，稳恒态宇宙理论至少在一段时间里得到了许多的赞美。尤其是当时大爆炸模型因为宇宙年龄的问题正处于严重的困难境地！

　　不幸的是，更精确的天体观测将会越来越清楚地展示出宇宙的确是在演变的。1950 年代，射电源的计算——由 1974 年物理诺贝尔奖获得者、射电天文学家马丁·赖尔进行——将彻底排除这些模型得到验证的可能性。随后核物理的发展也会为大爆炸模型提供严肃的证据：霍伊尔最终于 1964 年承认稳恒态宇宙模型不能解释宇宙中氦原子的丰富性，而对大爆炸理论预言的"原始核聚变"来说，这却是完全自然的。特别是第二年，"宇宙背景辐射"（fond diffus cosmologique）的发现（第 6 章）完全排除了稳恒态宇宙模型。

后来出现于 1949 年的一个广播节目中，英国天体物理学家弗雷德·霍伊尔以讽刺的口吻使用了该词以贬低勒梅特的理论。他自己是另一竞争理论——被称为"稳恒态宇宙"（univers stationnaire）——的拥护者（见第 110 页卡片）。但公众却喜欢上了这个新词，随后它便被大范围使用。

大爆炸理论的基础思想的确十分简单：如果说物质大体被保存在宇宙中（没有自发的创造或解体），那么给定数量的物质在宇宙膨胀进程引起的越来越大的体积中会被稀释。而根据我们所熟悉的物理学定律，稀释会使物质逐步降温。宇宙的（平均）密度和温度没有停止下降，而它也并非一直是我们今天观察到的样子。它经历了漫长的演变史。今天，这一断言已经是众所周知的事实，但在勒梅特提出这一假设时，它却引发了许多的辩论和抵制。爱因斯坦不喜欢宇宙起源的原始原子的概念：对他来说，这太像神的"创世"（而勒梅特一直表示他的理论并不预言任何的创世，而且他是对的）。

这些基础的思想自 1930 年代以来清楚地重新定义了宇宙学的大纲：宇宙学的首要任务自此成为重现宇宙历史的每个细节，自其极高密度时期开始到目前的星系。

古老宇宙的年轻激情

如果我们遵从勒梅特的推理，那么宇宙的全部尺寸在遥远的过去都应该是非常微小的，而其密度和温度却非常高。以至于在某一个时期，宇宙的不同部分之间的距离曾几乎为零，而密度和温度则几乎曾为无限！正是这一极端的阶段被我们称为"大爆炸"，因为它给人以一个（完全错误的）印象，即整个宇宙因为一个点的"爆炸"而突然出现了……

我们越追溯到过去，原始宇宙的条件（非常高的密度和温度）引发的现象就会越发远离传统物理学所描述的现象。在过去的某一时刻，我们的物理定律变得无法描述正在发生的现象：特殊的条件引发了量子进程（processus quantiques），正如勒梅特预感的一样。我们今天知道如何给出原子和粒子层面的现象正确的量子描述，但在那个宇宙被强烈引力支配（超高浓度的结果）的时代就不行了：我们的物理定律并不适用于那样极端特殊的条件。这个过去非常遥远的时期被称为"普朗克时期"（ère de Planck），是以德国物理学家马克斯·普朗克（Max Planck）的名字命名的，他被认为是"量子力学之父"，而量子力学是继广义相对论之后，二十世纪的第二个科学革命。在1930年代，这是一个引起强烈震动的主题，大部分科学家都为之忙碌（包括爱因斯坦）而把宇宙学丢到了一边。

根据大爆炸模型，一段长为 t_U 的时间将我们与普朗克时期分开。我们对这一时期了解甚少，但我们至少知道一切都是不同的：宇宙自这一时期起才开始以现在的形态存在，这就使得人们将这一时间 t_U 看作"宇宙的年龄"。

大部分模型都预测 t_U 应该与哈勃常数的倒数 t_H 为同一数量级，即稍多于一百亿年。人类通过观测积累的对宇宙内容和时空几何形状的了解显示，t_U 的数值约为 138 亿年。但注意，这并不是说宇宙在 138 亿年前形成！的确，现在我们不知道普朗克时期发生了什么，它持续了多长时间，更不必说它之前发生了什么……

但是，通过一些完全不同的方法，我们可以测量宇宙中某些天体的年龄。对于其中最古老的天体，如某些恒星和星团，天体物理学家们找到了约为 120 亿年左右的数值，非常接近 t_U。这一结果极其重要，因为大爆炸理论至今仍是唯一能解释为什么我们对天体年龄的判定得出了当前的数值，而非别的更大或更小的数值。没有人提出任何其他的说明来解释这种一致性，这就构成了非常有说服力的、有利于大爆炸理论的论证！

暂时的矛盾

勒梅特理论的中心思想——自遥远的过去以来我们的宇宙已经发生了极大的演变——在 1930 年代并不容易被科学界普遍接受。最初，物理学家们不同意这一理论，或者最好的情况只是以某种无所谓的态度接受它；必须说明的是他们中的大部分都对仍很年轻的量子力学的发展更感兴趣。正如前文提到过的，爱因斯坦自己也并非很看好原始原子的概念：这实在是太接近于"创世"了！而且对他来说，原始宇宙是浓缩的（密度无限大的）一个点的想法，从物理的角度来看是荒谬的。

但勒梅特的理论在多年时间里引起的反响如此小，主要还是因为它与公认的事实有着明显的矛盾：如果我们相信这一理论框架，那么 1929 年进行的宇宙膨胀测量可以得出宇宙的年龄小于 20 亿年。然而那时候，地理物理学家们估计地球的年龄为 60 亿年（现在公认的数值为 45 亿 4 000 万年）而恒星们的年龄为……1 万亿年！宇宙里充满了比它年龄更悠久的天体，这样的想法足以引起简单的完全否定。总之这部分地解释了为什么科学界的大部分人当时对于其竞争理论——"稳恒态宇宙"——更感兴趣（似乎爱因斯坦本人在 1931 年就有过一个相似的想法，却很快就放弃了且没有发表任何相关文章）。

尽管失败明显，但是勒梅特和几个大爆炸的拥护者仍对该理论抱有信心：毕竟，谁说 1929 年的测量就是完全正确的？如果真正的问题来自观察的错误呢？而他们的信心确实是对的：1952 年科学家们证实这些对于宇宙年龄的最初估计完全是错误的！错误被纠正了，宇宙的年龄被估计为约 140 亿年。大爆炸理论不仅重新变得可以接受，甚至非常吸引人，因为这一年龄与最古老恒星的年龄相符。稳恒态宇宙模型（及大爆炸理论的其他竞争对手）都无法解释这一结果。

🐚 原始化学元素

1930 年代，核物理——描述原子核结构和核反应——是一门年轻的正在发展中的科学。它的奠基者之一，俄裔美国物理学家乔治·伽莫夫惊讶地发现，根据观察，地球上存在的不同原子，貌似几乎以相同的比例存在于宇宙各处。他首先提出所有化学元素可能是由恒星中心发生的核反应产生，并由各个恒星将这些元素扩散到各处。

但伽莫夫在 1940 年代发现这并不适用于所有的元素，于是改变了想法：重拾勒梅特的理论，他与他的合作者拉尔夫·阿尔菲和罗伯特·赫尔曼发现这些元素（或至少其中的某些元素）可能在更早的时候，即在原始宇宙阶段就已经产生。的确，统治这一时期的极端密度和温度是引起核反应的理想框架！阿尔菲将伊伦（ylem）称作浓缩物质的"原始浓汤"，那时这种浓缩物质填满了整个宇宙。他只是重拾了亚里士多德赋予所有物质来源的"基础元素"的名称。总之，这一想法重燃了科学界对于宇宙学的热情。打下"原始核聚变"（宇宙初期的原子聚变）基础的文章发表于 1948 年 4 月 1 日。带着诙谐的念头，伽莫夫将之命名为"阿尔法、贝塔、伽马"（Alpha、Bêta、Gamma），来自三位署名者的姓氏首字母：拉尔夫·阿尔菲（Ralph Alpher）、汉斯·贝特（Hans Bethe）和乔治·伽莫夫（George Gamow）。事实上，贝特并没有参与文章的撰写，但伽莫夫加上了他的名字才好开这个 4 月 1 日愚人节的玩笑！

这一由伽莫夫及其合作者提出的"热宇宙模型"最初引起的反响很小：因为它错误地估计了宇宙的年龄，"稳恒态模型"更受赞扬。但随后新的观察改变了这一情况：天文学家们发现某些轻原子（氘、氦、锂）似乎的确是遍布全宇宙。而这些原子不可能在恒星中产生，只能在大爆炸模型设想的极端高密度和热度的情况下才能产生！而根据模型计算得出的预估数值与观测结果十分相符。另外研究者们也了解到其他原子核通过"恒星核聚变"进程产生于恒星中。但是轻原子已经足够说明大爆炸理论的正确性。

原始核聚变有另一个影响同样重要：如果它的确如大爆炸理论所述，这就意味着最多存在四"代"基本粒子，它们皆以相对简单的标准被确定。这是很强大的预言，因为当时的粒子物理学家们设想，理论上可能存在多达一百"代"粒子！简单来说，这些不同的代在某种意义上来说是"对应物"：它们每一种都有相同数量的粒子，区别只在于这些粒子的质量。例如，电子（第一代）在第二代中有一个更重的对应物（称为 μ 子），在第三代中还有一个更重的对应物（称为 τ 子）……普通物质（我们身体的、行星的、恒星的……）仅由第一代粒子即电子组成，其他代的粒子都不稳定。

1989 年，在位于日内瓦附近的欧洲核子研究组织（CERN）里，由大型正负电子对撞机（LEP）——一种大型粒子加速器——进行的实验，确认了这一对原始核聚变的预言。这些实验的确展示了似乎只存在三代粒子。这是大爆炸理论的又一力证！

🦀 当前的宇宙学及其问题

1965 年，"宇宙背景辐射"的发现（第 6 章）给予了大爆炸理论的其余竞争者致命的一击。当前的宇宙学框架在经历半个世纪后终于完全清晰：它建立在由亚历山大·弗里德曼和勒梅特自 1920 年代发表的方程式之上。

不过，大爆炸模型存在着多个版本，而定义它们的一些参数在伽莫夫时代尚未全部获知（今天已经了解得更多，但还并不全面）。宇宙学家们的主要任务之一曾是了解这些版本中的哪一个更好地描述了现实的宇宙。每个模型都由特定"标度因子"演变的精确方程式所刻画，这个标度因子表现了宇宙的膨胀，它的演变率（取它的对数导数作为宇宙时间函数）等同于例如哈勃常数等常量。在几十年越来越精细且引起极大争论的测量后，天文学家们可以将这一常数的估计值精确到百分数（约每秒每百万秒差距 67 千米）且可估算宇宙的年龄（约 138 亿年）。

但其他的宇宙参数仍有待明确，甚至有待理解。例如，天文学家们很有逻辑地相信宇宙内除了"普通物质"，还包含有大量的不可见（或隐藏）的物质。这整个的物质——可见或不可见的——应该产生与爱因斯坦方程式相符的引力，理论上它应该减慢宇宙膨胀。我们了解的引力的确总是吸引性的：行星、恒星或星系吸引着其他天体，却从不会推开它们。

然而，1990 年代以来进行的测量则表明了相反的趋势：宇宙膨胀似乎加速了！这引起了多位天体物理学家的怀疑，他们的论据涉及宇宙的年龄和星系的形成。这样的加速正是宇宙学常数所预言的，该常数在 1917 年由爱因斯坦引入，勒梅特也对它很感兴趣（参见后文卡片）。实际上，这一常数代表了引力的相斥效应，它只在整个宇宙的尺度下才会显现出来。而所有的观测（例如对这一加速变化的观测）结果都完全和宇宙学常数的预测一致。

勒梅特曾认为这一宇宙学常数代表的效应可能是由"真空能量"造成的。今天人们重拾这个想法，大量的研究者更愿意设想这一加速可能是来自这样一种物质，叫"异常能量"（énergie exotique，或"暗能量"［énergie noire］）。但这一设想中的组成部分的性质仍是未知的，没有任何理论能够定义它到底是什么……

空间的曲率（在三维中，不可与四维时空中的空间曲率混淆。即便在相对论中，分离时间和空间也总是人为的！）成了另一个宇宙学家们很喜欢的精确估算的参数。爱因斯坦曾提出的模型中空间的体积是有限的且曲率为正，但所有的解决方案理论上说都是可能的。这一弯曲取决于宇宙包含了什么，以及上文提到过的宇宙学常数。只有非常精确的观察（例如宇宙背景辐射，见下章）才能对

宇宙学常数

1917 年，在爱因斯坦建立他的第一个宇宙学模型的时候，还没有任何观测指出宇宙处于膨胀中，而他自己也完全没有想到。爱因斯坦方程式的最初形式，让人无法想象一个静态的宇宙。他于是对方程式进行了修改，除了牛顿引力常数，还加入了记为 Λ 的第二个基础常数。为了想象一个符合当时观测的静态模型，这一"宇宙学常数"——它关乎宇宙在一个巨大尺度上的行为——就变得非常必要。

宇宙膨胀于 1920 年代末被发现。爱因斯坦于是承认了自己的"错误"（据他所说，这是他生命中最大的错误）并放弃了这一被他认为是无用的常数 Λ。勒梅特却继续捍卫该常数，因为它的存在可以使其理论预计的宇宙年龄（其实是错的）与地球年龄相符(见前文)。但是，他的看法在当时是很受孤立的：大部分他的同僚当时都认为 Λ 为零，也就是说它并不存在⋯⋯

但随着时间流逝，新的观测结果，特别是关于恒星年龄和星系形成的那些观测结果，逐渐引起了人们对既有观点的疑虑，宇宙学常数恢复了原本的地位，直到 1990 年代和 2000 年代戏剧性的一幕出现：对极远处超新星（supernova，恒星爆发）的观测表明宇宙正在加速膨胀。而根据已知的物理定律，物质和能量（以辐射的形式）只能减缓宇宙的膨胀。所以应该是其他事物引起了这一加速，然而它是什么呢？

宇宙学常数恰好能导向观测到的宇宙加速膨胀。然而尽管有这一完美的一致性，一些物理学家仍然不乐意承认这一常数存在。他们更倾向于把宇宙膨胀加速的特性归因于一种想象的外来物质。他们称之为"暗能量""第五元素""加速光"（accélérescence！）、真空能量……选择很多！即便直觉上说这一推测是值得关注的，但粒子物理与膨胀加速有关似乎还是令人惊讶。不需要进行计算，粒子物理自然特征的数量级涉及的效应相对于观测结果来说高出太多：超过约 10^{120} 倍（1后面跟着 120 个零）！最令人惊讶的是某些人提到这个争议时将之称为"宇宙学常数问题"，事实恰好相反，这一问题只有在我们否定该常数存在的情况下才会出现！粒子物理学和宇宙学之间的关系可能十分混乱，我们最终应该重新将这一常数引入广义相对论吗？以上的论证暗示我们应该如此。那么在这种情况下，Λ 的地位将与其他物理常数类似：理论无法预测其数值，它只能被测量；这里，它的确是通过宇宙加速（以及其他相应的估算）来测量的。

但从物理学的角度来说 Λ 到底代表了什么？根据相对论，宇宙内容物使时空弯曲。但这一常数即使在没有任何物质的时空中也会引起弯曲。在 1920 年代，荷兰天文学家德西特已经提出过真空有着恒定且不为零的时空曲率。在这样的宇宙中"加入"物质，我们就可以得出与我们现实宇宙完全一样的时空！而德西特的模型与爱因斯坦方程式的一个定义明确的解相符：一个拥有不为零的（德西特认为完全是最根本的）宇宙学常数的真空宇宙。它可以被诠释为真空时空的（恒定）曲率。

之进行直接的测量。目前的结果显示了一个非常微弱的空间弯曲，一些研究者甚至认为它的值为零。他们于是讨论的是"平坦宇宙"。但注意，这一平坦不是时空(即宇宙本身)的平坦，而只是空间的平坦！宇宙不可能是平坦的，否则某种意义上，不会有任何膨胀……

6

来自远方的光

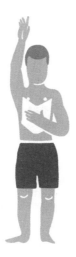

1960 年代，对弥散在整个宇宙中的辐射的观察，决定性地捍卫了大爆炸模型。对这一辐射的细致研究，随后揭示了丰富的信息……

及时到来的偶然发现

当伽莫夫于 1948 年提出他的热宇宙模型时，原始核聚变的思想似乎首先遇到了一些困难。观察表明氦原子的确占据宇宙中"普通"物质质量的 24%，而氢原子约为 74%（其他所有元素分担了剩下的 2%）。但根据最初的计算，原始核聚变应该在仅仅几分钟的时间内就产生出多得多的氦……

为了解释这一看起来非常恼人的结果，阿尔菲和罗伯

特·赫尔曼很快就提出了一个天才的解决方案：原始宇宙
应该同样也充满了大量的光子（组成光的粒子或毋宁说组
成电磁辐射的粒子），是它减缓了氦的产生。但到底以什
么方式呢？在原始核聚变中，物质足够热也足够密集，轻
元素因而通过一系列聚变而产生：质子和中子聚变产生了
氘核，然后两个氘核聚变产生一个氦核（2 个质子 +2 个
中子）。根据阿尔菲和赫尔曼提出的想法，无数光子对氦
核的撞击可能"妨碍"了它们的聚变，结果就是产生的氦
比预计的少很多。

两位研究者的推理还不止于此。当密度和温度降低到
原子核不能继续聚变时，这些"捣乱的光子"变成了什么
呢？它们没有理由消失，它们应该只是继续传播……而今
天它们也仍然必须如此！宇宙膨胀当然在越来越大的体积
内"稀释"了这些光子。但这并不是全部：它同样也拉长
了每个光子的波长，使得这种原始辐射的能量越来越小，
因为光子的能量与其波长成反比。或者如果我们愿意，也
可以说是使原始辐射的温度越来越低，因为一种气体或辐
射的温度，代表了每个粒子的平均能量。阿尔菲和赫尔曼
计算出目前辐射的波长应该已经太长，所以肉眼无法看到。

1964 年，这一预测被多个宇宙学家团队重新提出：一方面是苏联人 A. G. 达拉什科维奇和伊戈尔·诺维科夫，另一方面是美国人罗伯特·狄克和吉姆·皮布尔斯。美国队伍很快就在普林斯顿大学校园开始了能够检测到这些光子的实验。不幸的是，他们将被超越，超越得完全出乎意料。在离普林斯顿不远的地方，贝尔电话公司自 1950 年代末期开始就在研究与地球轨道上的人造卫星之间通讯的问题。阿诺·彭齐亚斯和罗伯特·威尔逊，这家公司的两位工程师，建造了适合探测这些卫星发出的微弱信号的天线。1963 年，它们决定将这一工具改造成射电望远镜，以便接收由恒星和星系发出的无线电波。

自最初的观察开始，他们就发现有一个声音扰乱了测量：无论他们将天线朝向哪个方向，收到的信号都比预计的要更强烈。他们于是多次检查自己的设备，赶走了在天线里做巢的鸽子。但没有任何改变，干扰信号一直存在！（在几个同事的帮助下）他们终于明白他们刚刚得到了一个重大的发现……

1965 年彭齐亚斯和威尔逊发表文章正式宣布他们的惊人发现。但提供解释的却是普林斯顿大学的团队：这一电磁辐射是原始宇宙在高热和高密度阶段发出的！科学界终于完全团结到大爆炸模型事业中，因为只有它才能解释（甚至要求）这样的放射存在！这一发现给彭齐亚斯和威尔逊带来了 1978 年的诺贝尔物理学奖。

两位研究者的观察证实：现在的宇宙中每 1 升空间包含约 42 万个原始光子。这看起来很多，但可作参考的是，在地球轨道上"白天一侧"，每升空间包含约 4 万亿个太阳发出的光子……

🌸 光与物质相互作用的终结

让我们重新回到原始宇宙高热和高密度阶段来了解这一宇宙射线的来源。在那个时期，物质完全被电离化：严格来说，并不存在真正意义上的原子（即原子核与围绕原子核的电子结合而成的物质），而只有自由传播的带电粒子，一边是质子（即氢原子核及一些电离的氦原子核），另一边是自由的电子。这个过程牵涉太多能量，那时仍具有非常大能量的光子和物质间有太多无休止的撞击：只要电子与原子核结合成原子，它就会立即因为光子的撞击而被弹出。

另外，同样的这些光子撞击着电子和带电的原子核。这些撞击将它们推向任意方向并改变着它们的能量：光子"扩散"的过程，类似于雾引起的情况，在雾中光被微小的水滴不断反射到各个方向。两者的结果是一样的：没有任何光线能够自由传播，任何观察都是不可能的，介质也是不透明的（尽管它有点像太阳内部，充满了电磁辐射）。因此原始宇宙是完全不透光的，没有任何观察者能够奢望借助光或电磁辐射辨别出什么物体……

但宇宙膨胀引起稀释和冷却：宇宙的密度和温度降低，于是情况有所改变。光子和物质间的碰撞变得少见了。当碰撞变得足够稀少时，质子就可以开始稳定地与电子结合成最初的氢原子。这个阶段被称为"重组"（recombinaison，发生在原子核与电子之间）。它是黑暗宇宙结束的标志。的确，如果说在重组之前光子与电离化（即带电）的物质之间强烈相互作用，那么原子的情况就不一样了，因为它们是中性不带电的。一旦物质的主要部分以中性氢原子的形态存在，原始光子就可以自由传播而不受阻碍。正是从

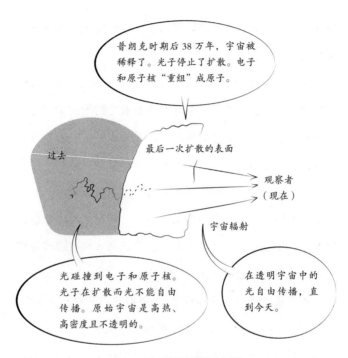

图13：宇宙背景辐射的起源

这个时候开始宇宙才终于变得透明。

这一重组发生在原始核聚变后约38万年（超过130亿年以前）。然后，光和物质的命运不再相同。物质在引力的影响下（称为引力不稳定性）开始了漫长的收缩过程，恒星和星系出现，原始光子则（几乎）不受任何相互作用而继续传播。原始光子就形成了这一被彭齐亚斯和威尔逊发现的宇宙背景辐射。宇宙背景辐射证实了这一遥远时期的存在，就像一个封存了早期宇宙的化石一样！对它的详尽研究可以给出许多启示……

十分容易辨认的曲线

在宇宙背景辐射散发的时期，宇宙仍是炽热的"浓汤"，它处于非常高温度的热力学平衡*之中，一如身处高温烤炉里。然而物理学定律很明确地指出，由炽热源发出的辐射拥有一个显著的特征：其颜色（更确切地说是它 它的光谱，即它的波长分布状况）及辐射强度仅仅取决于辐射源的温度！

辐射总是由不同波长的光子组成。光谱显示出了辐射的光子比例（也就是辐射强度）与辐射波长之间的函数关系。当辐射是在热力学平衡过程中发出时，其光谱拥有非

---

* 热力学平衡 (équilibre thermodynamique) 指一个系统在没有外界影响的条件下，各部分的能量、体积等宏观属性长时间内不发生变化的状态。

常确定的"钟型",这就是黑体光谱。同一波长（即同一颜色）的黑体辐射所能达到的最大强度，只取决于辐射源的温度（见图14）：我们又回到了这里……

这个温度越高，曲线最大值（即同一波长达到最大辐射强度时）所在的波长越小（它与温度成反比）。温度越高，光谱整体就越向短波长方向偏移，所以能量越大（如果在可见波段则是由红色向蓝色方向偏移）。

在重组时期，宇宙的温度接近3 000K。开尔文温标（K）是绝对温标，不同于相对温标摄氏度或华氏度。0K 的数值代表绝对零度（相当于-273.15 摄氏度），这是我们能想象的最低温度，它对应于一种实际上不可能达到的状态：原子绝对静止。在绝对零度之上，1K 的变化等于 1 摄氏度的变化（所以 273.15K=0℃）。

宇宙背景辐射是在 3 000K 的温度下发出的。这对应于波长接近微米时辐射的最大强度，正是可见红光的特征。后来，宇宙膨胀"冷却"了背景辐射，并增加了其中每个光子的波长，如今它处于毫米数量级，与无线电微波波段内的波长相符。这也是为什么英语将这一辐射称为"宇宙

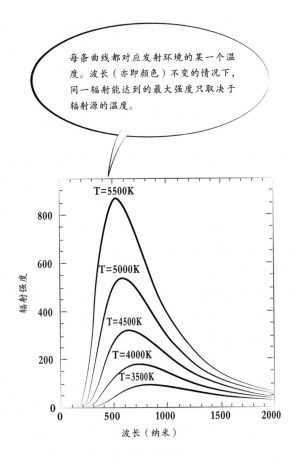

图 14：黑体光谱（炽热源发出的辐射）：
辐射强度与波长的函数关系

从 COBE 到普朗克：越来越多的细节

COBE 卫星也是第一颗观察宇宙背景辐射的微小各向异性（天空的一个地方到另一个地方的温度变化）的人造卫星。1992 年其探测结果的公布引起了轰动并为乔治·斯穆特和约翰·马瑟——该项目的两个"领袖"——赢得了 2006 年的诺贝尔物理奖。但天空背景的影像仍然非常模糊，COBE 不能给出 7° 以下角度的细节。要获取确切的宇宙学结论是困难的！随后的十年里，为揭示这一辐射中更细微的细节，人们开启了多个不同项目。BOOMERanG（毫米波段气球观天计划）实验使用了安装在气球上的天文望远镜。它于 1999 年观察了近 1 度角尺度的各向异性，但只是在天穹的一小部分里。威尔金森微波各向异性探测器（WMAP），于 2001 年由 NASA 发射升空，做出了更大的贡献。它自 2003 年开始，揭示了天穹的全图。它用 5 种不同波长，显示了小到 20 分（1/3 度）的细节。CMB 终于有了一幅清楚且精确的图像了！

第三个上规模的卫星——以普朗克的名字命名，以纪念这位伟大的德国物理学家——于 2009 年 5 月由欧洲空间局发射升空。它以"极端"宇宙学实验为目标设计，于 2013 年 3 月揭示了 3 倍于原清晰度的细节并使用了 9 种不同的波长。这一准确度使得我们改进了许多宇宙学参数的估值。特别是宇宙的年龄（约 138 亿年，比研究者曾经相信的年龄稍微长一些）或哈勃常数（约 67.8 千米每秒每百万秒差距）。对普朗克卫星提供的图片进行的分析工作至今仍未结束。与其他实验结果结合，这些分析工作应该很快可以提供更多的结果。例如，宇宙学家（及所有物理学家）迫不及待地等待着的关于可能的"引力波"的结果，它可能是在宇宙历史中极早的时候发出的。

微波背景"（Cosmic Microwave Background，CMB）*——它的温度则降低到了 2.735K。

许久以后人们才确认 CMB 的确具有"黑体光谱"。彭齐亚斯和威尔逊只在较窄的波段内观察到了它，并不足以建立光谱。几个其他的测量接下来为这一光谱提供了一些补充信息。但如果要正确分析光谱整体，必须离开吸收了大部分微波辐射的地球大气层。1988 年美国国家航空航天局（NASA）为解决这个问题发射了宇宙背景探测者（COBE）卫星。1989 年开始，它以令人惊讶的精确度展现了在约为 2.73K 的温度下，无论从哪个方向观察，CMB 的确遵循了理论上黑体才有的（波长分布）曲线。没有人提出任何其他解释；没有更引人注目的确证了⋯⋯

🦀 几乎是各向同性⋯⋯但并不确切！

CMB 的光子从能够自由扩散以来几乎没有受到与物

---

* 　如前文所示，法语称"宇宙背景辐射"，没有"微波"义。

质之间相互作用的影响。因此，这些光子为我们提供了重组时期宇宙情况的真实图像。因为当时还没有任何恒星或星系形成，物质和辐射组成的"浓汤"那时还是很均质的。于是大爆炸模型预测 CMB 应该显示出强烈的各向同性，即在整个天穹上它的温度和光谱应该是各处相同的。

这一特性以约十万分之一（0.001%）的极高精确度得到了验证！这就是说在重组的时刻空间中所有区域的物理条件都是一样的。又一次，只有大爆炸模型能够解释这一程度的均质性和各向同性……

要凸显出天穹上的这种 CMB 的均匀性一点也不简单，即便是在空间中。首先，必须考虑到我们的运动：地球围绕着太阳旋转，太阳在我们的星系里移动而星系也在移动。由于偏移效应，面向我们而来的辐射显示出"蓝"移（能量更大）；而相反方向的辐射则是"红"移（能量更小）。人们很好地测量并了解了这一所谓的偶极效应。它为我们提供了关于我们在宇宙中移动速度的指示。一旦这一增加值被测量和排除，剩下的就是需要辨认其他多余的增加值：由许多天体发出的微波辐射重叠在 CMB 之上并扰乱了观测。天文学家必须辨认它们并仔细排除它们产生的所有干扰。这不是一件简单的事，但致力于这些观测的多个合作项目的部分参与者认为他们如今掌握了该问题的主导权。

这很重要，因为事实上大爆炸模型并未预言一个完美的均质性：CMB 应该几乎是各向同性的，但它却并不完全如此！重组时宇宙不可能是完全均质的（即完美各向同性的 CMB），而没有任何密度的变化。事实上，如果是这种情况，物质就永远不会（随之）开始冷凝过程。然而这一（引力不稳定性）过程正是恒星和星系逐渐形成的源头。要启动这一过程，重组时期一开始就要存在微弱的非均质性。

模型于是预测，天空中某些区域在 CMB 图像中应该显示出比其他区域更热。这正是由 COBE 卫星首先通过观测所证实的（见 136 页卡片），而后科学家们通过进一步的工作获得了更准确的数据：在天空的不同区域间，CMB 温度可以有约千分之一度的区别。这些各向异性在不同层次根据统计分布观察得到（统计分布数据则预示了大爆炸模型）。又一个对大爆炸理论的额外证明！各向异性显示了物质的波动，这一波动构成了未来宇宙结构的"萌芽"……

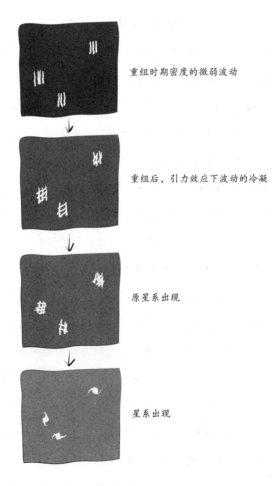

重组时期密度的微弱波动

重组后，引力效应下波动的冷凝

原星系出现

星系出现

图 15：引力不稳定性

对于这些微弱的各向异性的精确研究得出了让人着迷的结论。它们的分布不仅让我们了解了重组时期物质的波动，也对时空的整体几何形状有了了解：它们向我们提供了又一种测量这一几何形状的补充方法。与其他结论一道，它们让我们能够精确估计宇宙的不同特性。这是因为光线的传播（宇宙光学）取决于时空几何形状：根据不同的曲率，所有的遥远天体，以及 CMB 所在的不同区域，都能变形、扩大、收缩、扩充等等！各向异性的细节揭示了例如空间曲率非常小甚至为零的情况（即人们所说的"平坦宇宙"），而这一曲率的所有数值理论上说都是可能的。

对各向异性的观测同样也告诉了我们宇宙所包含的内容。它们的特性实际上取决于物质-能量整体的总数量和特性。是物质-能量通过爱因斯坦方程式产生了时空（几何）弯曲。例如我们能因此得出物质（包括可见和不可见成分）的平均密度；重子成分，即普通物质的密度；宇宙学常数的存在……而这一切都与其他类型观测为我们提供的估值相符。宇宙学家将这一模型称为"和谐模型"。

对各向异性的分析同样让我们能够验证关于宇宙结构（星系和星团）形成过程的不同理论。最后，某些 CMB

上留下的细节可以证明重组之前发生的过程，后者应该在背景辐射上留下了细微的印记。总之，CMB 还远没有展示出它所有的秘密！

7

相对论的宇宙表现

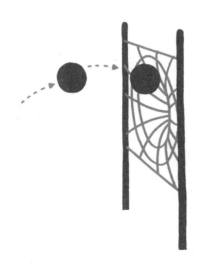

当引力场变得非常强烈时，广义相对论明确展现出它相对于牛顿物理学的独特性。某些天体和天体物理现象以惊人的方式证实了它的正确性。

🏵 中子星和脉冲星

超大质量的恒星（质量高于太阳 8 倍）的生命终结是激烈的。当它们用完了所有的核燃料，其心脏在引力作用下坍缩，而外层被高速抛出——至少是光速的 1/10！这一被称为超新星的爆炸现象，能够发出与整个星系同等的亮光……

爆炸后留下的是一个奇怪的天体，叫作中子星。它体积非常小（半径为 10 千米到 20 千米），质量却很大（是太阳质量的 1.4 到 3.2 倍），其密度与原子核的密度一样大：每立方厘米有超过 1 亿吨物质！它主要由被引力维系在一起的中子组成，此外再没有任何与真正的恒星相似的地方，因为再没有任何核反应在这里发生。

中子星比太阳质量更大，其直径与一个超大城市的直径相当，它会产生强烈的引力场。在这个天体周围，时空几何形状的变形与太阳周围比起来至少强烈 1 万倍！理论上说，这是一个很好的观察广义相对论特殊效应的环境。

但是怎么在这样遥远的距离下——总要以光年计算——探测到这样小的天体呢？有一个特别的现象使观察者的工作变得简单。中子星有着强烈的磁场，并且形成中子星的爆炸过程导致中子星如陀螺一样进行着高速自转：约每秒 1 到 100 转！其中有些甚至转得更快。另外，高度磁化的中子星会发射出一条（射电波段内的）细细的电磁波束，它有点像灯塔的光束，方向随着中子星旋转。如果设备合适，电磁波束会周期性地扫过地球（因为中子星的自转）：根据中子星的旋转周期，地球上的观测者可以接收到脉冲射线，正如周期性地接收灯塔的光。基于这个原因，这一类中子星被称为脉冲星（pulsar，来自英语

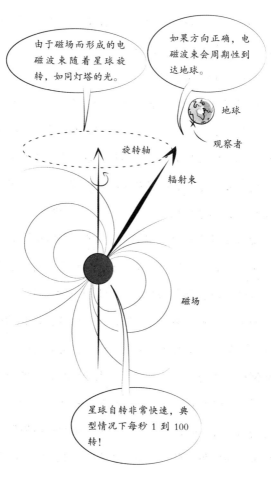

图 16：脉冲星

pulsating radio source，"脉冲辐射源"）。1967 年英国天体物理学家乔丝琳·贝尔探测到第一颗脉冲星，现在我们知道了大约 2 000 颗脉冲星。

中子星并不总是单独存在：天文学家们自 1974 年以来发现了一定数量的脉冲双星。这是些"紧密的双星"，两个天体在仅仅几个小时以内就可以沿着轨道相互绕着对方运动一圈。这样的双星系统能够让我们非常有效地观察广义相对论的某些效应。再一次，这是轨道的进动现象，有点像水星的进动（见第 66 页"水星的轨道"）。我们记得水星"近日点进动"（其绕日轨道轴的移动）的数值高于牛顿物理学预测的数值，每个世纪多 43 弧秒，而爱因斯坦的理论正确预测了这一数值。由于前文提到的引力场的强度，脉冲双星展现出了不一样的、更大的进动。

例如，我们发现的第一个（也是研究最多的一个）脉冲双星，其进动超过每年 4 度！在某些脉冲双星上，进动更是超过每年 10 度。再一次，这些惊人的结果确认了广义相对论的预测。同时，对这个 1974 年由美国人拉塞尔·赫尔斯和约瑟夫·泰勒发现的脉冲双星的观测，间接地首次确认了爱因斯坦预言的引力波的存在。

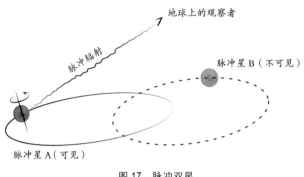

图 17：脉冲双星

黑洞，极端天体

自十八世纪末期以来，学者们就在（牛顿理论框架中）研究是否可能存在质量大到足以"保留"自己发出的光的天体。英国人约翰·米歇尔和法国人皮埃尔-西蒙·德·拉普拉斯间隔了几年时间，分别预测了这种"黑体"应该比太阳大数百倍。

但在 1915 年后，广义相对论提供了一个新的框架来重新研究这个问题并检视在高强度引力场中光的行为。1916 年后，德国物理学家卡尔·史瓦西预言，如果一颗恒星的质量被压缩到足够小的体积里，那么它的密度会变得极高，足以使时空几何变形，没有任何光可以逃出。另外，任何经过这颗"黑星"附近的物体都会无法挽回地被其高密度重力吸引并坠入其中，没有丝毫逃出的希望。这也是为什么这类无法直接看到的天体被称为黑洞（trou noir），该词由美国物理学家约翰·惠勒在 1960 年代末期普及。

没有任何事物能够阻止物质在黑洞中心坍缩：一切都向着似乎有着无限密度的一点集中，这个点叫奇点（singularité）。这已经是最不惊人的想法了……另外，时空的变形也有了特殊的形态：奇点被一个叫作视界（horizon）的（非物质）平面围绕，它标明了黑洞的边界，在这之内什么都不能逃离，甚至是光。视界构成了一条边界将黑洞与剩下的宇宙分开：在外部，我们不能知道内部发生的任何事情；一旦穿越了视界，就再也不能重新出来……

爱因斯坦不喜欢物理量能够趋于无限（例如黑洞里的密度）的想法。他认为，这不符合物理现实。这更可能是表明理论中有一个缺陷。今天，许多物理学家认为他是正确的。对"量子效应"的考虑可能说明没有任何奇点存在，也可以说明辐射可以离开黑洞，或至少——根据霍金提出的一个过程（它引入了量子力学）——给人这样的印象。

最终，严格意义上来说的黑洞（如广义相对论中确切描写的黑洞）不可能存在。这一切都仍是推测并处于大量的研究和讨论中。许多物理学家认为只有我们同时考虑到引力效应和量子效应，才能正确描述这样的结构，也许可以通过量子引力理论的方式。不幸的是，我们还没有这样的理论……

然而，在几十年的争论后，大部分天体物理学家都相信了黑洞的确存在（即便与广义相对论中预言的天体并不完全一样）。当然，这样的天体无法直接观察。但是天文学家已经确认了一些能够发射出非常强烈的 X 射线的源。这似乎"签署"了一个（不可见的）恒星级黑洞——与太阳质量同一量级的黑洞（英文 stellar-mass blackhole）——的存在，它正在吸收自己附近恒星的物质。最近，这类黑洞的存在以一种惊人的方式（观测引力波）得到了确认。另外，某些星群呈现出高速且轨道紊乱的运动。将其归于黑洞引力所致的想法就变得十分诱人（通过简单的排除法，因为没有任何其他解释）。

这么可怕的天体是怎么可能形成的呢？也许是超大恒星（太阳质量的 10 倍以上）经历超新星爆发后的剩余

物：恒星核心的坍缩最终形成的物质密度极高，令这个核心不能稳定地成为中子星。没有什么能阻止它继续坍缩直到——我们称为黑洞的状态。(等同于几个太阳质量的)"恒星级黑洞"就是这样形成的。它们也许大量存在于银河系中并且可能是前文中提到的高能辐射产生的原因。计算显示，所涉天体很小：例如，该理论预测，太阳质量大小的黑洞的视界理论上只位于离其中心 3 千米的地方。它于是形成了一个直径仅为 6 千米的球体（这是从外部来看；时空的弯曲能够让内部尺寸大得多）！

另外，越来越多且越来越有说服力的观测提出，大型星系（包括我们的银河系）的中央区域能够包容"超质量"（几百万倍于太阳质量）的巨型黑洞。它们形成的过程还没有得到完全的了解，但是它们在这些星系的形成和演变中也许扮演了重要的角色。

🦀 时空中的幻影

正如我们在第 2 章中所见，时空的弯曲第一次被观察到是在 1919 年的日全食时：由于光线的弯曲，一颗恒星的影像在天穹上移动了位置。1930 年代，爱因斯坦计算出一个相似的效应：来自非常遥远的天体的光可能因同一条直线上、离我们更近的星系（或星团）而产生偏转。结果是振奋人心的：前景天体产生的弯曲能够放大远处天体的影像，正如望远镜的镜片一样！我们将这种前景大质量天体的结构称为"引力透镜"。

这还没完：引力透镜也可以使远方天体的影像变形和增强。我们于是可以观察到一种"多重天空幻影"：天体位移和变形了的影像，原天体的光在到达我们所在的位置以前被透镜偏转，经历了不同的路径……

第一个引力透镜于 1979 年发现。这是一个类星体（quasar）的重复影像，该天体非常明亮，距离我们有几十亿光年的距离。1987 年以来，天文学家们观察到了许多"引力弧"。这是许多遥远星系的影像，因为更近处的大质量星团而变形。有时，这些影像分布在透镜周围的一圈上并形成一个"引力环"。

对于所有这些效应的观测以令人震惊的方式确认了广义相对论……但引力透镜的作用并不止于此！一方面，它

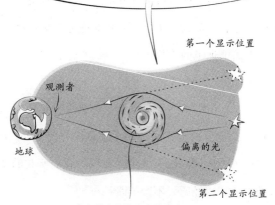

大质量天体（星系、星团）的大量集中在它们周围产生了强烈的时空弯曲，使得来自远处天体的光发生偏转。这些遥远天体在天穹的一个或多个地方被观测到，却并不在它们本来的位置！

第一个显示位置

观测者

地球

偏离的光

第二个显示位置

产生引力透镜效应的星系

图 18：引力透镜

们引起的放大使我们能够研究远处的天体，没有它们，这些遥远的天体则达不到能够被观测到的亮度。另一方面，对于所产生效应的分析——影像的放大、变形、倍减——为我们提供了有关引力透镜本身情况的信息：它的大小、形状、质量……甚至其内部质量分布的情况，即便这涉及不可见物质！这使得天文学家们能够建立一张真正的透镜物质"图表"，包括其不可见的组成部分。这些结果似乎确认了宇宙中的大部分质量是以不可见的形态存在，一种我们还不了解的"暗物质"……

在离我们更近的地方，每个近处的大质量致密天体，都会制造出时空局部的弯曲，它们微弱，但足够扮演微透镜（microlentille）的角色，以可察觉的方式微弱放大从后方经过的恒星的光。这一效应很难探测到，却可以用于发现这样不可见的大质量天体——如果它们在我们身边，在我们银河系的环境里。几年前，天文学家们认为那个神秘的暗物质可能是由这类天体形成，例如不太亮的小恒星或行星。他们将之称为晕内大质量致密天体（MACHOs，MAssive Compact Halo Objects）。最终，借助微透镜效应的多个观测行动显示它们最多只能组成银河系中（不发光的）"隐藏质量"的很小一部分。神秘仍在！

8

寻找微妙的引力波

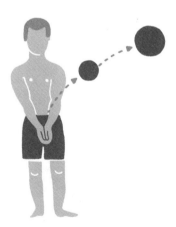

期待中消息的宣布仍然震惊了所有人。2016 年 2 月 11 日，引力波探测团队 LIGO（激光干涉引力波天文台）和 VIRGO（名字从观测的主要目标之一处女座星系团借用而来）共同宣布，他们在几个月前的（2015 年 9 月 14 日）探测中第一次探测到了 GW150914（即"引力波 2015 年 9 月 14 日"的缩写）。

物理学界毫不怀疑会出现这种探测结果，甚至已经等待了近一个世纪。但让物理学界惊讶的是（重新）启动探测器后这一结果来得如此之快，而且过程发生时程度如此激烈，人们曾认为这种情况——非常大质量的两个黑洞融合——非常罕见。这一发现最重要的一点是它巩固了我们对广义相对论（该理论预言了这一现象的发生）的信心。它同样为黑洞的存在提供了新的、直接的证据，在此之前黑洞的存在虽已得到证明，但科学家仍存疑虑。这些黑洞的质量如此之大，以至于开启了理论和观测研究的新领域。天文学的一个新分支——引力天文学——诞生了！

在广义相对论框架中预言引力波存在可以追溯到1916年。最初引力波是否真的存在引起过许多辩论。引力波存在在理论层面得到证明后，又有科学家认为，这一极易消散的现象太过微弱，实际上无法探测到。直到后来几位先驱认真地研究了这一问题，引力波才在技术上可能被探测到。LIGO 和 VIRGO 探测器的设计是基于激光干扰测量原理，这一原理则可以追溯到 1960 年代的一些想法。探测器的构思和建造在随后的几十年间一直在持续。在 2007 年首次执行任务之后，它们曾被暂停以便进行技术改进。"改进后的"版本在 2015 年重新启用，随后就有了第一次探测成功。

🦀 广义相对论惊人的预言

1916 年，提出广义相对论后不久，爱因斯坦就预言了引力波的存在：它们是一些在时空弯曲中、在弹性介质中以振动方式传播的小波纹，传播速度达到光速。在这里，弹性介质就是时空本身。两年后，爱因斯坦给出了方程式。这些研究激起了许多讨论，爱因斯坦本人后来也曾对自己的预言产生疑虑，直到 1950 年代学界一致认同了引力波存在的真实性。引力场的这种波动可能产生于超大质量天体不对称的、快速的运动：例如巨星爆发（超新星），或者两个致密天体、大密度恒星或黑洞相互围绕快速旋转直到在合并现象（coalescence）中融合。问题在于即使是极端激烈的现象也只会产生非常微弱的波动，所以它们很难直接探测到。

1974 年，赫尔斯和泰勒发现了脉冲双星——这是由两个中子星组成的双星系统。对这一双星系统的进一步观测为引力波存在提供了一份间接证据。研究者准确地掌握了脉冲双星的轨道周期：约 7 小时 45 分钟。然而几十年来得到的测量数据显示这一周期每年缩短约 1/76 500 000 秒：两个天体相互围绕对方旋转得越来越快且以极慢的速度（每年几米）相互靠近；它们应该会在几十亿年以后相撞……这一微小的变化与广义相对论完全一致：（组成脉冲双星的两颗）中子星的快速运动产生了引力波，而它会令这一系统损失能量。作为最早发现脉冲双星的科学家，赫尔斯和泰勒获得了 1993 年的诺贝尔物理学奖。对于其他脉冲双星的研究在接下来的时间里也得出了同样令人信服的结论。

探测的尝试

自 1950 年代以来，天文学家们有了直接探测这些模糊波纹的希望。这一项目显得十分复杂，因为引力波（传播）的通道显示为时空几何的轻微振动，它会导致两个"固定"对象之间距离极微弱的变化。天文学家们预测（引力）波的振幅——即引力波所引起的两个对象之间距离的相对变化——在 10^{-21} 米数量级。这相当于在两个相距 100 千米的被观测对象之间造成 10^{-16} 米数量级的距离变化，这一数字比质子的尺寸还小！（探测的）关键就是要分离出这些变化，尽管它们如此微小。最早的努力在 1960 年代。美国马里兰大学的物理学家约瑟夫·韦伯制造了第一个"探

测器"，这是一个巨大的（长 2 米，直径 50 厘米的实心）
铝圆柱体，它应该会在引力波通道的影响（即引力波的照
射）下产生谐振（vibration résonnante）。但即便韦伯宣布
过几次成功的消息，后来都被推翻，因为这个"探测器"
的敏感度远不足以探测到可能存在的引力波。

在接下来的十年中，一些物理学家意识到使用激光干
涉法揭示这一微小距离变化的可能性。他们团结在基普·索
恩（供职于加州理工学院）周围，建立了建造大型探测器
的基地，这些探测器可以让激光束在很长的距离上通行。
我们会在下文描述美国的 LIGO 项目，它获得了首次探测
成功。美国国家科学基金会表示，这个项目是基金会资助
过的科研项目中最贵的（其预算和伊拉克战争每小时的耗
费在一个数量级）。这一探测器与欧洲（主要是法国和意
大利的）探测器 VIRGO 合作，VIRGO 团队也同样宣布
了首次探测成功的消息。其他类似项目也存在：德国的
GEO600（600 米臂长激光干涉引力波探测器）以及日本
的 KAGRA（大型低温引力波望远镜）。

LIGO 引入了两台距离 3 000 千米（对引力波来说相
当于 10 毫秒的传播时间）的"引力干涉仪"，一台位于华

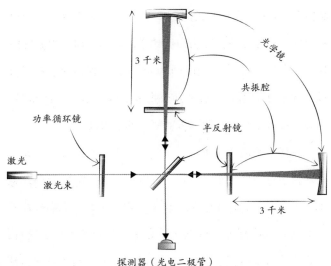

图 19:Virgo 的干涉仪的图解

盛顿州，另一台位于路易斯安娜州。它于 2002 年至 2010
年间在美国运转，随后于 2015 年重新启动（以 Advanced
LIGO 版本现身，即高新 LIGO），配有改进后的探测器。

　　LIGO 的每台探测器都引入了一面半反射的光学镜，
它将超稳定的（ultra-stable）激光束分向相互垂直的两个
方向。两束出来的激光束在很长（3 千米）的管道内传播——
管道内是非常严格的真空——直到抵达悬挂（以避免地震

干扰）的光学镜。通过一系列反射，激光束完成多次管道内的往返（直到总传播长度达到 150 千米）后再被组合以生成干涉图样，这一图样取决于两束光束传播长度的差异。该项目的想法是引力波的经过应该会使两个长度之一发生变化（约 10^{-18} 米），于是干涉图样边缘的移动能够被探测到，即便这一距离极其微小（比一个质子的尺寸还小！）。在探测中需要战胜的敌人是噪音：热噪音，地震噪音（只有空间项目才能完全摆脱它），以及其他杂音。只有科技的进步才能与它们抗衡。

振幅和频率刻画了引力波的特性。VIRGO 和 LIGO 能够在 10 至 1 000 赫兹的频率范围内探测到 10^{-21} 米数量级的振幅，地面的振动（地震噪音）阻挠了探测器向更低频率范围的探测。这些数值确定了探测器可能探测到的、导致引力波形成的各种天文现象。在这里，它们是发生在我们星系中的恒星的引力坍缩（它导致了黑洞，我们预期这类坍缩每世纪不超过一个），或者是更远位置一些高质量天体（中子星或黑洞）之间的碰撞。

历史性的消息

2016 年 2 月 11 日，LIGO 和 VIRGO 团队共同宣布了历史性的消息：2015 年 9 月 14 日两支团队成功探测到了引力波 GW150914。记录到的信号非常完美地重现了与一个事件相符的计算结果：一个 36 倍太阳质量的黑洞和一个 29 倍太阳质量的黑洞的相遇和融合。这个过程非常激烈，让人们在距事件发生地点 400Mpc（百万秒差距），即 13 亿光年以外也能得知。

两个黑洞首先是相互在对方的轨道之上的。但引力波的发射带走了能量，于是轨道持续收紧直到碰撞发生。碰撞引起了合并，使得两个黑洞成为了唯一的黑洞。它的质量（62 倍太阳质量）比最初两个黑洞的质量之和小，这一质量差对应的正是引力波释放的能量——一次对质量和能量关系等式 $E=mc^2$ 的完美诠释！

正如法国物理学家蒂博·达穆尔（他是最早对这种现象进行计算的几个人之一）宣布的，"观测到的（现象）对应的是非常短暂的一个瞬间，一眨眼……"两个黑洞相互围绕旋转已经有几亿年，而我们记录了合并之前最后的两个十分之一秒，最后的轨道以及最终的融合——通过一个旅行了十几亿年才到达我们这里的信号。要指出的是引力波由引力产生，但它本身也产生引力，这就解释了这一相互作用的非线性特征（它给计算增加了非常大的难度），正如广义相对论对它的描述。

这次探测成功备受期待。这首先是对爱因斯坦理论和引力波存在的确认。对此持怀疑态度的人不多，但是直接探测成功仍然更有说服力。探测同样也确认了黑洞的存在——这也许才是最重要的，此前我们只有间接的证据。这里，观测到的信号显示了黑洞独有的特性，它的存在以一种更直接的方式得到了证明。让人惊讶的是黑洞的质量如此之大：人们预期 X 射线的源头中应该没有超过 15 倍太阳质量的天体，如此大质量的黑洞应该是很罕见的，但这第一次探测就发现了两个！这样大质量的黑洞不可能来自两个不超过 3 倍太阳质量的中子星的融合。它们应该是一个至少 100 倍太阳质量的恒星爆发（超新星）的结果（只有恒星的中心坍缩才能形成黑洞）。很快研究者宣布了第二次探测发现：两个分别为 14 倍和 7 倍太阳质量的黑洞合并成一个 21 倍太阳质量的黑洞。这一切让我们重新审视我们关于恒星形成和演化的理论，因为之前我们认为这样大质量的恒星非常罕见。这的确是一个新型天文学的诞生，引力波天文学！

引力天文学诞生了！

如果说通过地球上的探测器实现一系列常规探测还在人们的预期之内，引力天文学这一新的天文学分支将会包含的航天探测部分多少有点不一样，这是随着雄心勃勃的eLISA（evolved Laser Interferometer Space Antenna，加强版激光干涉空间天线）项目开始的，它的"引力天线"基于和LIGO以及VIRGO相同的原理制造：由三个处于自由落体状态且包含光学镜的探头组成，探头被稳定在微米程度并由激光连接（在星际真空中不需要长箱体）。它们组成了一个边长为500万千米的巨大三角形，而引力波的经过应该会使三角形轻微变形。一个"阻力补偿"系统承担着保护光学镜不受卫星帆板（les parois des satellites）造成的各种扰动（太阳风、宇宙粒子或尘埃等）的影响。

得益于 LISA 探路者（LISA Pathfinder）执行的任务，阻力补偿系统被证明有效，探路者于 2015 年 12 月自库鲁（Kourou）发射，用于测试未来探测器的设计并估测它的灵敏度。这个三角的空间组合将会在 2030 年代被发射至日心轨道上。航天探测器关注的是比目前地球上的探测器更低的频率范围（对 eLISA 来说是 0.001 到 0.1 赫兹）。根据当前的预测，eLISA 将会观测致密天体（黑洞、中子星和白矮星等）的双天体系统并由此提供黑洞物理学的唯一信息，甚至可能观测到原始宇宙中产生的波。eLISA 探测器的灵敏度使它并不能探测波的源头，而只是从期待的大量信号中将波的源头分辨出来。任务首先专注于观测此前确定的波源，特别是脉冲双星，以便检测探测器的性能。但人们也期待它对许多其他类型波源的观测，特别是（LISA 探测到的）黑洞合并，它们将会在接下来更长的时间里被探测到（暂且不管其他因素的贡献，这可以让人们确定这些现象的位置）。无论如何，这都足以产生一门真正的黑洞天文学。

同时，脉冲星形成了某种自然钟表，我们对它们所发出信号的监测达到了非常高的精确程度。由分散在空间中

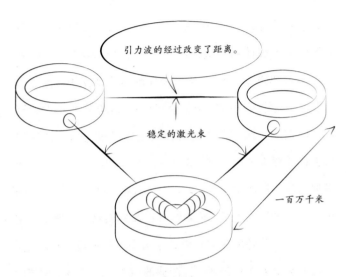

图 20：eLISA 任务的原理

的脉冲星构成的系统可以看作星系尺度下的引力波的天然探测器，它对低于微赫兹的波段敏感，因此成为了引力天文学工具的补充。对这些脉冲星的分析能让人们在不远的将来揭示引力波的通道。

另外，"原始引力波"也同样可能在早期宇宙中通过重组（见 131 页）之前的各种过程产生。总之，这是今天时髦的某些想法中所预言的：原始阶段的相变、暴胀及原始波动的产生。但我们目前的物理学仍然无法解释它们。这些引力波随后便自由地传播开，因宇宙膨胀而有所减弱（有点像 CMB 形成的电磁波）。它们应该在宇宙背景辐射中留下了微弱的印记。特别是，它们应该改变了其偏振（polarisation，电磁辐射的特性）。探测这些印记会使我们获得重要信息。这也是为什么 2014 年 3 月，当时一个美国团队宣布获得了这样的信息，引起了如此多的骚动，特别是在那些宇宙暴胀（inflation cosmique）——这是宇宙最初时期超快速膨胀的一个假设阶段——这一想法已获确认的地方。最终，那时的结果遭到了否定。﹡当时的宇宙学家们急不可耐地等待着一个可靠探测的消息……

﹡　2014年3月哈佛·史密松天体物理中心的约翰·科瓦克博士等天文学家（即作者在前文所说的"美国团队"）曾宣布探测到引力波，但后来进一步研究证实他们探测到的现象是银河系内尘埃干扰所致。

后记

非常好……但还需超越

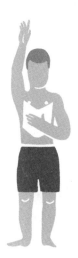

通过狭义和广义相对论，爱因斯坦完全颠覆了物理学，同时也颠覆了我们对时间、空间和物质的概念——自牛顿以来这些概念就一直占据优势地位，以至于爱因斯坦的革命还没有进入人们的生活习惯中：我们仍然总是需要付出更多的努力来描述恒定的光速、弯曲的时空、时间不存在的世界……

这些理论被验证了许多次，近期更是通过第一次直接探测引力波这种令人震惊的方式，它们出色地走过了二十世纪，使爱因斯坦成为了科学史上最伟大的天才之一。一切似乎都越来越好，然而物理学家们自不久以前开始坚信，这还并不是故事的结尾。许多人认为广义相对论也许并不是"终极理论"，它可能会被超越。另外，爱因斯坦本人寻找了很长时间一个能够将引力和电磁力结合的理论，他认为："对于一个物理理论来说，没有比将之引向一个更完整的、能够将之包含其中的理论更正确的命运。"

首先，正如所有的理论一样，相对论也有局限性：它们在某些极端情况下也不再适用，例如宇宙的最初时期或黑洞。的确，在这些情况下同时需要具备非常强烈的引力和量子效应的条件。然而想要统一量子力学和广义相对论，让它们在这样的背景下同时运行却并不可能。它们的描述似乎需要一个将广义相对论和量子力学统一的理论，而目前来说两者是完全不可并存的。（见本书作者著《超越时间与空间：新物理学》[*Au-delà de l'espace et du temps: la nouvelle physique*]）

其实引力提出了一个将之与其他相互作用力——如电磁力和核力——区别开来的特殊问题。后两者的确在今天以量子方式描述，即根据量子力学的特殊定律描述。而引力并不服从于这些量子定律。它仍然是以一种不同的方式（被称为传统方式）来描述的，将它通过时空弯曲的几何构造，或更确切地说"时间几何的"构造来鉴别。相反，描述其他相互作用力的定律都是被放在平坦时空中表述的，没有特殊的几何形状。另外，有些物理学家认为引力的强度相比于其他相互作用力来说是出奇地"微弱"。总之，引

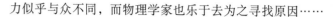

力似乎与众不同，而物理学家也乐于去为之寻找原因……

因此，即便没有任何"具体"事例驳斥爱因斯坦的理论，这一情况仍然被物理学家们认为是不令人满意的。他们的愿望——已经被爱因斯坦确切地提出——是将所有的相互作用力统一，以便用统一而和谐的方式描述世界！毕竟，历史经常展示出物理学的进步是将一些貌似不可并存的元素联系起来。但是要如何联系量子领域和相对论领域呢？理论家们探索了多条线索，却并不确定其中的哪一个会将他们带到正确的路上……

其中一条线索被称为弦理论（或超弦理论），它在前几年曾经是大热门。其目的是进一步推广广义相对论，将所有的相互作用力都当作几何效应，但这需要一个适用于物理学的超过普通四维时空的几何学框架：一个拥有 10 至 26 维时空的数学实体，来扩展时空的概念！物质在这里不以粒子形态描述，而是以微小的"弦"的形态存在，它在这个扩大了的框架内可以通过各种方式振动或缠绕。相互作用力则来自切割或弦之间的联系……

其他研究方法，量子引力（或量子几何）尝试将引力"量子化"。这就是说让它遵循量子力学的数学（大部分是

代数的）形式，就如今日其他相互作用力一样。时空弯曲
的几何应该被量子几何取代。但是物理学家们还没有真正
成功地描述这一几何的特性，它的量子特性应该令它"有
波动"。尽管在计算和解释上有巨大的困难，这一研究方
法——特别是被称为圈量子引力（gravité en boucles）的
版本——正以令人振奋的方式进行着。

其他道路当然也被提出和研究。由法国数学家阿
兰·孔涅及其合作者提出的非交换几何（géométrie non
commutative），同样扩展了普通几何，同时取消了点的概
念。根据该理论，我们无法准确定义"位置"，这似乎非
常荒诞。但这一几何的"模糊"与量子力学的声明完美统
一：一个粒子的位置我们不能准确地确定，总会有某种"不
确定性"！非交换几何于是与量子几何相似。这非常有趣：
使引力量子化，就是使几何量子化……

无论如何，可能下一个统一的理论就会使用新的且难
以想象的几何，正如广义相对论使用了发现于十九世纪的、
比牛顿晚很久的"新"几何。毫无疑问爱因斯坦会喜欢这
一想法，他那时就已经开始梦想一个完全几何的"统一的
理论"。

参考书目

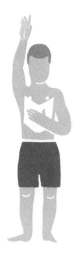

- 请阅读：

F. Balibar, *Galilée, Newton, lus par Einstein* (《爱因斯坦读伽利略、牛顿》), Paris, PUF, 1984.

F. Balibar, *Einstein, la joie de la pensée*l (《爱因斯坦，思考的乐趣》), Paris, Découvertes Gallimard, 1993.

B. Cox et J. Forshaw, *Pourquoi E=mc²?* (《为什么 *E=mc²?* 》), Dunod, 2012.

T. Damour, *Si Einstein m'était conté* (《如果爱因斯坦曾为我讲故事》), Éditions du Cherche-midi, Paris, 2005.

J. Eisenstaedt, *Einstein et la relativité générale, les chemins de l'espace-temps*, coll. «Histoire des sciences» (《爱因斯坦与广义相对论，时空的道路》，科学史丛书), Éditions du CNRS, 2002.

A. Einstein, *La théorie de la relativité restreinte et générale* (《狭义与广义相对论浅说》), Paris, Dunod, 2012.

A. Einstein, *Œuvres choisies*, coll. «Sources du savoir» (《选

集》，知识源泉丛书），Paris, Éditions du Seuil, 1991.

M. Jammer, *Concepts d'espace, une histoire des théories de l'espace en physique*（《空间概念，物理学中空间理论的历史》），Vrin, 2008.

E. Klein, *Le pays qu' habitait Albert Einstein*（《阿尔伯特·爱因斯坦曾居住的国度》），Arles, Actes Sud, 2016.

E. Klein et M. Lachièze-Rey, *La quête de l'unité: l'aventure de la physique*（《寻找单位：物理学的奇遇》），Paris, Albin Michel, 1996.

M. Lachièze-Rey, *Initiation à la cosmologie*, 5e édition（《宇宙学入门（第五版）》），Dunod, 2013.

—, *Voyager dans le temps: la physique moderne et la temporalité*（《在时间中旅行：现代物理学与时间性》），Paris, Seuil, 2013.

—, *Au-delà de l'espace et du temps: la nouvelle physique*（《超越时间与空间：新物理学》），Le Pommier, 2008.

M. Lachièze-Rey et J.-P. Luminet, *De l' infini...: Mystères et limites de l'Univers,* nouvelle édition（《无限：宇宙的奥秘和界限（新版）》），Dunod, Paris, 2016..

D. Lambert, *Un atome d' Univers: La vie et l' œuvre de Georges Lemaître*（《宇宙的原子：乔治·勒梅特的作品和一生》），éd. Racine/éd. Lessius, 2000.

J.-P. Luminet, *L'invention du big-bang*（《大爆炸的发明》），

Seuil, Folio Essais, 2004.

J. -P. Luminet, A. Friedmann et G. Lemaître, *Essais de cosmologie: l'invention du Big Bang*（《宇宙学论文：发现大爆炸》）, Le Seuil/Points Sciences, 2004.

J. Merleau-Ponty, *Einstein*（《爱因斯坦》）, Paris, Flammarion, 1993.

—, *Cosmologies du XXe siècle. Étude épistémologique et historique des théories de la cosmologie contemporaine*（《二十世纪的宇宙学：当代宇宙学理论的历史及认识论研究》）, Gallimard, Paris, 1968.

• 请收听

(éditions De Vive Voix : http://www.devivevoix.fr/) :

F. Balibar et T. Damour, *Einstein*（《爱因斯坦》）

M. Lachièze-Rey, *Cosmologie*（《宇宙学》）

—, *Le temps existe-t-il ? Comprendre la relativité*（《时间存在吗？了解相对论》）

J. -P. Luminet, *La forme de l'Univers*（《宇宙的形态》）

—, *Les trous noirs*（《黑洞》）

译名对照表

A

阿尔菲　Alpher, R.
爱丁顿　Eddington, A.
爱因斯坦方程式　équation d'Einstein
爱因斯坦效应　effet Einstein
暗能量　énergie noire

B

贝尔　Bell, J.
贝特　Bethe, H.
毕达哥拉斯　Pythagore
柏拉图　Platon
布拉赫　Brahe, T.
布朗运动　mouvement brownien
布鲁诺　Bruno, G.

C

测地线　géodésiques
超弦　supercordes
超新星　supernova
重组　recombinaison

D

达拉什科维奇　Doroshkevich, A. G.
大型低温引力波望远镜　KAGRA
大型正负电子对撞机　LEP
氘　deutérium
德国 600 米臂长激光干涉引力波探测器　GEO600
德西特　de Sitter, W.
等效原理　principe d'équivalence
狄克　Dicke, R.
笛卡尔　Descartes, R.
第五元素　quintessence
多普勒-菲佐效应　effet Doppler-Fizeau

E

厄特沃什　Eötvös, L.

F

法国微型卫星计划　MICROSCOPE
法国国家空间研究中心　CNES
菲茨杰拉德　Fitzgerald, G.

朗之万　Langevin, P.
勒梅特　Lemaître, G.
勒维耶　Le Verrier, U.
雷布卡　Rebka, G.
类星体　quasar
黎曼　Riemann, B.
锂　lithium
量子的　quantique
量子力学　physique quantique
量子引力　gravité quantique
流形　variété
罗巴切夫斯基　Lobachevsky, N. I.
罗默　Römer, O.
洛伦兹　Lorentz, H.
洛伦兹协变性　invariance de Lorentz

M

马赫　Mach, E.
马赫原理　principe de Mach
马瑟　Mather, J.
脉冲星　pulsar
迈克耳孙　Michelson, A.
麦克斯韦　Maxwell, J. C.
梅西耶　Messier, C.
美国国家航空航天局　NASA
米　mètre
米歇尔　Michell, J.
闵可夫斯基　Minkowski, H.
莫雷　Morley, E.

N

牛顿　Newton, I.
诺维科夫　Novikov, I.

O

欧多克索　Eudoxe
欧几里得　Euclide
欧洲核子研究组织　CERN

P

庞德　Pound, R.
庞加莱　Poincaré, H.
彭齐亚斯　Penzias, A.
皮保斯　Peebles, J.
偏移　décalage
偏振　polarisation
平坦的　plat
普朗克　Planck, M.
普朗克（卫星）　Planck (satellite)
普朗克时期　ère de Planck

Q

奇点　singularité
圈量子引力　gravité en boucles
全球定位系统　GPS

S

食〈天〉　éclipse
史瓦西　Schwarzschild, K.

海滩上的爱因斯坦

视界　horizon
双生子　jumeaux
斯里弗　Slipher, V.
斯穆特　Smoot, G.

T
泰勒　Taylor, J.
托勒密　Ptolémée
拓扑学　topologie

W
弯曲，曲率　courbure
威尔金森微波各向异性探测器　WMAP
威尔逊　Wilson, R.
微透镜　microlentille
稳恒态宇宙　Univers stationnaire
物质持续产生　création continue de matière

X
仙女座　Andromède
相对性原理　principe de relativité

Y
亚里士多德　Aristote
伊伦　ylem
以太　éther
引力波　ondes gravitationnelles
引力不稳定性　instabilité gravitationnelle
引力弧　arcs gravitationnels
引力透镜　lentilles gravitationnelles
宇宙暴胀　inflation cosmique
宇宙背景辐射　fond diffus cosmologique
宇宙背景探测者（卫星）　COBE
宇宙时间　temps cosmique
宇宙学常数　constante cosmologique
宇宙学原理　principe cosmologique
原始原子　atome primitif
原子钟　horloges atomiques
晕内大质量致密天体　MACHOs

Z
造父变星　céphéides
中子星　étoile à neutrons
重子的　baryonique